AF397360

2 aq 19 3

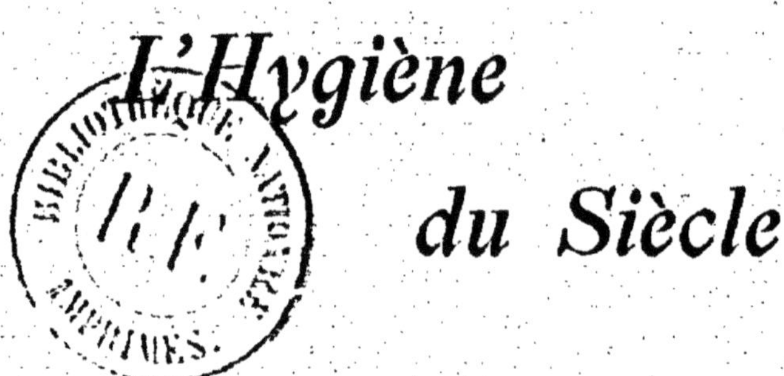

L'Hygiène

du Siècle

Bibliothèque Nationale — Estampes — B. F.

le 17
321

DE LA MÊME COLLECTION

« UTILE A TOUS »

Les Usages du Siècle. Lettres, Conseils pratiques, Savoir-Vivre, par Une Parisienne. 1 vol. cart. de 320 pages, avec figures.   1 fr. 45

La Cuisine du Siècle. Dictionnaire pratique des recettes culinaires et des recettes de ménage, 200 menus à l'usage de tous, par Catherine de Bonnechère. 1 vol. cartonné de 320 pages avec figures . . . . 1 fr. 45

Coulommiers. — Imp. Paul BRODARD. — 419-93.

UN DOCTEUR DE LA FACULTÉ DE PARIS

EX-INTERNE DES HOPITAUX

L'Hygiène du Siècle

DICTIONNAIRE

de médecine pratique et de pharmacie

PARIS

A. DESLINIÈRES, ÉDITEUR

22, CITÉ TRÉVISE

1896

Tous droits réservés.

AVERTISSEMENT

Ce petit dictionnaire, déclarons-le d'abord, peut être placé entre toutes les mains; il ne contient que des notions d'hygiène, des ordonnances sans péril, des recettes pour ainsi dire familiales.

Sur notre prière, le praticien très expérimenté qui l'a rédigé a fait en partie abnégation de son savoir, consignant ici, pour le soulagement immédiat des petits maux dont nous souffrons sans cesse, jusqu'à quelques remèdes populaires, transmis de génération en génération, toujours inoffensifs, parfois excellents, et que certains princes de la science appellent trop dédaigneusement, selon nous, des remèdes « de bonne femme ».

Donc, que nul ne s'y trompe, ce modeste recueil n'a point de haute prétention scientifique; sans doute l'auteur y enregistre les notions irréfutables, les découvertes incontestables, mais il se contente d'ordinaire des recommandations convenant à tous (en attendant l'intervention d'un docteur), lorsque soudain se produit un malaise ou survient un accident, un « bobo ».

Nous ne saurions trop insister sur ce point :

Notre *Hygiène du siècle* se compose de préceptes extrêmement simples et pratiques; elle n'est — nos lecteurs n'y devront pas chercher autre chose — qu'une tentative de bonne vulgarisation des procédés les plus connus, les plus modernes, servant à calmer les douleurs produites par les maladies petites, pour ainsi dire, avec d'efficaces conseils pour les éviter, et cela en termes compréhensibles, en langage courant.

Apprendre le grand art de la médecine au public, ce n'est en aucune manière notre audacieuse intention.

Ceux qui exercent la noble profession médicale, ceux qui s'y destinent ont à leur disposition une innombrable collection d'œuvres, gloire de la science française et étrangère, œuvres remarquables et fortement documentées, mais qui demandent, si on veut les connaître et se les assimiler, le labeur de toute une vie.

Certes, il existe, d'autre part, des dictionnaires de médecine pratique en grand nombre; mais, si parfaits qu'ils soient, ils offrent quelques inconvénients.

Parfois ils préconisent trop uniquement un même système; ou bien nous les jugeons trop complets (qu'on ne se méprenne point sur notre pensée), trop complets, en ce sens que des considérations un peu étendues inquiètent, tourmentent, non sans péril, quiconque est atteint d'une indisposition légère ou d'un malaise passager.

Interrogez sur ce chapitre votre Docteur, faites appel à ses souvenirs d'étudiant, il vous avouera, sans hésitation, que, si échauffé qu'il ait été par sa vocation et encouragé par les leçons de ses maîtres, la terreur l'a pris à la lecture de ses premiers manuels : un rhume lui donnait le cauchemar de la phtisie, une colique, celui du cancer intestinal.

Ce « trac » c'est « la frousse » du conscrit saluant les balles; il disparaît vite avec l'exercice de la profession, mais il serait en réalité dangereux pour vous et pour moi, qui avons le dessein de ne point lire d'ouvrages médicaux savants, lesquels nous terrifieraient certainement : nous voulons vivre joyeux, disons-le franchement, dans une certaine ignorance.

Cependant cette ignorance doit être... relative.

Il importe que nous sachions nous conduire, nous diriger, et surtout *nous surveiller*.

Il ne nous est pas permis d'ignorer que « le ventre a tué plus d'hommes que la guerre », c'est-à-dire que la sobriété est la mère de la santé. Il est indispensable que nous attachions une extrême importance à l'examen de notre organisme, aux indispositions dont le destin n'est point avare et qui, négligées, deviennent trop souvent redoutables; à la propreté moderne, antiseptique, c'est à dire à l'*hygiène* du siècle.

Il est indispensable aussi que nous sachions comment parer aux premières difficultés, et beaucoup d'entre nous, s'ils se coupent ou s'ils se brûlent par hasard, sont trop souvent embarrassés pour atténuer la douleur seulement, pour se mettre en garde contre des complications graves, si fréquentes.

Ce sont ces indications toujours strictement scientifiques qu'on trouvera dans cet opuscule, soigneusement classées selon l'ordre alphabétique.

En outre, dût-on nous accuser de puérilité, nous n'avons pas craint de consacrer quelques alinéas aux tisanes rafraîchissantes, aux bouillons fortifiants, à l'aide desquels les bonnes ménagères d'autrefois se plaisaient à entretenir (et ce n'était point si ridicule) la santé des petits et des grands.

Que la Faculté sourie, peu nous importe, si les mères sont satisfaites !

Certaines formules pharmaceutiques ont été également recueillies par notre auteur, ce dont les pharmaciens n'auront qu'à se louer en réalité, car c'est à eux toujours que l'on s'adresse si l'on veut des préparations parfaites.

Enfin cette « Hygiène du siècle » n'a point pour but d'éloigner le malade du médecin : bien au contraire, nous le répétons.

Comment on doit s'y prendre pour conserver ses forces et prévenir la maladie, tel est simplement notre programme ; et toutes nos prescriptions démontrent combien il est imprudent, coupable même, de ne point recourir, sans retard, au savoir du praticien, aussitôt que se produit une aggravation, même légère, en apparence.

Grâce aux études à eux imposées, nos médecins sont aujourd'hui l'honneur de la science française et notre sauvegarde; ils sont les conseillers indispensables.

Ce petit livre ne saurait remplacer leurs consultations.

Il dit : « Prenez garde à telle ou telle manifestation », c'est-à-dire faites juge de votre cas celui que la science a si puissamment armé contre le mal.

L'Éditeur.

PRÉFACE

———

Nous passerons en revue dans ce Dictionnaire pratique de médecine et de pharmacie, l'hygiène de tous les organes; mais il convient de jeter un rapide coup d'œil d'ensemble sur l'hygiène en général.

L'hygiène consiste dans l'observation d'un certain nombre de règles concernant la manière de vivre, grâce auxquelles règles on se trouve dans les meilleures conditions possibles pour se bien porter, ou pour se rétablir si l'on est malade.

Ces règles s'appliquent tout d'abord aux agents destinés à entretenir la vie : l'air, les aliments, le repos. Viennent ensuite des considérations de second ordre, très importantes cependant : les soins du corps, les habitations, les exercices physiques. Enfin toute la partie de l'hygiène qui a trait aux malades, et ce n'est pas la moindre.

Il est de toute évidence que puisque l'air est destiné

à entretenir la vie de notre corps, il y aura tout intérêt pour celui-ci à respirer un air aussi pur que possible et non souillé par les émanations animales ou chimiques qui peuvent se rencontrer dans toute agglomération où l'air n'est pas renouvelé.

Le séjour de la campagne est donc plus sain que celui de la ville; on remédiera aux inconvénients de ce dernier soit par des sorties journalières, soit de préférence par un déplacement annuel.

L'air agit en purifiant, dans nos poumons, notre sang des gaz nocifs qu'il contient.

Le sang est le grand régulateur de la machine humaine; par un mouvement circulaire et continu, il va porter la vie dans tout l'organisme; il répare toutes les déperditions que nous subissons.

Depuis les organes principaux, tels que le cœur, le cerveau, les poumons, tout dans notre individu est sous sa dépendance jusqu'aux dernières ramifications.

Aussi doit-on veiller absolument à ce que le sang possède toutes les qualités requises pour remplir le rôle important que nous venons de signaler.

C'est l'alimentation qui, avec l'air, donne au sang les éléments nécessaires à l'accomplissement du but indiqué, et on ne saurait apporter trop de soins à ce qu'elle s'exécute normalement.

Dans l'estomac, les aliments que nous ingérons subissent une préparation chimique et mécanique qui a pour but de convertir les parties nutritives en une bouillie extrêmement fine, susceptible d'être absorbée par l'intestin, où elle est déversée. Il est nécessaire de faire un choix judicieux des aliments, suivant la saison, suivant la personne : tel régime est parfait en hiver, qui en été amènerait une digestion pénible. Chacun sait qu'il convient de faire usage de quelque purgatif au changement de saison. Enfin telle personne digérera très facilement tel aliment qui provoquera une indigestion ou des nausées pénibles chez telle autre. C'est pourquoi il est bon, chez les enfants qui boudent souvent devant certains mets, de ne point trop user de sévérité et, sans cependant céder à tous leurs désirs, de se souvenir que leur estomac peut être réfractaire audit aliment. Les aliments doivent être simples, abondants, variés. Simples, car une cuisine trop savante conduit à la gastrite et à la goutte; abondants, sans cependant aller jusqu'à la satiété complète : il est mauvais de quitter la table avec la sensation de plénitude de l'estomac; variés, rien ne fatigue et ne répugne comme les mêmes aliments, même s'ils sont excellents, uniformément répétés.

Les viandes rôties ou grillées doivent alterner avec les poissons et les bouillis, les légumes verts avec les légumes secs, les fruits avec les autres desserts.

La façon de prendre les aliments comporte aussi une grande prudence : on doit manger à heures régulières, c'est très important. Le repas le plus substantiel doit être celui après lequel on ne travaille pas ou peu. Toute nourriture doit être mastiquée avec soin, c'est pourquoi la précipitation dans les repas, qui s'accompagne d'une mastication incomplète et qui de plus dilate brusquement l'estomac, est mauvaise. Tout le travail que n'auront pas exécuté les dents, l'estomac devra le faire, et cette fatigue supplémentaire aboutira aux gastralgies et aux gastrites. Un sage philosophe avait promis à un de ses fils de lui léguer, le jour de sa mort, le moyen de bien se porter. Lorsque celui-ci ouvrit le testament, il y lut ces deux simples mots : « Mâche; marche ».

Le rôle des dents est donc des plus importants et, malgré le peu de plaisir qu'on éprouve à se sentir de fausses dents, j'engagerai toujours à s'en faire mettre si on en manque : ce n'est pas seulement une question de coquetterie, mais une raison capitale d'hygiène.

Il ne faut pas boire beaucoup en mangeant, car cela dilate l'estomac et lui enlève ses qualités de rétractibilité; il devient comme un caoutchouc trop tendu qui ne peut revenir à sa forme première.

Il est bon de prendre du potage; cela prépare l'estomac à l'ingestion des mets plus solides; du reste le potage calme la soif bien mieux que ne le ferait un liquide frais.

Lire en mangeant, travailler immédiatement après un repas est mauvais.

Si toutes ces règles concernant l'alimentation ne sont pas observées, il s'ensuivra un désordre du côté de l'estomac d'abord, et par l'intermédiaire du sang et du système nerveux, du côté des autres organes. Tout d'abord des troubles circulatoires du côté du cerveau. Chacun sait l'état de prostration, de sommeil invincible qui tourmente les dyspeptiques après leurs repas. Les troubles circulatoires se terminent aussi par les bourdonnements d'oreilles, la rougeur de la face.

Du côté des poumons, une pléthore due à la paralysie des vaisseaux produit l'essoufflement et l'anxiété pouvant aller dans certains cas jusqu'à simuler une attaque d'angine de poitrine.

Les glandes annexées au tube digestif participent aussi à l'état maladif de l'estomac. L'inflammation de celui-ci peut s'étendre jusqu'aux canaux excréteurs du foie et y déterminer l'ictère dit catarrhal.

La rétention de la bile dans la vésicule biliaire peut y amener la production de calculs et être le point de départ de coliques hépatiques rebelles.

Le rein, par le passage d'une urine chargée de principes anormaux non transformés par l'estomac malade, s'enflamme.

Il laisse déposer dans sa cavité des sels contenus en excès dans l'urine, sels qui, s'ils ne sont expulsés sous forme de graviers rouges ou blancs, forment des concrétions, causes premières des coliques néphrétiques.

Enfin diverses formes d'eczéma ne reconnaissent pas d'autres causes que la perversion des fonctions digestives. Les produits toxiques que l'estomac laisse passer dans l'intestin sont absorbés et constituent une sorte d'empoisonnement de l'organisme.

En s'éliminant par la sueur elles produisent sur la peau des éruptions diverses et rebelles à toute médication locale tant que l'estomac n'aura pas repris son fonctionnement régulier.

L'organisme entier ne réparant plus ses pertes par une nutrition normale ne tardera pas à tomber en déchéance et à ne plus offrir une résistance suffisante aux causes morbides qui l'entourent.

Le sommeil réparateur parfait, qui remonte la machine, repose tous les organes, détend les nerfs et permet de continuer son labeur, est une des conditions les plus nécessaires de l'hygiène.

Il est bon de dormir sept heures ; les enfants, les femmes faibles et délicates peuvent aller jusqu'à huit heures, mais pour les sujets en bonne santé sept heures sont largement suffisantes; un vieillard qui dort six heures doit se trouver en parfait état de santé.

Les veilles prolongées sont des plus nuisibles, et le sommeil de jour ne vaut jamais celui de nuit.

Le travail, « quoi qu'on dise », est encore une chose hygiénique; évidemment il ne doit pas être poussé à l'excès, mais un travail régulier journalier, quelle qu'en soit la forme, contribue au bon fonctionnement de la machine humaine.

Les exercices physiques remplaceront le travail corporel chez les personnes adonnées à une profession sédentaire. Ils sont indispensables sous une forme ou sous une autre et ne sauraient être trop conseillés, tant qu'on n'arrivera pas au surmenage.

La propreté, les soins du corps, trop négligés chez nos aïeux, doivent tenir une grande place chez nous.

La question de l'habitation est importante, la nature du sol exerce une grande influence sur l'homme.

On ne doit pas habiter les lieux bas et humides; les maisons doivent être élevées sur caves, les pièces hautes de plafond, les fenêtres larges, donnant à foison entrée à la lumière; il est mauvais de coucher dans une alcôve.

Les maisons nouvellement construites sont malsaines; il est très dangereux d'y séjourner; on y contracte presque toujours des rhumatismes.

Une habitation trop entourée d'arbres ou voisine de l'eau est malsaine aussi. Enfin, disons, en terminant les recommandations au sujet du logement, qu'il faut éviter de se servir des poêles si commodes qu'ils soient; il faut préférer la cheminée qui renouvelle mieux l'air des appartements.

Telles sont les considérations générales qu'il nous a semblé bon de rappeler — trop brièvement — en tête de cet ouvrage.

— ❋❋❋ —

L'Hygiène du Siècle

A

Abattement. — C'est un état qui n'est pas la maladie et qui n'est pas la santé; les phénomènes vitaux ont moins d'intensité, les fonctions des principaux organes sont comme éteintes, le système nerveux est frappé.

Comme l'abattement succède à des causes diverses, on essayera le repos, les bains salés, les frictions, les douches; un purgatif léger au changement de saison; un tonique, comme le quinquina, le café, la kola, la coca. Si cet état continue, il faut consulter le médecin, car souvent, surtout chez les enfants, l'abattement est l'avant-coureur ou le symptôme d'une maladie.

Abcès. — Les abcès sont des agglomérations de pus ou de matières qui se forment sous la peau ou dans l'épaisseur des tissus.

Les symptômes sont la rougeur, le gonflement, la sensibilité du point où doit éclater l'abcès; il y a un état de malaise général, fièvre, frissons, soif ardente.

Les tissus sont d'abord très tendus, puis se ramollissent en un point où ne tarde pas à s'ouvrir l'abcès.

Il faut de suite diète, repos, purgatif léger.

On applique sur l'abcès, dès le début, soit des compresses de toile très propre, imbibées d'eau boriquée ou de liqueur de Van Swieten, recouvertes d'une toile imperméable pour empêcher l'évaporation; soit le cataplasme de nos pères, qui tous deux calment la douleur. L'abcès mûrit; puis s'ouvre, sous une légère pression du doigt; on le vide alors, à chaque pansement, en pressant modérément. Suspendre la pression si le sang paraît.

Abcès dans la bouche. — Proviennent presque toujours de mauvaises dents. Le meilleur moyen de les éviter est donc de faire soigner toute carie dentaire. Le traitement de l'abcès consiste à se rincer la bouche très souvent avec de l'eau de guimauve tiède, ou de l'eau boriquée. Un vieux remède, souvent efficace, consiste à appliquer sur l'abcès une figue sèche ramollie dans du lait bouillant.

Abcès froids. — Les abcès froids se forment lentement et la douleur est presque nulle, mais ils sont autrement dangereux que les abcès chauds, car ils proviennent d'un tempérament lymphatique ou scrofuleux. Ils se forment généralement au cou, aux aines, aux aisselles. S'ils ne sont pas trop avancés, il faut essayer de les faire dissoudre, et on emploie, pour cela, les fondants, la pommade iodurée, l'onguent mercuriel, la pommade d'iodure de potassium, les badigeonnages légers de teinture d'iode.

Si l'abcès arrive à se former, on l'incise et on emploie les injections à l'alcool, au vin aromatique, à l'eau phéniquée.

Comme traitement interne, pour modifier la constitution, on fait usage d'huile de foie de morue, de sirop d'iodure de fer, de préparations d'arsenic et *surtout* d'une alimentation généreuse et substantielle plutôt animalisée; le séjour à la campagne ou à la mer est très utile.

Abcès phlegmoneux. — (Voir Phlegmon.)

Abcès dans l'oreille. — Très douloureux et très difficile à soigner. Mettre des petits sachets de farine d'avoine, et faire des injections d'huile d'amandes douces. (Voir Hygiène de l'oreille.)

Abeille (Piqûre d'). — La piqûre d'abeille est très douloureuse parce que, généralement, l'insecte laisse son dard dans la plaie. Il faut retirer l'aiguillon si l'on peut, puis étendre sur la partie piquée de l'alcali mélangé avec de l'huile, ou une compresse d'eau salée ou vinaigrée (je préfère vinaigrée), de l'eau sédative, de l'eau phéniquée, même une simple goutte d'huile à salade. Lorsque l'on est en pleine campagne, on peut calmer les douleurs en frottant avec le suc d'une plante : thym, lavande, serpolet, laitue; on obtient ce suc en triturant la plante dans le creux de la main et en y ajoutant un peu de salive.

Si les douleurs sont très vives, on peut appliquer un cataplasme de laitue laudanisé.

Il faut bien se garder de céder à l'envie de se gratter, quelles que soient les démangeaisons éprouvées, car on augmenterait infailliblement la tuméfaction.

Voici deux remèdes pour protéger la peau contre la piqûre des insectes :

Se laver la figure et les mains avec de l'eau dans laquelle on a fait tremper du bois de quassia amara;

Ou de l'eau vinaigrée (avec du vinaigre de toilette, si l'on veut); de l'eau phéniquée de préférence.

Aboyeurs (Délire des). — Maladie nerveuse, contagieuse, dans laquelle on se croit changé en un animal dont on imite le cri.

Calmet raconte que dans un couvent de femmes, toutes les pensionnaires se crurent métamorphosées en chattes, et à heure fixe se mettaient à courir en miaulant. (Je parle de cette maladie à titre de curiosité, car elle doit être traitée par un spécialiste.)

Absinthisme. — Grave maladie, du genre de l'alcoolisme,

causée par l'abus ou par l'usage prolongé de l'absinthe, consistant en troubles généraux de la santé et graves symptômes nerveux.

Le remède est l'abstention d'absinthe et d'alcools, l'usage du café, du thé, cinq gouttes de teinture de noix vomique avant le déjeuner et le dîner.

Acide phénique. — Caustique, antiputride, désinfectant.
Acide phénique liquide :

    Acide phénique......................   1 gr.
    Eau distillée.......................   200 —

Faire usage de cette solution comme désinfectant.

Éviter les solutions concentrées qui peuvent donner naissance au sphacèle ou gangrène.

Boisson phéniquée pour préserver des miasmes en temps d'épidémie :

    Eau...............................   1000 gr.
    Acide phénique.....................   1 —

Sucrer et mettre du rhum à volonté, prendre un petit verre à chaque repas.

Sirop phéniqué. — Un gramme d'acide phénique par litre (voir sirop). Il s'emploie contre les anciennes toux, les catarrhes ; de trois cuillerées à six par jour.

Pommade phéniquée :

    Axonge.............................   30 gr.
    Acide phénique.....................   1 —

Employée avec succès pour combattre la douleur dans les abcès menaçants.

Acné. — Une maladie qui fait le désespoir des médecins et des jolies femmes.

Je ne vous parlerai que de l'*acné punctata* et de l'*acné rosacée*.

L'acné est une maladie des glandes sébacées de la peau. L'acné punctata se manifeste par des points noirs sur la peau, principalement aux ailes du nez, au menton, au front.

Lorsque l'on presse, il sort une matière blanchâtre, filiforme, comme de minces rubans ; c'est ce que le vulgaire appelle « des vers ». De là, peut-être, cette expression populaire : « tirer les vers du nez ».

La compression irrite et fait revenir la matière avec plus d'abondance ; les pommades préconisées, en élargissant les pores, sont aussi très nuisibles.

On doit se laver à l'eau très chaude saturée de bicarbonate de soude, puis à l'eau de Cologne ou à l'alcool pur.

Voici le remède de *Hébra*.

Faire chaque matin des lotions avec :

Eau de roses................................	
Alcool......................................	10 gr.
Glycérine..................................	
Borax......................................	5 gr.

puis frictionner avec :

Alcool......................................	80 gr.
Alcoolisé de lavande......................	40 —
Savon noir.................................	40 —

Boire de l'eau de Pougues à ses repas.

L'acné rosacée ou couperose doit se traiter surtout à l'intérieur.

Régime peu animalisé, viandes blanches, pas de café, pas de liqueurs ; fruits, légumes en grande quantité ; eaux minérales, purgatifs légers ; éviter les excès de table, les vêtements ou corsets trop serrés.

On a employé longtemps un mélange de soufre précipité, de glycérine purifiée, de craie précipitée, d'eau de laurier rose, d'alcool rectifié, par parties égales, et aromatisé avec un parfum quelconque.

Ce mélange sert aussi contre les engelures, les dartres, les pellicules.

Acrimonie. — C'est une maladie qui provient de l'âcreté du sang.

Le malade éprouve des soifs ardentes ; le sang lui semble brûlant, il a un appétit exagéré, des irritations à la peau, des sueurs fétides, des urines épaisses.

Prendre du bouillon de veau, des infusions de bourrache, de pourpier, éviter les alcools, avoir un régime peu animalisé.

Aération. — L'air renouvelé est un des plus sûrs garants de la santé. L'air est nécessaire à tout être, depuis la fleur jusqu'à la femme. C'est surtout dans l'enfance, à l'âge où la chair croît, que l'air est une absolue condition de santé.

L'air ne tarde pas à s'altérer dans les endroits clos par la respiration des animaux et des plantes. Il faut donc dans les ateliers, les théâtres et tous les endroits où de nombreuses personnes sont rassemblées que l'air soit constamment renouvelé. Les bouches d'air, les ventilateurs, les vasistas, les vitres perforées, sont autant de moyens d'arriver à ce but. Dans les locaux privés, où l'encombrement n'existe pas, il suffit d'ouvrir judicieusement les fenêtres pour obtenir le même effet.

Les pièces où plusieurs personnes se tiennent seront aérées plusieurs fois par jour et à fond. Il est facile dans la saison froide de profiter pour cela du changement de chambre à l'heure des repas. La salle à manger sera aérée après chaque repas. Il est très désagréable et malsain de respirer les émanations d'un repas antérieur.

Les chambres à coucher seront ouvertes dès le matin dans la belle saison. En hiver, les heures les plus propices sont de

10 heures à 2 heures. On évitera l'air froid et humide du soir. Il est très bon d'exposer au soleil, avant de faire le lit, les draps, couvertures, etc.

Agacement des dents. — Sensation pénible que l'on éprouve aux dents en mangeant certains légumes, certains fruits acides, ou en entendant certains bruits produits par l'action d'une scie, section d'un bouchon, etc.; gargarisme d'eau tiède et d'eau sucrée.

Agalactie (*Absence du lait chez les jeunes mères*). — Le traitement est de changer de régime, de ne prendre ni vin ni alcool, de boire de la bière et de manger des farineux, des purées de légumes, des fruits.

Agitation. — Souvent nerveuse; quelquefois signe d'une maladie; se traduit par une sorte d'inquiétude : le jour, le malade ne peut tenir en place; la nuit, le sommeil est fiévreux, entre-coupé, avec cauchemars, réveils en sursaut.

État à surveiller, est souvent le signe précurseur d'une maladie qui va se déclarer; surtout s'il alterne avec l'abattement (voir ce mot).

Aigreurs. — Les enfants, les hystériques, les brasseurs, les amidonniers, les ouvriers qui travaillent les matières acides, les gens qui ont des estomacs débiles ou qui se nourrissent mal, ceux qui font un usage habituel de boissons alcooliques, d'aliments huileux, de poissons, de châtaignes, de graisses, d'oignons, d'ail, de fromage sont sujets aux aigreurs.

Cette maladie n'est pas longue à guérir lorsqu'elle est causée par les aliments, ou par la profession du malade : faire dispa-raître la cause du mal c'est faire disparaître le mal lui-même.

Dans les estomacs débiles et paresseux, les aliments végétaux aigrissent facilement : les personnes délicates doivent donc se priver de ces aliments ; les fruits crus et les légumes non blanchis sont à craindre pour elles.

Ces personnes feront usage d'aliments faciles à digérer, bien cuits ; elles auront soin de les mâcher convenablement avant de les avaler.

Le cachou pris avant les repas prévient les aigreurs. Dans le cas où celles-ci seraient tenaces, et persévéreraient malgré les moyens préventifs, il faudrait prendre, au début du repas, une pointe de couteau de poudre de rhubarbe, continuer pendant une huitaine de jours et se purger ensuite ; ou bien une cuillerée à café de magnésie anglaise à prendre le matin, à jeun, délayée dans un quart de verre d'eau, et après chaque repas une cuillerée à café de bicarbonate de soude dans 1/4 verre d'eau pendant 8 jours ; des pastilles de Vichy. Enfin certaines maladies sont accompagnées d'aigreurs ; dans ce cas, c'est la maladie elle-même qu'il faut combattre, les aigreurs disparaissent avec elle.

Air. — L'air est une des sources de la vie. Toute altération de sa qualité ou de sa pureté par des substances chimiques ou organiques est préjudiciable aux êtres vivants. Il est donc de toute nécessité de respirer un air pur. Les plus puissantes causes d'altération de l'air sont la respiration des êtres et des plantes, les émanations des corps organiques en décomposition, les usines, les cheminées, etc. C'est pour cela que l'air des villes est beaucoup plus souillé et par conséquent plus malsain que l'air de la campagne. Il faut avoir soin, en ville, d'habiter un appartement où arrivent les rayons du soleil, le meilleur purificateur de l'air, et de fuir autant que possible les cours humides et obscures. Avec cette précaution et une aération (voir ce mot) bien entendue, le remède tuera le mal.

La campagne reste infiniment supérieure surtout pour nos

malades ou nos convalescents qui ont doublement besoin d'un air pur. Une cure à la campagne est le meilleur complément de la plupart des traitements.

L'air marin, aussi pur que celui des campagnes mais plus excitant, convient mieux à certaines maladies : la chlorose, la scrofule, la phtisie principalement. — L'air des montagnes est tonique; moins excitant que l'air marin, il convient aux natures frêles et délicates pendant la saison d'été.

Le renouvellement de l'air joue un rôle capital pour les personnes se portant bien, à plus forte raison pour les malades. De cela, on ne doit pas conclure qu'il faille ouvrir en grand portes et fenêtres; l'air doit être renouvelé graduellement, s'il est possible, même, en ouvrant la fenêtre d'une chambre voisine.

Cependant dans le cas de maladies contagieuses et infectieuses, lorsque l'on est obligé de demeurer dans le même appartement, il est bon de renouveler l'air de chaque pièce en ouvrant pendant quelques minutes portes et fenêtres, provoquant ainsi un léger courant d'air. Il faut éviter avec grand soin de respirer l'haleine du malade et les exhalaisons qui peuvent s'échapper de son lit.

On ne saurait trop recommander de ne jamais laisser dans les pièces où l'on habite des fleurs dont le parfum est très prononcé; cela occasionne des maux de tête, des envies de vomir et peut même amener la perte de connaissance, surtout chez les personnes nerveuses.

Air (Purification de l'). — Il importe beaucoup que les chambres de malades soient purifiées; voici un bon moyen. Mélangez par parties égales de la teinture de myrrhe et de la teinture de benjoin, imprégnez-en des feuilles de buvard, laissez sécher et de temps en temps brûlez-en une.

Albuminurie. — Cette maladie est une altération des reins qui diminuent et finissent par s'atrophier. La face et les membres sont gonflés et il y a dans les urines une certaine quantité d'albumine. On peut facilement reconnaître soi-même la présence de l'albumine dans les urines en en faisant bouillir une petite quantité dans une cuillère en argent. L'albumine tombe au fond de la cuillère comme un floconnement. Les chagrins, l'abus des alcools, les refroidissements, la grossesse, la scarlatine, peuvent provoquer l'albuminurie.

On éprouve une faiblesse générale, des douleurs de tête, des vomissements, de violents maux de reins ; la vue s'affaiblit, la paralysie peut survenir.

L'albuminurie peut n'être que passagère ; le traitement est dans le lait, la nourriture substantielle, le chocolat ; éviter le froid, l'humidité.

L'albuminurie chronique se nomme maladie de Bright, maladie grave.

Que l'albuminurie soit chronique ou aiguë, le régime lacté s'impose comme traitement, et le malade doit éviter toute impression d'air froid.

Alcoolisme aigu. — C'est l'ivresse, qui peut être calme, délirante seulement ou revêtir la forme d'un accès de folie furieuse.

Il faut faire vomir le malade et lui faire prendre, soit 1 gramme d'ammoniaque dans un verre d'eau sucrée, soit 10 grammes d'acétate d'ammoniaque dans une tasse de tisane, potion qu'on peut répéter ; sinapismes aux jambes, glace sur la tête.

Alcoolisme chronique. — Il n'est point besoin de s'enivrer pour devenir alcoolique. Les amateurs d'apéritifs tels que vermouth, absinthe, amers dénommés — combien faussement ! — stomachiques, bitter, etc., enfin toute la gamme des boissons plus ou moins frelatées qui se débitent dans les cafés, peuvent facilement devenir alcooliques. Du reste cela dépend des tempéraments, des constitutions plus ou moins nerveuses. On éprouve des troubles digestifs ; le matin à jeun, on vomit : beaucoup connaissent bien cette pituite ; l'appétit est nul ; on ressent de la faiblesse ; des crampes, des insomnies, des cauchemars ; chez certains sujets prédisposés, ces troubles peuvent aller jusqu'à l'épilepsie, la paralysie.

Il faut supprimer la cause, en supprimant de suite la quantité de boissons ingérées, faire de l'hydrothéraple ; avoir un régime tonique, prendre quatre à cinq gouttes de teinture de noix vomique par jour, deux à chaque repas, par exemple. Le régime lacté est aussi très bon.

Aliments. — *Degrés de digestibilité des aliments pour les convalescents.* — *Premier degré.* Bouillon, jus de viande, lait (s'il est bien supporté), œufs crus ou mollets, biscuits sans sucre, épinards. — *Deuxième degré.* Cervelle de veau bouillie, ris de veau bouilli, pigeon bouilli (ces animaux doivent être jeunes et on ne doit pas manger la peau), pieds de veau bouillis, bouillie, tapioca. — *Troisième degré.* Bœuf cru ou cuit superficiellement, jambon cru râpé, purée de pommes de terre, pain blanc, pas trop frais, café au lait avec pain. — *Quatrième degré.* Poulet rôti, pigeon rôti, perdreau rôti, rosbif, surtout froid ; rôti de veau, brochet, merlan, sole ; la truite, le saumon, le lièvre sont de digestion difficile, ne pas en user ; macaroni, bouillon au riz, vin, en petite quantité, car il ralentit la digestion ; les sauces sont à éviter.

Aliments (Temps qu'il faut pour digérer les). — Le riz, le plus digestible des aliments, ne demande qu'une heure. Le gibier rôti, les marmelades de pommes, de poires, le saumon bouilli, les épinards, les asperges, le céleri cuit, les purées de légumes secs, exigent une heure et demie. La cervelle, le tapioca, le ragoût, une heure trois quarts. Le lait cuit, le foie, la morue, deux heures ; le lait frais, la volaille bouillie, deux heures un quart ;

l'agneau bouilli, les puddings, les huîtres, deux heures et demie. Les œufs à la coque, le mouton grillé, le jambon cru, le bifteck, les pâtisseries, trois heures.

Le rosbif, le porc rôti, les carottes, la salade verte, trois heures un quart; les œufs durs, le vieux fromage, le bouilli, les navets, les pommes de terre et les oignons cuits, trois heures et demie.

La volaille grasse, le veau et le mouton, le bouillon, quatre heures; les fruits à noyaux, le raisin sec, les amandes, cinq heures; les salaisons, l'anguille, six heures.

Allaitement. — La santé de la femme qui veut allaiter doit être parfaite. Son alimentation doit comprendre des viandes, poissons, féculents, légumes, graisses. Exclure les substances odorantes : asperges, ail, oignon, etc. Comme boissons, de la bière, peu de vin pur, pas d'alcool; du thé, du café, en quantité modérée.

L'allaitement doit commencer de cinq à dix heures après la naissance. Une tetée toutes les deux heures pendant le jour; deux tetées seulement la nuit. La durée d'une tetée est de quinze à vingt minutes; la quantité de lait commence à 3 grammes le premier jour et augmente à chaque tetée. L'allaitement par la mère est le meilleur. Si cependant on prend une nourrice, on choisira de préférence une brune, ayant une dentition en bon état et dont l'enfant se porte bien. Il faudrait demander l'avis du médecin.

L'allaitement artificiel se fait avec du lait d'ânesse (très cher) ou du lait de vache coupé de moitié ou d'un tiers d'eau bouillie suivant l'âge. Le lait sera bouilli pendant les chaleurs dès qu'on le recevra. Il sera toujours conservé dans des vases très soigneusement lavés et bouchés hermétiquement. On le donnera au moyen d'un biberon de verre sans tuyau, avec un embout de caoutchouc (de préférence le galactophore de Budin) qui sera bouilli avant chaque tetée. — (Voir BIBERON.)

Alopécie. (*Chute de cheveux*, voir CALVITIE) — La chute de cheveux peut être accidentelle, prématurée, ou elle est la conséquence de l'âge.

L'absence totale de cheveux est un cas d'exemption militaire.

Contre la chute des cheveux chez les convalescents, Barré recommande les lotions matin et soir avec :

Alcoolé de citron.,...................	150 gr.
Acide chlorhydrique..\...............	4 —

Les frictions, au naphtol et à l'alcool, sont également excellentes ; j'emploie volontiers la formule suivante :

Alcool..,..............	100 gr.
Naphtol...............,.............	10 —

Amaurose. — Diminution, perte totale de la vue ; cette maladie provient souvent du diabète, de l'albuminurie, etc.

D'une façon générale, dans toute affection oculaire, il est de toute nécessité de voir immédiatement un docteur spécialiste.

Ampoules. — Les ampoules surviennent à la suite d'un travail manuel inaccoutumé, d'une marche forcée, d'une chaussure mal faite.

Traverser l'ampoule avec un fil de soie qu'on laissera dépasser ; recouvrir d'une pommade composée de :

Savon blanc.........................	25 gr.
Graisse fondue......................	25 —
Alcool camphré......................	12 —
Vinaigre camphré....................	12 —

ou bien de vaseline boriquée, simplement.

On peut aussi ouvrir l'ampoule au bord, d'un coup de ciseaux, la vider par pression, la recouvrir d'un peu de coton hydrophile enduit de vaseline boriquée. On maintient ce petit pansement avec un tour de bande, un morceau de taffetas, ou de diachylon suivant la région.

Amygdales (Hypertrophie des). — Lorsque les amygdales deviennent très grosses, il faut quelquefois les enlever; mais, auparavant, essayer des applications de bicarbonate de soude; des pulvérisations d'eau phéniquée; des cautérisations légères à la teinture d'iode toutes les semaines pendant plusieurs mois. L'hypertrophie des amygdales, très commune chez les enfants, traitée régulièrement, pendant plusieurs mois, par des attouchements quotidiens avec un pinceau de coton hydrophile imbibé de jus de citron, disparaît presque toujours. — Ne faire enlever les amygdales que dans les cas véritablement rebelles. L'hypertrophie amygdalienne opérée chez un adulte peut donner lieu à des hémorragies graves, mortelles dans quelques cas.

Amygdalite. — Voir Angine simple.

Anémie. — L'anémie frappe souvent les citadins; les personnes de la campagne y sont moins sujettes; le défaut d'exercice, le manque d'air, l'alimentation insuffisante, le surmenage physique et intellectuel, les chagrins sont les principales causes de cette maladie.

La peau, les lèvres sont décolorées, il y a un affaiblissement général, de l'essoufflement, des palpitations, des névralgies.

On emploie les toniques, les ferrugineux, l'exercice en plein air, les bains de mer, le séjour prolongé à la campagne, une nourriture reconstituante, viandes rôties, vins généreux, poissons.

Angélique. — Infusion d'angélique (stomachique) :

Eau.. 1000 gr.
Jeunes tiges fraîches d'angélique...... 20 —

Une demi-tasse avant chaque repas.

Angine couenneuse. — Inflammation de la gorge caractérisée par la formation de peaux blanches sur les amygdales. C'est une forme de la diphtérie. Peut être très grave. Appeler de suite un médecin. S'il tarde à venir, faites des badigeonnages de la gorge avec le jus d'un citron exprimé. On se sert pour cela de petits pinceaux qu'on fait soi-même, en enroulant solidement au bout d'un mince bâton de bois léger, un manche de porte-plume par exemple, un peu d'ouate hydrophile très propre. On trempe le pinceau dans le jus de citron et en abaissant la mâchoire inférieure et la langue du malade avec un manche de cuillère, on promène vigoureusement l'ouate dans la gorge. On fera toutes les heures une pulvérisation d'eau phéniquée pendant cinq minutes. Comme boisson, des grogs légers chauds ou froids.

Inutile de dire que l'ouate ne sert *qu'une* fois, ainsi que le jus de citron; la personne qui soigne un malade atteint d'angine couenneuse doit se laver immédiatement les mains dans de l'eau mélangée de phénol et se rincer la bouche. Les précautions hygiéniques sont de toute rigueur en pareil cas. (Voir pour cela l'article Diphtérie.)

Angine simple. — Produite presque toujours par le froid humide. Le malade éprouve de la fièvre, des courbatures, des frissons; la gorge est douloureuse, on ressent une difficulté à avaler, la langue est blanchâtre, l'appétit perdu, l'haleine mauvaise.

On emploie des gargarismes à l'alun, avec une infusion de feuilles de ronces, mêlée avec du miel rosat; des pastilles de chlorate de potasse; des gargarismes de racines de guimauve avec têtes de pavot; si la douleur est très vive, s'il arrivait un abcès et que l'ouverture en fût nécessaire, recourir au bistouri d'un médecin.

Un vomitif est souvent salutaire.

Angine de poitrine. — Névrose du cœur, grave; voir un

médecin. Un régime sévère est de rigueur; pas de café, pas d'alcool, éviter les émotions agréables ou désagréables, les longues marches à pied.

L'iodure de potassium et le bromure sont indiqués. Le tabac doit être évité d'une façon absolue.

Angioleucite. — Inflammation des vaisseaux lymphatiques qui arrive généralement à la suite de contusions ou de blessures.

Bains prolongés de la partie malade, repos du membre, surtout si l'angioleucite frappe les jambes, pansements avec des compresses de toile imbibées d'eau phéniquée ou de liqueur de Van Swieten.

Anthrax. — Ressemble au furoncle comme symptômes généraux, mais infiniment plus grave. L'anthrax se produit presque toujours au cou, aux épaules, dans le dos. Il se forme une tumeur dure, très douloureuse, rouge vif, brûlante, qui a souvent un diamètre de plusieurs centimètres; fièvre ardente.

Il est presque toujours nécessaire de débrider largement l'anthrax par une incision cruciale et profonde pour faciliter l'expulsion des bourbillons; et même, après les incisions, des compresses d'eau phéniquée faible, 1 p. 100, sont nécessaires ainsi que des pulvérisations avec la même solution; cet état étant souvent lié à un état diabétique, les urines doivent être analysées.

Antiseptiques. — Substances employées pour la désinfection des plaies ou des objets, pour prévenir l'inflammation. Les antiseptiques externes sont ceux qui s'appliquent sur la peau, ce sont :

Le bichlorure de mercure ou *sublimé*, solution à 1 p. 1000;

L'eau phéniquée (acide phénique, phénol), solution à 1 p. 100;

(Ces deux antiseptiques sont les plus employés pour les plaies cutanées; préférer le sublimé pour les écrasements);

L'eau boriquée (qu'on se procure en versant deux cuillerées d'acide borique dans un litre d'eau bouillante, couvrir et laisser refroidir) sert surtout pour les pansements ou les lavages des muqueuses et des régions sensibles : l'œil, la bouche, etc.;

Chloral (Hydrate de), en solution à 1 p. 100;

Le sulfate de cuivre, 2 p. 100, sert pour les désinfections des grands objets, des cabinets, etc.;

Le permanganate de potasse à 1 p. 1000 ou 1 p. 500 est bon pour les plaies et comme désodorant; il tache le linge.

Quant aux antiseptiques internes, ils se prennent sur ordonnance du médecin, ce sont :

Le charbon (quelques grammes);

La quinine;

Le camphre;

Le naphtol;

Le salol.

Antispasmodiques. — Les plus usités sont le camphre, l'éther, le musc, la valériane.

Anxiété. — On peut chercher à faire cesser cet état spasmodique de l'anxiété et de l'angoisse en prenant de huit à quinze gouttes de liqueur d'Hoffmann sur un morceau de sucre; cela peut ramener le calme du corps, sinon celui de l'esprit. A défaut de cette liqueur, un demi-verre d'eau sucrée additionné de deux cuillerées à bouche d'eau de fleurs d'oranger; ou bien encore un peu d'eau de mélisse dans laquelle on aura versé quelques gouttes d'éther; voilà deux remèdes qui conviennent aux personnes dans l'inquiétude et torturées par l'angoisse.

Apéritifs. — Je ne veux pas parler des apéritifs mélangés aux vins, aux alcools, les absinthe, bitter, vermout, qui sont nuisibles à la santé comme à l'appétit qu'ils ont la prétention d'ouvrir. Les apéritifs rationnels sont :

Infusion de petite centaurée. — Une poignée de fleurs de centaurée; jeter dans un litre d'eau bouillante, laisser infuser une demi-journée; passer à travers un linge; boire une tasse de cette infusion avant les repas (un quart d'heure environ).

Infusion de bois de quassia. — Agir de même en mettant 15 grammes pour un litre d'eau.

Infusion de feuilles d'absinthe. — De même, 10 grammes par litre.

Infusion de fleurs de gentiane. — 10 grammes par litre.

Infusion de racine de rhubarbe. — 20 grammes par litre.

Infusion de quinquina. — 20 grammes par litre.

Un bol de bouillon dégraissé une demi-heure avant le repas est aussi un excellent apéritif.

Aphonie. — Privation de la voix, paralysie plus ou moins durable. Le froid très vif, une émotion violente peuvent la provoquer. On emploie l'électrisation du larynx.

Aphtes. — Sont de petites ulcérations blanchâtres qui se montrent sur la partie interne des joues, sur le pharynx, sur la langue et les amygdales. On les confond parfois avec une angine diphtéritique. Appeler le médecin.

On se gargarise avec de l'eau salée, décoction de guimauve, ou mieux avec du chlorate de potasse (30 grammes dans un litre d'eau). Lorsque ces ulcérations existent, elles sont des plus douloureuses; on doit les cautériser avec un pinceau trempé dans l'éther et exprimé, avec de l'alun calciné, ou avec la pierre infernale; pour les enfants, on les touche légèrement à l'aide d'un pinceau trempé dans du miel rosat mélangé de vinaigre ou dans du jus de citron.

Apoplexie. — Cette maladie dont il est bon de connaître le traitement immédiat, car les phénomènes apoplectiques sont toujours subits, peut revêtir trois formes :

1° Le malade tombe privé de sentiment et de mouvement, le visage est injecté de sang, le pouls est plein ; souvent, en quelques instants, le malade se rétablit sans que l'attaque laisse aucune trace ; il éprouve souvent aussi l'embarras ou la perte de la parole et de l'hémiplégie (paralysie partielle) ;

2° Le malade sent un violent mal de tête et tombe dans une espèce de syncope : le visage est pâle, le pouls faible, le corps froid ; le coma vient ;

3° Le malade se trouve subitement paralysé d'un côté du corps, perd la parole, ou sa langue est embarrassée.

La paralysie peut se produire des deux côtés.

Pendant qu'on appelle le médecin, il faut immédiatement desserrer les vêtements du malade, le mettre à l'air, poser des sinapismes aux jambes, des compresses d'eau froide sur le front ; un lavement au sel, purgatif, bains de pieds à la moutarde.

Il y a souvent des signes précurseurs de l'apoplexie ; ce sont des bourdonnements, des sifflements et des tintements d'oreille, des vertiges, des étourdissements, pesanteurs de tête, gêne dans la parole. Il faut tenir compte de cela et tâcher d'éviter ou de retarder l'attaque par un régime approprié ; on ne doit pas faire excès de vin ; prendre du bromure, des purgatifs légers ; éviter les émotions pénibles ou agréables.

Appétit. — Dans les grandes maladies l'appétit naturellement diminue sans grand danger puisque toujours on ordonne la diète aux malades et, comme dit le proverbe populaire, « la fièvre nourrit ». Mais dans l'état de santé chancelante, il faut faire attention à son appétit ; prendre le soir en se couchant une cuillerée à café de magnésie ; avant les repas, un verre d'eau de quassia amara, ou quelques gouttes de Baumé.

Si l'augmentation de l'appétit est considérable, c'est souvent un symptôme de diabète, de vers, ou de ver solitaire.

Quelquefois, l'appétit est perverti et on voit des malades manger du papier, de la craie, des fruits verts, boire de l'encre, du vinaigre. En ce cas, le système nerveux est atteint et le médecin doit être immédiatement consulté.

Artère. — Si, au moment d'un accident, une artère vient à s'ouvrir (on reconnaît l'artère ouverte à ce que le sang s'échappe par jets saccadés et est très vermeil), il faut en toute hâte aller chercher le médecin, mais en attendant, appuyer énergiquement à l'endroit d'où sort le sang et appliquer un bandage fortement serré au-dessus du point lésé.

Si c'est une veine qui est ouverte, le sang sort en bavant et a une couleur noirâtre; comprimer avec le doigt, mettre une compresse d'eau froide dans laquelle on ajoute quelques gouttes de perchlorure de fer, maintenir par une compresse fermement appliquée, ou encore recouvrir d'un morceau d'amadou, qu'on maintient par une bande de toile.

Arthrite. — Inflammation des jointures; les frictionner avec de l'eau phéniquée, le repos absolu, et la partie malade enveloppée d'ouate, tel est le traitement qui réussit généralement : on emploie également avec succès les badigeons de teinture d'iode; les cataplasmes sont utiles.

Asphyxie. — L'asphyxie est la suspension ou la disparition de la circulation et de la respiration.

Règle générale, pour toutes les asphyxies, il faut une grande persistance dans les soins. Ne pas se décourager, même si après de longs efforts aucun signe de vie ne se manifeste; on a vu des asphyxiés ne revenir qu'au bout de quelques heures.

Il y a différentes sortes d'asphyxies.

Asphyxie par les gaz méphitiques : égouts, fosses d'aisances, vapeur de charbon, etc.

Mettez le malade au grand air, après avoir complètement desserré les vêtements, et opérez des frictions sèches sur le corps; frappez vigoureusement les paumes des mains; faites respirer (avec grandes précautions) de l'ammoniaque ou des sels anglais; insufflez de l'air dans les poumons. On peut administrer un lavement froid au gros sel ou au vinaigre. Lorsque le malade commence à revenir à lui, s'il fait quelques efforts pour vomir, on doit l'y aider en chatouillant l'arrière-gorge avec le doigt.

Si vous vous trouvez proche d'une pharmacie, demandez un ballon d'oxygène que vous ferez respirer au malade en plusieurs fois.

Surtout ne rien faire boire avant que la respiration ne soit tout à fait rétablie; on peut alors faire prendre de l'eau vinaigrée au malade et le coucher dans un lit bassiné; un lavement quelques heures après serait encore utile.

Surtout éviter l'exposition au soleil, et les lavements au tabac préconisés par quelques commères.

Asphyxie par la chaleur. — Porter le malade dans un lieu pas trop frais, lui retirer ses vêtements et recourir de suite à la saignée pour débarrasser le cerveau; compresses d'eau glacée sur la tête et sur le front.

Des bains de pieds pas trop chauds avec forte addition de sel. Ne jamais faire boire de vin, d'alcool, mais de l'eau avec du jus de citron ou, à son défaut, du vinaigre; lavements vinaigrés.

Asphyxie par le froid. — Envelopper de suite le malade dans des couvertures en interceptant la circulation de l'air, le transporter sans secousse dans une chambre *non chauffée.*

Commencer à faire des frictions avec de la neige, puis de l'eau froide, puis de l'eau tiède; des aspersions d'eau sur le visage, des insufflations d'air, exercer la respiration artificielle, faire respirer de l'ammoniaque, puis, lorsque le malade commence à se réchauffer, le mettre dans un lit non chauffé et surtout ne pas allumer de feu avant que le corps ait repris sa chaleur naturelle.

Lorsque le malade peut avaler, on lui fait prendre une tasse de thé, puis un verre de vin généreux.

Si l'asphyxié est engourdi, assoupi, lui donner un lavement au café et lui faire boire de l'eau vinaigrée.

Asphyxie des nouveau-nés. — Leur flageller vigoureusement les fesses avec une serviette mouillée; les plonger dans un bain chaud aiguisé de farine de moutarde, et pratiquer la respiration artificielle.

Asphyxie des noyés. — Ne vous avisez pas de suspendre le malade par les pieds et évitez les secousses violentes. Commencez par enlever tous les vêtements; remplacez-les par des couvertures de laine; placez le noyé sur le côté droit afin qu'il puisse rendre l'eau absorbée; enlevez du nez et de la bouche les mucosités qui peuvent s'y trouver, opérez des tractions brusques et rythmées sur la langue (voir RESPIRATION ARTIFICIELLE). Faire respirer de l'ammoniaque : frictions sèches sur tout le corps; chatouiller les narines avec une barbe de plume; lavement salé ou vinaigré, 125 grammes de l'un ou de l'autre pour un lavement; échauffer le corps par des briques chaudes, des flanelles brûlantes; lorsque le malade revient à lui, faire absorber un grog brûlant ou un verre de vin chaud puis une potion avec de l'éther. Il faut que la respiration soit rétablie avant de faire prendre la moindre des choses.

Asphyxie des pendus. — Un vieux préjugé populaire veut qu'on ne détache pas un pendu avant l'arrivée du commissaire de police; ô sottise humaine! On doit non pas délier le nœud de la corde mais la couper afin d'aller plus vite, en soutenant fortement le corps pour qu'il ne se produise pas de secousses qui pourraient être très nuisibles; enlever de suite tous les liens, tous les vêtements pouvant entraver la respiration et placer le corps, toujours sans secousse, sur un matelas ou sur de la paille selon les circonstances; la tête et la poitrine un peu plus hautes que le reste du corps. La chambre où l'on conduit le malade doit être aérée, mais ni trop chaude, ni trop froide.

En attendant l'arrivée du médecin dont la présence est indispensable, parce que souvent il y a lieu de faire une saignée, on peut, si la face est violacée, mettre derrière les oreilles et aux tempes une demi-douzaine de sangsues.

Quelquefois, lorsque la pendaison a été de courte durée, il suffit pour raviver le pendu de lui jeter de l'eau froide au visage, de lui appliquer sur le front et sur la tête des compresses d'eau froide, et de frictionner les pieds et les jambes.

Il faut aussi pratiquer la respiration artificielle, comme pour les noyés, en exerçant des pressions rythmées sur la poitrine.

Les frictions avec des flanelles chaudes, à la plante des pieds et à la paume des mains sont aussi très salutaires.

Faire boire, lorsque le malade commence à respirer, de l'eau tiède aromatisée d'eau de mélisse, ou de rhum en assez grande quantité.

Asthme. — Accès d'oppression, revenant par intervalles plus ou moins fréquents et dépendant de différentes causes; la suffocation est intense et on a une toux quinteuse.

Pendant l'accès faire asseoir le malade, agiter l'air autour de lui avec des éventails; mettre un sinapisme entre les deux épaules, faire brûler du papier nitré ou des feuilles de datura dont il respirera la fumée. L'asthme est souvent nerveux et les malades atteints sont soulagés par les moyens les plus divers; quelques-uns éprouvent un bien-être en se tenant dans des positions grotesques, en faisant allumer un grand nombre de bougies dans leur chambre, etc.

Un nouveau médicament, l'iodure de caféine, semble aujourd'hui préférable à l'iodure de potassium pour la guérison de cette douloureuse affection. Le médecin appréciera.

Les personnes sujettes à l'asthme doivent craindre les refroidissements, l'humidité, avoir un régime sobre, renouveler très souvent l'air des appartements, éviter le tabac et les alcools.

Astringents. — Substances qui ont la propriété d'agir sur les tissus vivants et de déterminer en eux un resserrement. On fait usage des astringents, pour couper la dyssenterie, les hémorragies, les congestions, certaines éruptions chroniques, etc.

Les principaux astringents sont : la fleur de rose de Provins, le citron de Grenade; les feuilles de pervenche, de plantin, d'ortie, de vigne; le mouron, les nèfles, le pépin de raisin, le noyer, le quinquina, le tanin, la noix de galle, les graines d'oseille, l'écorce de chêne, l'alun; les décoctions de riz, l'acétate de plomb, les acides étendus d'eau.

On emploie les astringents soit en infusion, comme pour les feuilles de rose de Provins, de noyer (20 grammes par litre) soit en décocté (20 gr. p. 1000), comme pour la noix de galle, l'écorce de chêne, etc.

Attaques de nerfs. — Desserrer les vêtements, éloigner les importuns, jeter de l'eau au visage, coucher le malade la tête basse et le mettre hors de la portée des objets qui pourraient le blesser. On a la mauvaise habitude de faire respirer de l'ammoniaque, du vinaigre, cela exaspère la crise au lieu de la calmer; ces révulsifs ne doivent être employés que dans les évanouissements; dans ce cas, on frappe dans les paumes des mains avec une serviette mouillée. J'emploie toujours les aspersions d'eau froide au visage, puis une cuillerée de bromure, ou deux cuillerées d'eau de fleurs d'oranger.

Auscultation. — Ce mot signifie « écouter ».

Toutes les mères devraient savoir écouter.

Les mères de famille doivent faire ce qu'elles voient faire aux médecins. Qu'elles appliquent leur oreille sur tous les côtés de la poitrine de leurs enfants et de leurs parents; elles apprendront ainsi à connaître les bruits naturels pendant l'état de santé. On distingue ainsi le bruit de la respiration, les battements du cœur; ces bruits sont changés lorsqu'il survient quelque maladie; on peut ainsi prévenir à temps le médecin lorsque quelque souffle inquiétant se produit.

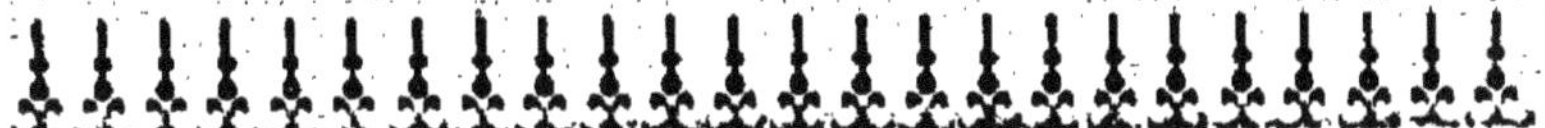

B

Bains. — Les bains se divisent en bains courts de cinq à dix minutes, bains moyens, une demi-heure; bains prolongés, plusieurs heures.

Bains très froids, 0° à 12° centigrades;

Bains froids, 12° à 18° centigrades;

Bains tièdes, 24° à 30° centigrades;

Bains chauds, 30° à 36° centigrades,

Bains très chauds, 36° à 42° centigrades.

On distingue aussi des bains simples (bains de propreté), des bains médicamenteux. Les bains simples sont nécessaires à la santé; on doit en prendre un tous les huit jours au moins. Ces bains seront d'une durée moyenne.

La température doit en être de 30° à 35°.

On ne doit pas se mettre dans un bain, *quel qu'il soit*, pendant la digestion, il faut qu'il y ait au moins trois heures écoulées.

Un bain prédispose les jeunes enfants au sommeil; après leur avoir remis leur chemise, il est bon de les coucher.

En entrant dans le bain, rester une minute ou deux, les pieds dans l'eau pour apprécier la chaleur du bain, se mouiller ensuite le creux de l'estomac et se plonger doucement. Les bains froids en été sont très hygiéniques; il faut se plonger immédiatement s'agiter, marcher de suite ou nager. (Il est bon de se mouiller aussi le creux de l'estomac avant de se plonger dans l'eau.)

On doit éviter de se baigner en plein soleil ou pendant l'orage.

Un bain de pieds chaud après un bain froid est excellent.

En sortant d'un bain chaud s'essuyer fortement avec un linge sec chauffé, s'envelopper ensuite dans une couverture, un peignoir de laine ou se recoucher.

Il est très désagréable d'avoir trop de vapeur dans les chambres de bain; cela peut occasionner des malaises. Il est facile d'y remédier dans une certaine mesure. Remplissez d'abord la baignoire d'eau froide, jusqu'à ce qu'elle dépasse l'allonge qui conduit l'eau chaude depuis le robinet, laisser couler alors l'eau chaude. Cette simple précaution empêche les fortes buées.

Les *bains médicamenteux* jouent un très grand rôle dans le traitement des maladies et dans l'hygiène. Voici les principaux d'entre eux, classés suivant leur action :

1º *Bains antispasmodiques pour les tempéraments nerveux.* — Faites bouillir pendant une heure 500 grammes de feuilles de tilleul dans 2 litres d'eau; passez en exprimant fortement et versez dans le bain à la température voulue (excellent pour les enfants sujets aux convulsions).

On peut aussi, pour les sujets nerveux adultes, faire bouillir la même quantité de racines de valériane et s'en servir de même.

2º *Bains sédatifs ou alcalino-ferrugineux.* — Versez un verre à liqueur d'alcool camphré dans 200 grammes d'ammoniaque, agitez. Plongez le flacon débouché dans l'eau du bain, le goulot en bas; ajoutez 2 kilogrammes de sel marin. Remuez vivement l'eau avec une ou deux grosses pelles rougies au feu.

Ces bains produisent d'heureux résultats dans les cas de fièvre, de douleurs rhumatismales, de courbature, de paralysie, de maux de reins, de maladies de la peau, d'ivresse et contre le delirium tremens.

3° *Bains calmants.* — Soit pour l'organisme, soit pour les irritations cutanées.

Bains de son. — Faites bouillir pendant deux heures 5 litres de son dans 10 litres d'eau, passez à travers un gros linge, et ajouter la décoction au bain. On peut aussi ficeler le son dans un linge avant de le faire bouillir, cela évite de le passer.

Bain adoucissant pour la peau. — Dans un grand chaudron, avec 15 litres d'eau, faites bouillir 4 kilogrammes de son, 1 kilogramme de riz, 1 kilogramme d'orge mondé, trois poignées de fleurs de bouillon blanc et de fleurs de mauve, huit poignées de bourrache (tige, fleurs et feuilles), et 2 kilogrammes de graines de lin. Au bout d'une heure d'ébullition, décantez et versez la partie liquide dans le bain; vous en sortirez avec la peau douce et satinée.

Bain d'amidon rafraîchissant, calme les irritations de la peau :

Amidon........................... 200 gr.

délayer dans 2 litres d'eau, mélanger au besoin en agitant.

4° *Bains contre la rugosité de la peau.* — Faites dissoudre dans un bain assez chaud 500 grammes de colle de poisson.

Un bain inconnu que je préconise pour en avoir tiré d'excellents résultats est celui-ci : un simple bain à 28° centigrades, dans lequel vous versez un bon litre de rhum; cela tonifie la peau, redonne du ton à tout l'organisme. Du reste, le rhum mélangé d'eau est excellent en ablutions; dans les convalescences, suites de couches, les nombreux malaises de la femme, je conseille des frictions d'eau mélangée de rhum sur l'avant-bras, en appuyant un peu longtemps près de la saignée.

Bain alcalin. — Carbonate de soude, 250 grammes pour un bain, ou bien on ajoute à l'eau du bain 350 grammes de carbonate de potasse; sert aussi dans certaines affections rhumatismales.

Bain de Vichy. — Bicarbonate de soude, 500 grammes pour un bain.

Bain acide. — Contre les affections chroniques de la peau : 300 grammes d'acide hydrochlorique versés dans le bain.

5° *Bain d'alun.* — Contre les brûlures; lorsque la plus grande partie du corps est couverte de brûlures, on fera bien de prendre des bains de 200 grammes d'alun pour 6 à 8 seaux d'eau : on y ajoutera un seau de lait caillé; le malade restera deux heures dans le bain. On peut, suivant le cas, doubler les doses d'alun.

6° *Bain gélatineux pour les maladies inflammatoires.* — Jetez 500 grammes de colle de Flandre dans de l'eau bouillante; laissez-la tremper pendant dix ou douze heures, versez le mélange dans le bain chaud où il se dissoudra en peu de temps.

7° *Bains toniques.* — Les bains toniques sont très bons pour l'économie générale. Le plus simple est le bain de sel; on peut varier la quantité de sel à faire dissoudre dans le bain de 1 à 5 kilogrammes; on y ajoute, si on craint l'action excitante du sel, de 100 à 500 grammes de gélatine. On peut encore faire des bains toniques avec une décoction de 3 kilogrammes de foin, de noyer, de varech, de raifort.

Bains de mer artificiels.

Sel marin..........................	8 kilog.
Sulfate de soude cristallisé.........	3 kilog. 500
Hydrochlorate de chaux.............	0 kilog. 700
Hydrochlorate de magnésie..........	2 kilog.
Eau	300 litres.

Bains sulfurés ou sulfureux. — Trisulfure de potassium, concassé et conservé dans un flacon; 100 grammes pour un bain. Employé aussi dans les affections rhumatismales.

Bains sulfuro-gélatineux. — C'est le bain ci-dessus, dans lequel on fait dissoudre de la gélatine, comme il est dit plus loin pour le *bain de Plombières.*

8° *Bains de Baréges.* — Faites dissoudre 100 grammes de sulfure de potasse dans un litre d'eau.

Ajoutez ce mélange à l'eau de la baignoire, et au moment d'entrer dans celle-ci, versez dans le bain 50 grammes d'acide chlorydrique ; mêlez bien en ajoutant l'acide.

La baignoire doit être en bois, et munie d'un couvercle. Le baigneur se tiendra la tête en dehors ; il n'apportera, dans l'appartement où il se baigne, ni argenterie, ni dorures, ni glaces, car les vapeurs sulfureuses noircissent les métaux. Ces bains sont employés contre les maladies de la peau.

9° *Bain aromatique.* — Contre le rachitisme, les scrofules, les faiblesses de constitution. Faites infuser pendant une heure 500 grammes de la plante aromatique qui vous a été recommandée, dans 10 litres d'eau bouillante ; passez avec expression et versez le produit de l'infusion dans le bain.

10° *Bains dits de Plombières.* — Ayez dans un flacon 100 grammes de carbonate de soude, 20 grammes de chlorure de sodium, 60 grammes de sulfate de soude. Une heure avant de vous mettre dans le bain, faites fondre 100 grammes de gélatine au moyen de la chaleur ; jetez la dissolution dans le bain et ensuite les sels contenus dans le flacon.

On emploie aussi fréquemment les bains locaux, n'intéressant qu'une partie du corps. Ils trouvent leur indication dans la localisation d'une maladie (éruption aux pieds, par exemple).

Souvent encore, on s'en sert comme révulsif ou décongestionnant, pour attirer le sang aux pieds par exemple, dans le cas de congestion cérébrale. Voici les plus employés :

Bain de siége. — Ce bain se prend dans une grande cuvette, ou, ce qui est préférable, dans une baignoire circulaire et à dossier. Décongestionnant.

Bains de jambes. — On les prend dans des vases assez grands pour que la jambe soit immergée jusqu'au genou inclusivement.

Bains de pieds. — Ces bains se prennent dans une terrine de grès, ou de bois assez grande pour que les pieds puissent y être placés à plat. Le liquide doit baigner la cheville sans la dépasser; 6 litres d'eau sont largement suffisants. Les bains de pieds tièdes et à l'eau pure sont toujours nécessaires après les longues marches, ou pour rappeler la chaleur aux extrémités inférieures après y avoir souffert du froid ou de l'humidité. La meilleure manière de prendre un bain de pieds consiste à mettre d'abord les pieds dans l'eau modérément chaude et à élever ensuite graduellement la température du bain en y ajoutant, par petit filet, de l'eau bouillante. En se plongeant tout à coup les pieds dans de l'eau chaude, on s'expose à faire porter le sang à la tête ou à la gorge, et c'est surtout pour les enfants qu'il faut avoir de la prudence à ce sujet. Les personnes alitées feront bien de prendre des bains de pieds tout en restant assises sur le lit, pour le cas où il surviendrait un évanouissement; car il n'est pas rare de voir un évanouissement survenir pendant le bain, chez les malades.

Après le bain de pieds il faut s'essuyer avec un linge chaud et puis se les couvrir sans retard. Pour les malades qui se recouchent après le bain, on mettra d'avance dans le lit une bouteille d'eau bien chaude.

Bains de pieds sinapisés. — Ils sont toujours administrés pour détourner le sang lorsque celui-ci se porte trop abondamment vers la tête ou vers la poitrine; il faut les prendre très chauds, en augmentant graduellement la chaleur et les aiguiser ordinairement de substances irritantes (cendres de bois, sel, vinaigre, soude, potasse, et surtout farine de moutarde) pour doubler l'effet du bain. Il faut employer environ 125 grammes de farine de moutarde pour un seau d'eau; y ajouter du vinaigre, c'est détruire l'effet de la moutarde.

La farine de moutarde doit être mise dans l'eau un instant avant que l'on y mette les pieds.

Bains de pieds au sel et au vinaigre. — Faites fondre deux poignées de sel commun dans le bain; au moment de vous y mettre, ajoutez-y un verre de vinaigre.

Bains de pieds au savon. — Grattez du savon blanc avec un couteau jusqu'à ce qu'il soit réduit en très petits morceaux; jetez ces morceaux dans l'eau chaude du bain; agitez celle-ci au moyen d'un bâton jusqu'à ce que le savon soit fondu.

Bains de pieds à la cendre. — Tamisez la cendre; mettez-en une bonne pelletée dans un linge; nouez celui-ci. Plongez le nouet dans le bain; pressez-le à plusieurs reprises pour extraire le sel contenu dans la cendre; laissez le nouet dans l'eau pendant toute la durée du bain.

Enfin, nous indiquerons en terminant comment se prennent deux bains peu employés : le bain de vapeur et le bain de sang.

Bains de vapeur. — On appelle ainsi le bain que l'on prend dans un espace limité, artificiellement chauffé et dans lequel l'air ne se renouvelle que très lentement. Ces sortes de bains stimulent la peau et déterminent une abondante transpiration; on les administre dans le cas de douleurs rhumatismales, dans les affections cutanées, dans quelques maladies du poumon ou dans les affections chroniques rebelles. Les bains de vapeur se prennent ordinairement dans une étuve remplie de vapeur d'eau dont la température est élevée à 40° et même 50°. Les personnes atteintes d'affection de cœur s'abstiennent des bains de vapeur d'une façon absolue. Quand ces bains sont dirigés sous forme de jets sur une partie du corps, ils prennent le nom de douches.

On appelle « bains de vapeur aromatiques » ceux qui sont chargés de principes odoriférants dus à des plantes; après un bain de vapeur, le malade doit passer dans un lit convenablement chauffé.

Bains locaux de vapeur. — Lorsqu'on prend des bains de vapeur, pour les maladies occupant seulement une partie du corps, comme par exemple, la tête, le pied, le bras, l'épaule, il est préférable de n'appliquer la chaleur qu'à la partie malade, pour ne pas affaiblir inutilement le corps tout entier.

Voici le moyen que nous croyons le plus économique et le

plus simple pour y parvenir. On prend une bonne brique, on la chauffe au feu, mais non de manière à ce qu'elle puisse brûler le linge, ce qu'on vérifie en faisant tomber dessus avec les doigts une petite pluie d'eau jusqu'à ce que les gouttes ne fassent plus entendre ce bruit particulier qui indique une trop forte chaleur. Ensuite on enveloppe cette brique d'une serviette pliée en deux ou en trois, qu'on a eu le soin d'humecter avec de l'eau à peu près comme on le fait quand on veut repasser le linge.

On fixe la serviette avec deux épingles et on place la brique ainsi disposée près de la partie malade.

La chaleur de la brique transforme l'humidité en vapeur; on en règle aisément la température en éloignant plus ou moins la brique de l'endroit malade. On peut placer en même temps plusieurs briques, et suivant la durée que l'on veut donner à l'action de la vapeur, on peut aussi les remplacer une ou deux fois à mesure qu'elles se refroidissent. On choisit le moment de se coucher pour être moins dérangé et aussi pour être certain qu'on ne se refroidira pas.

Cette méthode est surtout fort utile dans les localités privées d'établissements de bains; on ne réussit pas toujours très bien du premier coup, mais avec un peu d'attention et de bonne volonté, on a bientôt fait l'apprentissage nécessaire. (Dr Dehaut.)

Bains de sang. — On place le malade, quand la maladie est générale, ou le membre malade quand la maladie n'est que locale, sous le jet tout chaud qui sort de la veine de l'animal. Lorsque le sang cesse de couler on enveloppe le patient dans un drap de lit et on le laisse ainsi exposé au soleil, ou dans le voisinage du soleil, s'il fait trop chaud. Dès que le sang fait croûte sur la peau, on nettoie l'épiderme avec une brosse légère et puis on lave le corps à l'eau mêlée d'alcool camphré.

Lorsqu'on n'a pas à sa disposition des abattoirs ou des équivalents, on y supplée en recevant sur les régions affectées le sang tout chaud d'un lapin, d'un poulet, d'un pigeon, etc. On ajoutera encore à l'effet de ce premier moyen, si l'on applique pendant une heure au plus, en mode de cataplasme, les chairs palpitantes, ou même tout simplement la peau toute chaude de l'animal qu'on vient de tuer, sur la peau de l'homme; peau contre peau, les poils en dehors.

Ballonnement du ventre. — L'abdomen devient gros, le malade rend des gaz par la bouche; s'accompagne souvent de dyspepsie qu'il faudra traiter. Le massage produit d'excellents résultats.

Battements de cœur. — Sont souvent d'origine nerveuse; employer le bromure; s'ils ont lieu la nuit, ils causent souvent des cauchemars et sont presque toujours la cause des réveils en sursaut des jeunes enfants; faire prendre une tasse de tilleul avec un peu d'eau de fleurs d'oranger avant de se coucher.

Baumes. — Nous n'indiquons pas ici les formules des baumes, qu'on prépare difficilement chez soi; c'est l'affaire du pharmacien.

Deux recettes seulement, les plus souvent employées :

15 grammes d'huile volatile de girofle, 15 grammes de camphre, et enfin une solution préalablement passée de 30 grammes de baume de Tolu dans 60 grammes d'alcool à 80°.

Baume Opodeldoch. — Mêlez ensemble 250 grammes d'alcool à 90°, 30 grammes de savon animal, 24 grammes de camphre, 10 grammes d'ammoniaque, 6 grammes d'huile aromatique de romarin, 2 grammes d'huile de thym. Employez en frictions contre les rhumatismes.

Baume Opodeldoch liquide. — Faites dissoudre 15 grammes de camphre dans 500 grammes d'alcool très rectifié, ajoutez 50 grammes de savon d'Espagne blanc et sec, 4 grammes d'essence de thym, 8 grammes d'essence de romarin, et 30 grammes d'ammoniaque caustique liquide. Filtrez et introduisez aussitôt le baume dans des flacons qui devront être bouchés avec soin.

Ce baume s'emploie en frictions contre les douleurs rhumatismales.

Baume tranquille.

Le *baume tranquille* s'emploie en frictions dans les cas de rhumatismes chroniques.

On doit le conserver dans des vases bien bouchés, en lieu frais, à l'abri de la lumière.

Bégaiement. — Cette infirmité se dissipe presque toujours avec l'âge, mais il vaut mieux la soigner dès qu'elle apparaît chez l'enfant. Le faire lire lentement et à haute voix, cinq minutes le premier jour, dix minutes le second et ainsi de suite en augmentant de cinq minutes, pendant quatre jours; recommencer à cinq minutes. Recommander au sujet de relever la langue et de l'appliquer au palais.

Biberon. — A cause des repas de nuit, il est nécessaire d'avoir au moins deux biberons. Le biberon sera en verre, sans tube, d'une contenance de 150 grammes environ, muni d'un embout en caoutchouc (de préférence le galactophore de Budin). Il sera lavé à la brosse, puis immergé quelques minutes dans l'eau bouillante après chaque tétée et conservé ainsi que l'embout dans un vase d'eau boriquée. On n'introduira le lait dans le biberon qu'au moment du besoin et en telle quantité que l'enfant ne puisse faire de reste; à jeter s'il y en a.

Bile répandue (Voir *Jaunisse*). — Cette maladie se reconnaît à la couleur du malade dont le visage devient jaune, ainsi que les yeux. Quand la maladie est essentielle, elle prend le nom de jaunisse. Quand elle est accidentelle, ce n'est qu'une simple indisposition que l'on traite avec des tisanes de feuilles de chicorée sauvage, un purgatif doux.

Biscuits purgatifs. — En général, les biscuits purgatifs sont mauvais. Les biscuits vermifuges à la santonine sont bien acceptés par les enfants, et ont une action très certaine par l'élimination des vers intestinaux (lombrics, ascarides).

Blessures. — Lorsque la plaie est produite par un instrument tranchant ou contondant, lavez à grande eau ou mieux à l'eau mélangée d'un liquide antiseptique (solution de sublimé ou d'acide phénique); rapprochez les bords de la plaie, mettez un peu de taffetas d'Angleterre et maintenez par une bande de toile bien serrée.

S'il y avait hémorragie abondante ou si la plaie est grande, recouvrez de compresses imbibées d'eau très froide, d'une couche d'ouate et comprimez avec une bande.

Si la blessure reste très douloureuse, on peut après l'avoir bien lavée la recouvrir d'huile fine.

Blessures par armes à feu. — Enlevez de suite les corps étrangers, les débris d'étoffe qui pourraient être entrés dans la plaie, lorsqu'ils ne le sont pas trop profondément, mais laissez au chirurgien le soin d'extraire les balles, les esquilles; lavez la plaie avec précaution; faites prendre un cordial.

Blessures par instruments piquants. — Lorsque ces blessures sont profondes, elles sont toujours très graves. Si on peut, extraire l'instrument, s'il est resté dans la plaie. Laver la plaie, arrêter l'hémorragie par des compresses au perchlorure de fer en attendant le chirurgien.

Boissons. — On en reconnaît trois groupes : l'eau, les boissons aromatiques, les boissons alcooliques.

1° *Eau.* — Nous ne parlerons ici que de l'eau simple et nous renvoyons, pour les autres, à l'article EAUX MINÉRALES.

L'eau est la boisson la plus naturelle et la plus rationnelle; elle est rafraîchissante et active la digestion. Cependant tout excès nuit. Les meilleures eaux sont les eaux de source et de rivière. Pour qu'une eau soit saine, elle ne doit renfermer en excès ni substances chimiques ni substances organiques.

L'eau renferme une proportion convenable et non nuisible de substances chimiques (sels) quand elle dissout le savon, sans formation de grumeaux et qu'on peut y faire cuire facilement des haricots. Les substances organiques (vivantes ou non) ne sont pas visibles à l'œil nu dans l'eau; le seul moyen de s'en préserver, si l'on n'a pas une eau de source pure, connue et analysée, est de la filtrer ou encore de la faire bouillir, puis refroidir à l'abri des poussières. En temps d'épidémie, l'une de ces deux dernières précautions est de rigueur.

L'eau sucrée froide est rafraîchissante et digestive, excellente pour les estomacs nerveux et irritables; on en fait une boisson calmante, en y ajoutant quelques gouttes d'eau de fleurs d'oranger.

L'eau sucrée chaude est un bon remède contre les coliques d'estomac et intestinales, surtout lorsqu'elles sont occasionnées par le froid ou par l'usage de nourriture échauffante; on la préconise encore contre les indigestions de toute espèce.

L'eau miellée est une boisson rafraîchissante; elle est très indigeste; c'est un bon remède contre la constipation.

2° *Boissons alcooliques.* — *Le vin.* — De toutes les boissons alcooliques et fermentées, le vin est la plus agréable et la plus saine. Pris avec modération, le vin stimule la circulation, fortifie l'estomac et aide la transpiration.

Les vins rouges sont toniques.

Les vins blancs sont d'une digestion plus facile et sont plus diurétiques que les vins rouges.

Les vins mousseux sont très bien tolérés par l'estomac, surtout dans les cas de vomissements.

Les vins vieux sont de beaucoup préférables aux vins nouveaux et sont généralement recommandés aux malades.

Pris avec excès, le vin devient échauffant, monte au cerveau, enivre, et peut devenir la source de maladies d'estomac de toutes sortes; il faut donc ne jamais en abuser.

La bière est souvent recommandée aux malades. Pour qu'elle soit bonne, elle ne doit être ni trop vieille ni trop jeune et bien faite.

La bière est nourrissante et peut être recommandée aux personnes maigres; elle est rafraîchissante, diurétique, et excellente pour la purification du sang.

L'abus de la bière amène de fâcheux dérangements d'estomac, et peut aussi devenir la source de différentes affections de la vessie, telles que rétention et incontinence d'urine, catarrhes de la vessie, etc., etc.

Les cidres sont une boisson rafraîchissante pour l'été.

3° *Boissons aromatiques*. — Le *thé* est astringent, apéritif et excellent diurétique; il purifie le sang, dissipe les maux de tête, provoque la digestion, soulage les coliques d'estomac. Cette boisson convient fort bien aux personnes qui ont la poitrine délicate.

L'abus de cette boisson produit la fatigue des fibres de l'estomac, détermine de fausses digestions, des gaz, des glaires.

Le *café noir* dissipe promptement les maux de tête, achève la digestion, fortifie l'estomac, c'est un bon diurétique; on préconise encore son usage contre les coliques venteuses. Son usage journalier et l'abus que l'on fait de cette boisson sont nuisibles à la santé; ils déterminent souvent des palpitations de' cœur. Cette boisson ne devrait être considérée que comme un remède contre les maux de tête ou comme digestif, et l'on ne devrait pas en user sans besoin.

Les *liqueurs rafraîchissantes*, limonade, sirops etc., que l'on prend dans l'été ont souvent beaucoup plus pour but de flatter la sensibilité du palais que de contribuer à la santé. L'abus de ces boissons sera toujours pernicieux aux estomacs dont la digestion est laborieuse.

Borax. — Le borax est astringent; il se dissout dans l'eau tiède, et sa dissolution concentrée et chaude, traitée par un acide laisse déposer d'abondantes paillettes cristallines, qui communiquent à l'alcool la propriété de brûler avec une flamme verte.

Borax (Gargarisme de). — Contre les aphtes, les angines. Faire dissoudre 8 grammes de borax dans un gargarisme émollient de 500 grammes; en faire usage toutes les 2 heures.

Borax (Miel de). — Contre les aphtes; mêlez 4 gr. de borax en poudre et 38 grammes de miel.

Boraté (Sirop). — Contre les catarrhes laryngés; 45 grammes de borax dans 300 grammes de sirop de sucre; une cuillerée à café, 7,8 ou 10 fois par jour en ayant soin de ne pas boire immédiatement après.

Bouche (Soins de la). — Sont d'une très grande importance et peuvent éviter nombre de maladies. C'est en soignant ses dents et sa bouche qu'on évite les abcès et les maux de gorge. — Il convient donc de se brosser les dents le soir avant de se coucher et le matin. Il faut de plus se rincer la bouche après chaque repas avec un verre d'eau dans laquelle on versera quelques gouttes d'eau dentifrice (voir ce mot). On ne saurait inculquer de trop bonne heure ces préceptes aux enfants; c'est pour les avoir négligés à cet âge que bien des adultes souffrent des dents.

Bouche (Soins de la) pour les fumeurs :

Chlorure de chaux sec.....................	12 gr.
Faites dissoudre dans eau distillée.......	60 gr,
Filtrez et ajoutez	
Alcool à 56°.............................	60 —
Huile de girofle.........................	1 décig.

Une demi-cuillerée à café dans un verre d'eau pour se rincer la bouche enlève l'odeur du tabac.

Gargarisme pour terminer la toilette de la bouche.

Alcool rectifié...........................	100 gr.
Essence de menthe.........................	1 —
Essence de rose...........................	8 gouttes.
Cochenille................................	5 décig.
Sel de tartre.............................	5 —

Laissez macérer quarante-huit heures et filtrez; quelques gouttes dans un peu d'eau.

Bouillon dépuratif. — 500 grammes de veau, 25 grammes de salsepareille, 50 grammes de racines de chicorée, 50 grammes de bromure, 25 grammes de ligno santo; coupez en dé, faites bouillir pendant quatre heures dans 2 litres et demi d'eau; passez à la serviette.

Bouillon d'escargots pour les personnes ayant la poitrine faible. — Deux douzaines d'escargots à faire dégorger douze heures dans une terrine; casser les coquilles; se garder de les jeter dans l'eau bouillante, ce qui enlèverait la partie gélatineuse; mettre dans une casserole avec 2 litres d'eau, deux poignées d'amandes douces mondées, deux cœurs de laitue, quatre carottes coupées en rondelles, 60 grammes de gomme dissoute d'abord dans l'eau et deux poignées de dattes, un peu de muscade râpée, faire bouillir, écumer, remettre un litre d'eau et laisser mijoter jusqu'à réduction de moitié.

Bouillon fortifiant. — Hacher 500 grammes de bœuf bien frais, mettre dans 2 litres d'eau huit gouttes d'acide chlorhydrique et 6 grammes de chlorure de sodium. Faire macérer une heure et passer à travers un linge.

L'odeur est peu agréable, mais pris froid ce bouillon est très fortifiant.

Bouillon fortifiant (autre). — Enlever la graisse de 500 gr.

de viande, mettre un abatis de volaille, une poignée d'amandes douces mondées, cerfeuil, carottes, poireaux, sel, 2 litres d'eau, faire bouillir deux heures, passer au tamis.

Bouillon de grenouilles. — Ce bouillon se prend à jeun ; il est désaltérant et soutient l'estomac.

Lorsque les cuisses de grenouille ont été dépouillées et qu'elles ont été une heure dans l'eau, les mettre dans un litre d'eau et faire bouillir ; écumer, ajouter sel, poignée de sucre candi ; d'autre part, faire cuire dans l'eau, carottes, laitues, oignons hachés, et, lorsque ces légumes sont tendres, mélanger avec leur eau au bouillon de grenouilles, laisser bouillir encore une heure le tout ensemble et passer avec un linge.

Bouillon aux herbes. — A prendre après une purgation. Prenez une poignée d'oseille ou de laitue, une de cerfeuil, une de poirée, épluchez, lavez, coupez en petits morceaux, mettez dans une casserole avec un litre d'eau, un peu de sel, un morceau de beurre ; faites bouillir ; lorsque l'eau est réduite d'un tiers, passez ; ce bouillon laxatif se boit chaud.

Bouillon pour malades (autre). — Un excellent bouillon qui se fait en une demi-heure. Mettez dans une casserole, avec un litre d'eau, la moitié d'un poulet, 250 grammes de veau, un peu de poireau, d'oignons hachés ; placez sur le feu, tournez tout le temps, ne laissez pas bouillir.

Bouillon de poulet à la guimauve. — Excellent pour les irritations de poitrine, d'estomac. Couper, après l'avoir vidé, un jeune poulet en quatre, le faire cuire avec 2 litres d'eau, sel ; écumer, ajouter une poignée de racines de guimauve, coupées en petits morceaux, deux poignées de riz ; faire cuire une heure et demie à tout petit feu.

Bouillon de poulet au lichen. — Bon contre les toux rebelles. Couper en quatre, après l'avoir vidé, un jeune poulet, ajouter une livre de veau, sel, 3 litres d'eau froide ; faire bouillir, écumer, retirer sur le côté ; ajouter carotte, navet, céleri, un demi-quart de lichen; faire cuire doucement une heure et demie; passer au tamis, dégraisser.

Bouillon de poulet pour les malades. — Mettre le quart d'un poulet dans un litre d'eau avec un peu de cerfeuil, quelques feuilles de laitue, du sel; faire cuire une heure.

Bouillon de poulet pectoral. — Prenez un poulet, videz, flambez, ôtez la peau, enlevez les pattes, mettez au pot-au-feu avec 3 litres d'eau, 60 grammes d'orge mondé, 60 grammes de riz, 60 grammes de miel de Narbonne; écumez, faites bouillir trois heures.

Bouillon de veau. — Enlever la peau et la graisse d'une livre de rouelle de veau, couper en morceaux, faire bouillir dans un litre et demi d'eau, écumer, mettre sel, cerfeuil, une poignée d'oseille, une laitue, trois carottes; faire bouillir une heure, passer au linge.

Bouillon de mou de veau. — Ayez un mou de veau frais du jour, lavez-le, coupez-le en gros dés et faites-le cuire dans un litre et demi d'eau jusqu'à réduction d'un tiers. Ajoutez quatre figues grasses, six jujubes, six dattes, 15 grammes de raisin sec; faites bouillir encore dix minutes, passez et faites prendre une tasse le matin et une tasse le soir, trois heures après avoir mangé.

Boulettes de viande crue. — Râper un morceau de tranche de bœuf, passer à la passoire, pétrir la pâte avec du sel et un peu de muscade râpée, faire les boulettes de la grosseur d'une petite noisette. On prépare pour les enfants et même les adultes des boulettes de viande crue, pétrie avec du chocolat.

Employées pour les convalescents de graves maladies, pour les malades atteints d'affections chroniques et à qui la nourriture répugne.

La viande crue, pilée, tamisée, mélangée à une tasse de bouillon chaud, mais *non bouillant*, constitue un potage exquis très nourrissant, appelé *potage à la reine* (environ 80 gr. de tranche de bœuf par potage).

Boulimie. — Faim exagérée ; on mange trop et on n'assimile pas en raison de la quantité d'aliments absorbés. La boulimie est généralement nerveuse ; il faut prendre trois gouttes de laudanum avant chaque repas. Lorsque la boulimie provient de la dyspepsie, elle disparaît quand la maladie qui la cause est guérie elle-même.

Bourdonnements d'oreilles. — Très variables, suivant la cause qui les produit. Communs dans la jeunesse, où ils s'accompagnent de douleurs violentes. En général, quelques gouttes de laudanum Sydenham, déposées dans le fond de l'oreille avec un compte-goutte, suffisent à calmer ces bourdonnements douloureux. Lorsqu'ils persistent, c'est toujours l'indice d'une affection de l'oreille moyenne, et dans ce cas il faut s'adresser immédiatement à un spécialiste.

Boutons. — Chacun a son traitement. Le mieux est de laisser le petit monstre en repos, après quelques lotions à l'eau boriquée ou avec de l'eau chaude où l'on a délayé une pincée d'amidon.

Pour éviter les boutons sur le corps des petits enfants, il faut une très grande propreté, des bains fréquents ; après les bains, sécher très soigneusement la peau avec un linge fin et poudrer abondamment avec de la poudre d'amidon, de lycopode, de la farine de riz par parties égales.

Beaucoup de boutons sont produits par des maladies telles que la gale, le pytiriasis, l'acné, etc., et réclament le traitement la maladie causale.

Bromidrose. — Sueur dégageant une odeur infecte ; se tenir excessivement propre, prendre des bains fréquents et poudrer les parties qui dégagent l'odeur avec le mélange suivant :

Poudre de riz..........................	120 gr.
Sous-nitrate de bismuth..............	50 —
Permanganate de potasse.............	20 —
Poudre de talc........................	10 —

Bronchite. — *Bronchite aiguë.* — Souvent précédée d'un rhume de cerveau, s'accompagne de chatouillement derrière le sternum, de toux et d'expectoration, de crachats filants, visqueux, puis opaques, de mal de tête et de fièvre plus ou moins marquée. Elle a deux formes dont le traitement est différent.

Bronchite aiguë légère. — Tous les symptômes précédents sont peu intenses. C'est le rhume de poitrine.

Comme traitement : garder la chambre qui aura une température de 15° minimum, de 20° maximum. Pour toute nourriture du lait chaud sucré, du bouillon de poulet. On fera prendre au malade le premier jour et en une seule fois 30 à 45 grammes de bonne eau-de-vie qu'on versera dans une tasse à café d'infusion de violettes très chaude et sucrée avec du sirop de guimauve. On fera prendre toutes les deux heures une tasse de tisane de fleurs pectorales (10 grammes dans un litre, faire infuser une demi-heure, passer) sucrée avec une ou deux cuillerées à bouche de sirop de fleurs d'oranger.

Bronchite aiguë légère chez les enfants. — Même recommandation pour la chambre. Leur donner fréquemment du lait chaud sucré. Deux ou trois fois par jour on y joindra une cuillerée d'eau de fleurs d'oranger. Tisane de bourrache. S'il y a de l'oppression, administrer un vomitif : deux ou trois cuillerées à café de sirop d'ipécacuana au réveil, le matin, à intervalle d'un quart d'heure.

Bronchite aiguë intense. — Dans cette forme, la toux est beaucoup plus fréquente et par quinte, l'expectoration est abondante, la gêne de la respiration très marquée, la fièvre élevée. Il convient d'appeler un médecin. En attendant, on peut faire un badigeonnage de la poitrine avec de la teinture d'iode et donner au malade des tisanes pectorales chaudes (violette, mauve, bouillon blanc) qu'on sucrera avec du sirop de Tolu.

Voici la manière d'appliquer la teinture d'iode, peu de personnes la connaissent :

Mettre le flacon de teinture d'iode à tremper dans un bol d'eau chaude ; lorsque le verre est échauffé, et par conséquent le liquide chaud, vous en versez abondamment dans une soucoupe passée, elle aussi, à l'eau chaude, et, avec un très large tampon de ouate, vous badigeonnez vivement le dos et la poitrine, sous les bras, le long des côtes ; ce mode va très vite, le malade n'a pas le temps d'être pris par le froid comme avec le lent badigeon au pinceau, et, le liquide étant chaud, aucune sensation désagréable à redouter ; le seul inconvénient est qu'on use beaucoup de teinture d'iode.

Pour les bronchites aiguës, comme pour toutes les affections aiguës en général, c'est-à-dire celles qui débutent par de la fièvre, des frissons, des maux de tête, de la courbature, etc., etc., le plus sage est d'envoyer chercher le médecin immédiatement.

Bronchite capillaire. — Dangereuse à cause des profondeurs où elle arrive ; la toux est fréquente, la respiration est accélérée, l'expectoration de mucosités filantes ou jaunâtres est abondante ; cette bronchite, fréquente chez les enfants et les vieillards, ne doit pas être négligée, on doit faire appeler le médecin de suite.

Bronchite chronique (catarrhe). — Survient quelquefois à la suite d'une bronchite aiguë ; elle provient aussi d'une affection du cœur, d'une affection goutteuse, etc.

On tousse habituellement et les crachats sont muqueux ; on voit quelquefois survenir la tuberculose. Le malade doit porter de la flanelle, avoir recours à des fumigations de benjoin ; prendre un vomitif de temps en temps ; pour dégager les bronches, prendre des eaux minérales sulfureuses, à petites doses, afin de ne pas donner lieu à un crachement de sang. Il suffit de prendre pendant vingt jours tous les matins un verre à madère d'eau d'Eaux-Bonnes ou de Cauterets coupée d'égale quantité de lait bouillant.

Brûlures. — Les brûlures se divisent en six degrés :

1° Rougeur de la peau ;

2° Ampoules ;

3° Destruction superficielle du derme ;

4° Destruction de la peau et du tissu cellulaire sous-cutané ;

5° Destruction des parties molles, tendons et muscles ;

6° Carbonisation de tout le membre.

Premier degré. Aspersion d'eau froide qu'on peut continuer très longtemps, pommes de terre râpées, gelée de groseilles, etc.

Deuxième degré. Piquer les ampoules avec précaution, étaler avec soin les débris de l'épiderme de celles qui sont déchirées, mettre du liniment oléo-calcaire ou de la vaseline boriquée et du coton cardé par-dessus; renouveler le pansement, le troisième jour; si l'inflammation est trop vive, appliquer des cataplasmes de fécule frais ou poudrer de poudre d'amidon.

Préparation du liniment oléo-calcaire. — Mélanger de l'huile d'olive et de l'eau de chaux jusqu'à consistance de pommade.

Troisième degré. Compresses d'eau froide boriquée à maintenir humides en les recouvrant d'un taffetas imperméable; faire prendre des infusions chaudes au malade; pansements indiqués ci-dessus.

Pour les trois derniers degrés, la présence d'un médecin est nécessaire immédiatement.

Lorsque la douleur de la brûlure est très violente, on peut, avant d'appliquer le pansement indiqué ci-dessus, essayer un des moyens suivants pour la calmer :

Laisser s'échapper lentement sur la surface brûlée le contenu d'un siphon d'eau de Seltz. L'effet sédatif que l'on en obtient est dû à la basse température de l'eau et à l'action calmante de l'acide carbonique qu'elle contient. Si l'on interrompt, en effet, l'écoulement du siphon pour le remplacer par un filet d'eau froide, la douleur reparaît, pour disparaître de nouveau sous l'influence de l'eau gazeuse.

Ou encore : appliquer des compresses trempées dans un mélange de 8 parties d'eau de laurier-cerise pour 100 parties d'eau gommée.

Nous indiquerons encore deux pansements des brûlures, non qu'ils soient préférables aux moyens préconisés ci-dessus, mais parce que, par leur simplicité même, ils seront toujours et partout à la portée de tous. Le premier consiste après avoir lavé la brûlure soigneusement avec de l'eau ordinaire à l'enduire d'huile d'olives ou d'amandes; le second, à la recouvrir d'une couche de charbon de bois pulvérisé.

La douleur est extrêmement vive dans ce dernier cas pendant quelques minutes, mais elle disparaît ensuite complètement.

L'application d'une seule couche est suffisante, mais il la faut assez épaisse.

Enfin un dernier procédé tout récent consisterait à baigner le membre atteint de brûlure dans une solution saturée d'acide picrique. Ce procédé est encore à l'étude.

Les brûlures par les acides et les alcalis nécessitent des soins spéciaux, pour neutraliser la substance qui reste sur la peau.

Brûlure par les alcalis. — Laver la plaie à grande eau vinaigrée ou avec de l'eau dans laquelle on a mis de l'acide sulfurique (proportion : 1 cuillerée dans un litre d'eau).

Brûlures par les acides. — Laver à grande eau alcalisée avec de la cendre de bois, puis pansement comme pour les brûlures par le feu.

Brûlures à l'œil. — Indications précieuses recueillies dans des journaux scientifiques :

1° *Brûlures par les acides.* — Laver immédiatement à grande eau. Mettre toutes les cinq minutes des compresses trempées dans de l'eau de Vichy aussi froide que possible.

2° *Brûlures par la potasse.* — Grand lavage à l'eau ordinaire, puis lavage avec la solution suivante :

Eau distillée........................... 100 gr.
Acide phénique......................... 2 —

Laisser une compresse à demeure sur l'œil.

3° *Brûlures par la chaux* (très grave). — Lavages à l'eau sucrée, compresses d'eau sucrée.

4° *Brûlures par métaux en fusion.* — En attendant l'arrivée d'un médecin, appliquer sur l'œil des compresses imbibées avec une solution boriquée, glacée, à 3 grammes p. 100.

C

Calculs. — Concrétions calcaires qui se forment dans différentes parties du corps : dans la vessie, les reins, le foie. (Voir COLIQUES HÉPATIQUES, NÉPHRÉTIQUES, GRAVELLE.)

La tendance à la formation des calculs doit être combattue par l'emploi constant d'eau minérale *ad hoc*, eaux alcalines, et surtout un régime sévère.

Callosités. — Durcissement de la peau qui arrive aux pieds ou aux mains, soit lorsqu'on marche trop, soit à la suite de durs travaux répétés, etc., etc. Mettre un emplâtre de Vigo sur la partie durcie et faire des frictions fréquentes à la vaseline.

Éviter les chaussures étroites.

Calvitie. — Une mauvaise pratique qui amène fréquemment la calvitie est de se laver la tête à l'eau savonneuse ou non.

L'humidité est nuisible aux cheveux, les personnes qui transpirent facilement de la tête deviennent chauves prématurément.

Il faut, pendant les chaleurs, s'éponger à fond le cuir chevelu. Pour les lavages de la tête, prenez de l'eau de son *tiède* dans laquelle vous avez fait dissoudre du borax à la dose de 10 grammes par litre.

On préconise : les lotions à l'eau sédative, les lotions à la pommade camphrée mélangée de rhum, lotions à la teinture d'arnica, frictions avec 4 grammes de teinture de cannelle mélangée de 1 gramme 1/2 de sulfate de quinine; les lotions irritantes ne doivent pas être trop fréquentes.

Camomille. — Cette plante renferme une quarantaine d'espèces parmi lesquelles la camomille romaine ou odorante est surtout digne de fixer notre attention. Elle est assez facile à cultiver et se multiplie par le déchirement des vieux pieds au commencement de l'automne.

C'est lorsque les fleurs sont aux trois quarts épanouies que l'on en fait la récolte; on les dessèche le plus promptement possible en les étendant au soleil sur des toiles et en les retournant plusieurs fois.

On les conserve dans des sacs suspendus dans des chambres bien aérées ou dans des barils garnis de papier. La variété appelée camomille pyrèthre est quelquefois employée comme salivaire et sternutatoire.

Camomille romaine. — Cette plante médicinale, qui croît naturellement dans toute la France, est très employée en médecine : les feuilles en cataplasmes ou leur infusion en fomentations (lotion tiède); les fleurs, surtout les fleurs doubles, en infusions toniques, fébrifuges, antispasmodiques et diaphorétiques.

Une petite pincée de fleurs suffit pour trois ou quatre tasses.

C'est un des médicaments indigènes les plus précieux : jusqu'à l'introduction du quinquina, la camomille fut le fébrifuge par excellence; on l'emploie encore pour fortifier les organes de la digestion et calmer l'excitation nerveuse; elle obtient le plus grand succès contre les langueurs d'estomac, les digestions difficiles, pesanteur au creux de l'estomac, gonflement du ventre par suite des gaz. On prend les infusions plus ou moins concentrées, comme le café, après le repas pour faciliter la digestion; dans les cas de fièvres graves, on les prend en lavement. Pour couper les accès de fièvre, on réduit les fleurs en une fine poudre que l'on avale, enveloppée de miel ou dans de l'eau, en trois ou quatre fois, pendant l'intervalle des accès. Prise de la même façon, cette poudre est excellente pour combattre les névralgies intermittentes.

Cette plante stimulante est employée pour relever les forces digestives, dans la chlorose et dans les fièvres intermittentes, ainsi que pour aider les purgatifs et combattre les coliques.

Tisane : cinq têtes pour une tasse d'eau bouillante.

Poudre : de 2 à 10 grammes contre les névralgies.

Huile : 50 grammes en frictions contre les rhumatismes.

Lavement : 5 grammes pour 500 grammes d'eau bouillante.

Camomille (Manière de faire l'huile de). — Dans un bain-marie, mettez 500 grammes d'huile d'olives et 50 grammes de fleurs de camomille romaine ; faites chauffer pendant deux heures à feu doux, dans un vase couvert que vous agitez de temps en temps. Passez avec expression, filtrez.

Camomille camphrée (Huile de). — Cette huile, employée en frictions calmantes résolutives, contient 12 parties de camphre pour 100 parties d'huile. L'huile de camomille employée en frictions et en fomentations calme les douleurs du ventre et celles des articulations. Après les frictions, on aura soin de couvrir les parties frictionnées de ouate de coton et d'appliquer sur le tout un morceau de taffetas gommé.

Camphre.

Camphrée (Eau-de-vie). Mettre dans une bouteille :

Camphre en petits morceaux	15 gr.
Eau-de-vie ordinaire	500 —

Camphré (Alcool). — Mettre dans une bouteille :

Camphre en petits morceaux	50 gr.
Esprit-de-vin	500 —

Comme on peut le voir, l'alcool camphré est beaucoup plus fort que l'eau-de-vie camphrée.

Camphrée (Huile). — Mélanger ensemble :

Camphre en petits morceaux.........	1 partie.
Huile à manger....................	9 —

Camphrée (Pommade).

Camphre en petits morceaux.........	10 gr.
Vaseline.........................	100 —

Chauffer doucement en remuant sans discontinuer jusqu'à ce que le camphre ait disparu.

Cancer. — Maladie grave, pouvant être constituée par une tumeur, qui se reconnaît fréquemment à la couleur jaune paille de la peau ; l'intervention du médecin est urgente.

Canitie (*Décoloration des cheveux*). — Lotions au tanin, aux solutions de quinquina concentré ; on dit les lotions à l'eau sédative assez efficaces.

Les teintures sont nuisibles à la santé.

Voici toutefois des formules inoffensives :

Faire bouillir 2 grammes de sulfate de fer dans 120 grammes de vin rouge et lotionner la tête avec ce mélange deux fois la semaine, pour donner une teinte noire.

Le brou de noix noircit les cheveux.

Les préparations au brou de noix sont connues depuis la plus haute antiquité ; c'est avec cela, paraît-il, que Médée rajeunit Jason.

Voici la formule d'une pommade noire pour colorer les cheveux à l'aide du démêloir :

Cire blanche.......................	250 gr.
Huile d'olives.....................	600 —

Faire fondre et ajouter :

    Charbon de liège...................... 120 gr.

Carie (voir DENTS). — La carie est une ulcération qui détruit, ronge les os et les dents.

Nous ne nous occuperons pas de la première, mais seulement de la seconde.

Les soins de toilette faits trois fois par jour, le matin, après le déjeuner et après le dîner, sont les meilleurs préservatifs, surtout si l'eau est additionnée d'un peu de phénol. La carie molle occasionne de vives douleurs dentaires, et il arrive même quelquefois que l'os de la gencive soit carié par une mauvaise dent.

Le traitement consiste, dans ce cas, à enlever l'os malade; les caries des os maxillaires guérissent presque toujours d'elles-mêmes lorsque la dent a été enlevée. Pour la carie des dents, on obtient de transformer la carie molle en carie sèche au moyen de pansements et alors on recourt au plombage, à l'aurification, et l'on est guéri pour quelque temps du moins.

Carreau. — Maladie qui affecte généralement les jeunes enfants de tempérament lymphatique ou scrofuleux.

Le ventre se développe énormément, il reste mou, il n'est pas douloureux lorsqu'on le palpe, il est facile à déprimer.

L'appétit de l'enfant est devenu de la voracité; il y a fréquemment de la diarrhée, quelquefois de la constipation.

Le carreau a deux degrés : dans le premier, les glandes sont simplement engorgées comme cela se voit fréquemment aux ganglions du cou, et la maladie est toujours guérissable; dans le second degré, il y a des tubercules, et alors le carreau est presque toujours incurable.

Le mot « carreau » vient de ce que le malade finit par avoir le ventre dur comme une brique. Si la diarrhée existe, il y a utilité à la combattre pour ne pas épuiser la force de l'enfant. Combattre aussi la constipation par des lavements, mais huileux seulement. On peut faire sur le ventre des frictions avec de la pommade d'iodure de potassium ou des badigeons de teinture d'iode. Prendre des eaux thermales bromo-iodurées (Kreuznach).

Cette maladie est heureusement assez rare.

Catalepsie. — Affection nerveuse. Le malade tombe dans un sommeil profond pendant lequel il reste raide, immobile; on peut donner à son corps, à ses membres, les attitudes les plus bizarres, les plus fatigantes, et il les garde.

L'attaque est subite; il faut opérer des frictions, jeter de l'eau froide au visage; révulsifs aux extrémités.

Si la respiration se suspendait, recourir à l'électricité, aux insufflations.

Le médecin est toujours nécessaire en ce cas.

Cataplasmes. — Le plus commun, le plus usité est le cataplasme de farine de lin. Les cataplasmes se préparent à chaud ou à froid; dans le premier cas, on mélange sans laisser bouillir la substance à employer avec de l'eau bouillante et en faisant cuire deux minutes; dans le second cas, en mélangeant simplement avec de l'eau froide.

Un cataplasme fait selon les règles doit garder très longtemps sa chaleur et son humidité; on étend la matière sur une mousseline à claire-voie, dite mousseline à cataplasmes, ou dans un vieux morceau de rideau. La matière employée pour le cataplasme doit être recouverte de mousseline de chaque côté; c'est plus propre et tout aussi actif. Lorsqu'il est appliqué sur la partie malade, on le recouvre d'une épaisse couche de ouate, de taffetas gommé; on le fixe au moyen d'une bande de toile, et il reste ainsi à la température voulue, pendant plusieurs heures.

Il y a certains cataplasmes tout préparés et qu'il suffit de tremper dans l'eau chaude pour les employer; à moins d'un cas pressant, où on n'a pas sous la main ce qu'il faut, je préfère les cataplasmes frais.

Si on veut avoir un cataplasme sinapisé, on saupoudre un cataplasme de farine de lin avec de la farine de moutarde.

Voici la recette du cataplasme calmant :

Capsules de pavots blancs...............	12 gr.
Feuilles de jusquiame...................	25 —
Farine de lin..........................	50 —
Eau....................................	500 —

Ce cataplasme peut être arrosé de laudanum, pour augmenter son effet calmant.

On laudanise également les cataplasmes de farine de lin.

Pour laudaniser un cataplasme, on doit verser le liquide *sur la mousseline*.

Cataplasme à la mie de pain (Recette du). — Emietter de la mie de pain bien finement, la mettre bouillir dans du lait et lorsque la pâte à l'épaisseur voulue la placer dans un vieux linge bien fin ou dans de la mousseline à cataplasmes.

Cataplasme antiseptique. — Quand il existe une plaie ou un abcès en formation, il est préférable de se servir de cataplasme antiseptique. Il se prépare comme le cataplasme de farine de riz, d'amidon ou de fécule, et n'en diffère qu'en ceci, c'est qu'on l'arrose de la liqueur de Labarraque ou d'eau boriquée au moment de l'appliquer.

Cataplasme de farines émollientes. — Mêlez ensemble par parties égales: farine de lin, de seigle et d'orge.

Opérez comme ci-dessus.

Cataplasme de farine de lin. — Ayez de la farine de lin aussi fraîche que possible, délayez-la dans de l'eau en quantité suffisante pour produire une pâte très claire; faites cuire en remuant avec une spatule de bois, jusqu'à consistance convenable.

Cataplasme de farine de riz, de farine d'amidon, de fécule de pommes de terre. — Délayez soigneusement à *froid* la quantité nécessaire, jetez dans l'eau, faites chauffer, sans bouillir, jusqu'à consistance gélatineuse, laissez refroidir et appliquez en tranches entre deux morceaux de mousseline boriquée.

Cataplasmes de fécule. — Les cataplasmes de farine de lin offrent l'inconvénient de déterminer des éruptions lorsque la farine n'est pas très fraîche ; nous lui préférons le cataplasme de fécule. Délayez 50 grammes de fécule de pommes de terre dans 100 grammes d'eau ; faites bouillir 400 grammes d'eau ; lorsqu'elle bout, jetez-y brusquement le mélange ; faites jeter un ou deux bouillons ; retirez du feu.

Cataplasme rubéfiant sinapisé. — Délayez 200 grammes de farine de moutarde dans de l'eau de manière à obtenir une masse de consistance de cataplasme. « Cette préparation, dit le Codex, doit être faite avec de l'eau froide ou à peine tiède, contrairement à l'usage habituel, qui consiste à se servir d'eau chaude et de vinaigre comme excipients ; l'eau trop chaude et les acides ont la propriété de s'opposer à la formation de l'huile essentielle, qui constitue le principe âcre et rubéfiant de la moutarde. »

Catarrhe. — Se dit vulgairement de la bronchite chronique. Prendre des boissons résineuses, des eaux sulfureuses, fumigations au goudron ou à l'eau créosotée ; si on peut, aller aux eaux minérales pendant l'été, et l'hiver dans les stations méridionales.

Cauchemars. — Songes particulièrement désagréables tenant du délire et qui laissent subsister après le réveil une lassitude, un sentiment pénible. En dormant, le malade éprouve de l'oppression, de la frayeur, il en résulte un sursaut.

Il faut soigner immédiatement les jeunes enfants sujets aux

cauchemars, car ils pourraient devenir épileptiques par suite des frayeurs éprouvées. Il faut bien se garder d'épouvanter les enfants en les menaçant du diable ou du cabinet noir; on s'exposerait à leur donner des troubles nerveux graves, voire même des attaques d'épilepsie.

Les cauchemars se produisent souvent à la suite d'émotions, de chagrins, ils peuvent dépendre du système nerveux; le plus souvent, ils proviennent d'une mauvaise digestion.

Prendre avant de se coucher un verre d'eau sucrée, avec une petite pincée de camphre; coucher sur un lit en pente; ne pas se coucher trop tôt après le repas; si les cauchemars persistent, faire un premier somme dans un fauteuil à dos renversé, les pieds sur un tabouret.

Certaines personnes ne peuvent se coucher sur le côté gauche sans avoir des songes pénibles.

Céphalalgie. — Douleurs de tête très violentes qu'on confond souvent avec la migraine. Elle peut dépendre de différentes causes, de différentes maladies; mais, à part la cause, repos absolu, assis dans l'obscurité; infusion de tilleul, de camomille.

Les applications d'eau sédative sur la tête ne conviennent pas à tous les tempéraments. Quelquefois la cause de la céphalalgie est rhumatismale; on applique des linges chauds, ou on met de la ouate recouverte d'un bonnet de toile cirée qui provoque un bain de vapeur artificielle; on peut essayer des cataplasmes de farine d'amandes amères, avec un petit vésicatoire à la nuque. Il est des céphalalgies d'origine congestive; 25 à 30 gouttes de teinture d'eucalyptus dans un demi-verre d'eau sucrée à prendre en six fois dans la journée donnent souvent un bon résultat. Enfin, on peut essayer de prendre un cachet d'antipyrine de 1 gramme au commencement d'un des deux repas principaux.

La céphalalgie provient quelquefois du mauvais état de la dentition, qui est à vérifier.

Les négresses se servent dans les contrées tropicales qu'elles habitent et où, grâce au soleil ardent, elles ont souvent de terribles maux de tête, du remède suivant :

Coupez un citron en deux, placez les moitiés sur les tempes et enveloppez le tout avec un foulard en ayant soin de bien le serrer.

Cérat. — On appelle ainsi des médicaments externes ayant pour base un mélange de cire et d'huile. Les cérats peuvent servir d'excipient à des matières médicamenteuses très diverses.

Ils sont peu employés aujourd'hui, on les remplace par la vaseline. En voici cependant la recette simple :

Ajoutez à 30 grammes d'huile d'amandes douces, 8 grammes de cire vierge. Faites chauffer ce mélange dans un vase allant au feu. Lorsque la cire est fondue, retirez, versez un peu d'eau de rose et remuez jusqu'à complet refroidissement.

On doit toujours employer le cérat à l'état frais : autrement il se produit des effets opposés à ceux que l'on attend.

Cerfeuil (Propriétés médicinales du). — Le cerfeuil, cette herbe comestible, fait des cataplasmes calmants, révulsifs pour les engorgements ganglionneux, les contusions. L'eau de cerfeuil est bonne pour les yeux fatigués.

Champignons (Empoisonnements par les). — Autant que possible, même si on connaît très bien les champignons, il est préférable de ne manger que ceux achetés aux Halles, qui poussent dans les carrières et dont l'innocuité est certaine.

Beaucoup de champignons sont vénéneux : voici la liste des principaux :

La fausse oronge, l'agaric bulbeux, l'agaric printanier, l'oronge ciguë verte, l'oronge croix de Malte, l'agaric meurtrier, l'agaric âcre, l'agaric caustique, l'agaric styphique, l'œil de corneille, la tête de Méduse, le grand moutardier, etc., etc.

Les champignons poussés à l'ombre dans les bois où le soleil ne pénètre pas sont mauvais; lorsque vous voyez un champignon mordu et laissé par un insecte, ne le prenez pas; les champignons qui croissent vite et qui pourrissent de même sont à éviter.

Administrer en cas d'empoisonnement un vomitif à forte dose, suivi d'un purgatif donné toutes les vingt-cinq minutes (huile de ricin). Ne pas faire prendre d'eau vinaigrée ni de boisson avant l'expulsion. Infusions de café très fortes, potions éthérées avec de l'eau de fleurs d'oranger; si l'expulsion n'a pas lieu, lait en abondance, lavements purgatifs. Frictions aromatiques.

Chassie (*Yeux chassieux*). — Humeur jaunâtre que sécrètent les glandes de la paupière. Beaucoup d'enfants ont ainsi les yeux au réveil.

Lotion des paupières, matin et soir avec de l'eau très chaude, mélangée d'un peu d'alcool, avec de l'eau de roses ou de l'eau boriquée.

Cheveux (Hygiène des). (Voir Alopécie.) — Rien ne favorise la chute des cheveux comme le travail cérébral, les soucis, les chagrins.

Plus les cheveux sont à l'air, mieux ils se portent. Les hommes doivent porter les cheveux courts, ils se conservent beaucoup mieux.

Je conseille aux dames de se décoiffer complètement avant de se coucher, de se démêler et de laisser les cheveux flottants ou nattés.

Il faut de temps en temps se brosser les cheveux avec une brosse dure, cependant les brosses métalliques doivent être évitées.

Peignez-vous avec un peigne fin une fois par semaine.

Les lavages de la tête sont excellents; ils peuvent être renouvelés toutes les semaines et suppriment ainsi toutes les poussières qui peuvent endommager les cheveux. — Employez de l'eau de son dans laquelle vous délayez un jaune d'œuf, ou une infusion de bois de Panama. Celle-ci est excellente en cas de pellicules.

N'usez pas d'alcool pur, cela rend les cheveux secs et les fait tomber.

Pour les cheveux qui tombent, employez les préparations à l'huile de ricin, au goudron, à la quinine, au soufre, plus ou moins fortement dosées.

Les cheveux ne doivent pas être secs; s'ils le sont, confectionnez une brillantine composée de vieux rhum, dans laquelle vous faites dissoudre un dixième de glycérine très pure et que vous aromatisez selon votre goût.

Un remède héroïque, qui, paraît-il, réussit toujours, est l'injection sous-cutanée de pilocarpine.

Tous les trois mois il est bon de rafraîchir ses cheveux en les raccourcissant de deux ou trois centimètres.

S'il arrive des croûtes sur le cuir chevelu, employez des frictions; si elles persistent, consultez un médecin.

Si les cheveux sont trop gras, lavez-les au carbonate de soude. Voici une recette qui fait pousser les cheveux; elle réussit souvent.

Huile d'amandes douces...............	100 gr.
Alcool	25 —
Teinture de cantharides..............	2 —
Essence de bergamote.................	15 gouttes.

Agiter la bouteille avant de s'en servir.

Il ne faut pas l'employer d'une façon constante; il est bon de laisser un intervalle de repos assez long après une série de frictions.

Cheveux blonds. — Pour conserver les cheveux blonds ou pour les faire devenir de cette teinte, il suffit d'user de la lotion suivante :

Faites bouillir de menues branches de sapin et ajoutez un verre d'alcool par litre de cette décoction ; faire des lavages fréquents.

Chlorose. — Cette maladie est appelée vulgairement « pâles couleurs » ; la peau a une coloration verdâtre. On observe la blancheur de la conjonctivite, des joues ; des palpitations, des troubles gastriques, des appétits dépravés, de la tristesse ; c'est l'anémie de croissance des jeunes filles.

Le régime approprié parvient toujours à vaincre cette maladie qui inquiète les mères. Faire des exercices en plein air, surtout à la campagne, alimentation tonique, bons vins, frictions sèches, hydrothérapie, bains de mer ou de rivière de très courte durée, amers, fer, pilules de Vallet, dragées de la Reine ou toute autre préparation ferrugineuse, huile de foie de morue chez les sujets lymphatiques, emploi de certaines eaux ferrugineuses, sulfureuses, ou chlorurées sodiques. Barège, Cauterets, Salies, Bourbonne-les-Bains, etc.

Se méfier des rechutes, si l'on cesse l'usage du fer. Alterner les préparations ferrugineuses (pilules ou sirops) avec une eau minérale ferrugineuse. — Eau de Bracourt, par exemple, très digestive et très riche en principes ferrugineux. Comme alimentation, viandes noires rôties, saignantes, œufs, poissons, et comme tonique et reconstituant, prendre après le repas un demi-verre à bordeaux de vin de Saint-Raphaël, muscat ou lunel, additionné d'une cuillerée à soupe de la solution de quinquina du Dr Watelet.

Chlorose (Contre la). — Le fer, associé à l'iode, donne dans les cas rebelles d'excellents résultats.

On emploie les pilules de proto-iodure de fer.

Si la chlorose se complique de diarrhée, il faut d'abord administrer le sous-nitrate de bismuth, le phosphate de chaux, à la dose de 25 à 50 centigrammes, puis mélanger ces doses avec de petites quantités de limaille de fer et élever successivement la quantité de fer jusqu'à ce que le malade soit parvenu à en supporter 1 et 2 grammes par jour.

Choléra. — Ce fléau qui nous vient de l'Inde, du Gange, dit-on, infecté par les cadavres que l'on y jette, fit sa première apparition à Paris en 1832. Cette maladie a une marche rapide, elle descend ou remonte le cours de l'eau et suit aussi par contagion les grandes voies internationales de communication.

Le choléra est épidémique et contagieux. Le mot « choléra » vient du mot grec χολή, qui signifie « bile ».

En effet, cette maladie est caractérisée par des déjections et des vomissements de bile. On ajoute souvent à ce mot celui de « Morbus », mot latin qui veut dire « maladie ».

L'incubation du choléra est de trente-six à soixante heures; puis la diarrhée se montre et dure trois à quatre jours; il y a des vomissements. L'appétit est perdu, on éprouve des maux de tête, une soif ardente, des crampes dans les membres. Les selles sont aqueuses, fréquentes, souvent « riziformes », c'est-à-dire qu'il y nage des flocons jaunâtres semblables à des grains de riz.

Les orbites sont entourées d'un cercle violacé, la peau est livide, le corps se dessèche.

Les vomissements sont d'abord bilieux, puis blanchâtres.

Il faut, dès le début, essayer d'arrêter la diarrhée. Du reste, en été et en temps épidémique, toutes les diarrhées sont à surveiller. Appeler un médecin et, avant son arrivée, donner au malade vingt gouttes d'élixir parégorique dans une cuillerée d'eau sucrée.

Employer de l'eau de riz gommée mélangée avec du sirop de coings; diète, thé léger, tilleul, camomille, au choix; quelquefois il est utile d'employer de l'ipécacuana et l'eau de Sedlitz.

Contre les crampes, frictions avec de la flanelle chaude, lotions du corps avec de l'eau chaude mélangée d'alcool ou de vinaigre.

Contre le refroidissement, employer des briques brûlantes, des couvertures chaudes; prendre des boissons stimulantes, de la chartreuse, de la menthe, du vin chaud sucré.

Ne pas cesser les soins avant que la chaleur ne soit revenue. J'ai vu un accès de choléra, déjà très accusé, céder à l'ingestion d'un grog brûlant très monté en alcool.

Si les vomissements sont très abondants, prendre de la glace, des boissons glacées, de l'eau de Seltz, quelquefois un quart de lavement avec du laudanum.

Si le malade ne succombe pas pendant la période de refroidissement, il peut mourir dans le mouvement qui s'établit en sens contraire, c'est-à-dire pendant la période de réaction; la fièvre s'allume, le teint s'anime, les vomissements et la diarrhée diminuent, mais si cette réaction est trop violente, elle peut causer la mort.

Choléra (Précautions à prendre en temps de). — Faire évaporer dans les chambres du vinaigre camphré; manger une nourriture normale.

Faire sa toilette avec de l'eau où on ajoute une cuillerée à bouche de phénol; aérer largement; éviter les changements brusques de température; ne pas faire d'excès de table; ne pas se fatiguer outre mesure; s'abstenir de boissons glacées, ne boire que de l'eau bouillie, se laver fréquemment la bouche.

Choléra infantile. (Entérite cholériforme.) — Maladie de la première enfance, fréquente au moment du sevrage, surtout si celui-ci a lieu l'été et prématurément. Il sévit surtout pendant les mois d'août et de septembre. Maladie fort grave caractérisée par de la diarrhée fréquente, des vomissements incoercibles, pâleur de la face, sueurs profuses que rien n'arrête.

Absence d'urine, refroidissement des extrémités. Mort dans l'immense majorité des cas.

Donner à l'enfant des lavements à l'amidon, au pavot.

Contre les vomissements et la diarrhée, faire prendre de suite à l'enfant une cuillerée à café d'heure en heure de la solution suivante :

    Eau distillée....................... 100 gr.
    Acide lactique......................   1 gr.

Faire appeler le médecin.

Cholérine. — Forme très mitigée du choléra. Diète, thé au rhum, et dans la journée 4 grammes de salicylate de bismuth.

Chorée (vulgairement **Danse de Saint-Guy**). — Névrose spéciale aux enfants, qui consiste en mouvements désordonnés, grimaces, contorsions ; ce sont surtout les petites filles qui en sont atteintes. Une frayeur soudaine, une émotion vive, peuvent fort bien provoquer la chorée. Dans les cas graves, placer l'enfant de façon qu'il ne puisse se blesser. Gymnastique, hydrothérapie, séjour à la campagne. Je préfère les bains sulfureux tièdes aux bains froids ; ces bains doivent être fréquents. On emploie le bromure avec succès ; lorsque la maladie diminue, il faut amoindrir les doses, mais les continuer faiblement, longtemps après la guérison afin de prévenir un retour offensif.

Il n'est pas rare de voir les enfants avoir une diminution de mémoire, des troubles paralytiques, des hallucinations.

Le mot « danse de Saint-Guy » vient de la statue de saint Guy ou saint With qui, dit-on, guérissait ces secousses nerveuses. La cause la plus générale est le rhumatisme.

L'antipyrine à hautes doses est un des meilleurs traitements.

Cirrhose. — Maladie du foie. Une cause fréquente de cette maladie est l'abus des alcools. Le régime lacté, les purgatifs, les diurétiques, la digitale, etc.

Voir un médecin.

Clignotements. — Tremblement convulsif des paupières. On traite cette affection commune aux jeunes enfants par une gymnastique de l'œil consistant à regarder fixement un objet pendant longtemps et par une médication bromurée.

Clignotements des yeux chez les myopes. — Laver fréquemment les paupières avec de l'eau chaude où vous mettez une pincée de sel gris et une cuillerée d'eau-de-vie.

Climats. — *Hygiène.* — Sous le rapport de l'hygiène, on classe les climats en chauds, froids et tempérés. Ces derniers sont les plus favorables à la santé de l'homme et au développement de ses facultés.

Hygiène des climats froids. — Ces climats sont compris dans la zone qui s'étend du 58e degré au pôle. On y végète plutôt qu'on y vit, et si l'existence est possible pour les populations qui y sont accoutumées, les individus venant des climats chauds ou tempérés ne peuvent supporter ces basses températures que par un luxe de précautions : vêtements de flanelle et de fourrures, exercices violents et quotidiens, pas de station immobile hors des habitations, alimentation riche en graisses, boissons chaudes excitantes et alcooliques : thé, eau-de-vie, rhum.

Hygiène des climats chauds. — On entend par climats chauds ceux qui sont compris entre le 25e degré et l'équateur. La température moyenne y est de 27°, le maximum est par conséquent bien plus élevé. L'acclimatement dans ces zones est plus facile que dans les pays polaires. La nourriture doit être peu abondante, peu de viande ; les boissons spiritueuses doivent être proscrites à quelques exceptions près, de même les boissons glacées. L'eau doit être filtrée. Les vêtements seront légers, mais en flanelle ou en laine très légère pour éviter les refroidissements du soir.

On donne quelquefois le nom de *climats torrides* à cette zone de *climats chauds* qui comprend l'Afrique tropicale, Siam et les Indes, Sumatra, le Mexique, la Guadeloupe, la Martinique, pour réserver le nom de *climats chauds* proprement dits à l'Algérie, la Tunisie, l'Egypte, la Grèce, l'Italie et le sud-est de la France. Nous mentionnons ces derniers parce qu'ils sont très connus comme stations hivernales, soit pour ceux qui, fuyant la rigueur de nos contrées, vont y chercher une douce température et un soleil agréable, soit pour les malades, surtout les délicats de la poitrine, qui peuvent sans craindre de brusque changement de température se promener à l'air la plus grande partie de la journée et fuir ainsi l'atmosphère toujours vite infectée de leurs chambres.

Hygiène des climats tempérés. — Les climats tempérés sont nos climats; ils sont compris entre le 28ᵉ et le 55ᵉ degré. L'hygiène qui leur convient est celle qui est décrite dans tout ce livre.

On a divisé aussi chacune de ces zones en climats maritimes et climats continentaux. Les premiers sont plus chauds pour une même latitude que les seconds. Cela tient aux courants maritimes venant du voisinage de l'équateur et réchauffant constamment les rivages et l'air.

Les climats continentaux de nos régions sont un peu plus froids, mais plus secs. On les divise en climats de plaine (Pise, Amélie-les-Bains, Pau) et climats de montagne. Les premiers sont fortifiants, conviennent à des malades très affaiblis, à des convalescents très débiles. Les climats de montagne sont toniques, excitants, conviennent à des malades plus résistants. De plus, ces derniers sont recommandés dans les affections de la poitrine à cause de la pureté de l'air qui ne contient plus aucun germe nuisible dans les hautes altitudes et à cause aussi de la raréfaction de l'air au même niveau, raréfaction nécessitant des respirations profondes et fortifiant ainsi la poitrine.

Coaltar. — On appelle ainsi une poudre composée de 100 grammes de plâtre et de 3 grammes de goudron de houille. C'est un agent précieux pour la désinfection des plaies et des suppurations fétides. On emploie de préférence la solution de coaltar saponiné au trentième.

Cœur (Battements de). Palpitations. — Application dans la région du cœur d'une compresse imbibée d'eau de mélisse et d'eau de Cologne mélangées par parties égales; s'abstenir de café, de thé, de tabac, de tout excitant. Relèvent souvent de l'anémie. Il faut alors soigner cette maladie. Presque toujours les palpitations de cœur sont l'indice que le cœur n'est pas malade. Cela est vrai 95 fois sur 100, comme l'a prouvé le professeur Potain.

Cœur (Maladies du). — Nous ne nous occuperons pas des maladies du cœur, telles que la péricardite, l'hypertrophie, l'endocardite, qui demandent un examen consciencieux du médecin.

Coings. — Les gelées, sirops et décoctions de coings sont des remèdes excellents dans les maladies des organes digestifs, telles que la dysenterie chronique, la diarrhée, l'hémoptysie, les vomissements.

Mangés crus, les coings sont astringents, stomachiques et nourrissants. De leurs pépins on fait un remède qui réussit souvent contre les hémorroïdes. Il suffit de les faire bouillir dans du lait en ayant soin de les dépouiller de leur pulpe; remplir de cette bouillie de petits sacs de toile, que l'on applique de demi-heure en demi-heure sur la partie malade.

Les habitants des campagnes se servent des feuilles du cognassier pour activer le desséchement des vieux ulcères.

Coings (Décoction de). — Râpez par morceaux plusieurs coings desquels vous couperez aussi les pépins en deux, laissez macérer dans une quantité suffisante d'eau. Excellent remède contre les vomissements de sang et les diarrhées chroniques.

Coings (Sirop de) : Râpez une quantité suffisante de coings ; passez cette râpure dans un linge ; ajoutez-y une partie égale de sucre blanc et faites cuire ce mélange jusqu'à consistance de sirop.

Cold-cream. — Faites dissoudre au bain-marie dans un récipient de porcelaine pas trop plat :

Cire blanche..........................	20 gr.
Huile d'amandes douces...............	125 —
Spermacète...........................	10 —

Lorsque le tout est fondu, retirez du feu et ajoutez peu à peu 80 grammes d'eau de roses en remuant et battant sans discontinuer. Quand le mélange est encore un peu tiède, ajoutez 10 gouttes d'essence de roses et mettez en pots avec feuilles de papier d'étain et une feuille de papier fort.

Cold-cream américain :

Huile d'amandes douces...............	64 gr.
Blanc de baleine.....................	8 —
Cire blanche.........................	4 —
Eau de roses.........................	24 —
Eau de fleurs d'orangers.............	8 —
Glycérine............................	8 —
Borate de soude......................	1 —

Coliques. — Ce sont des douleurs violentes ressenties dans le ventre et provenant presque toujours de contractions, de tensions de l'intestin.

Les coliques d'estomac proviennent de la gastralgie : il faut donc suivre le traitement de cette maladie.

Coliques hépatiques. — Se reconnaissent à ce qu'elles s'accompagnent souvent de jaunisse. Traitement des maladies de foie.

Coliques néphrétiques. — S'accompagnent de la présence de sable dans les urines, réclament le traitement de la gravelle.

Coliques menstruelles. — Précèdent ou accompagnent certaines indispositions féminines.

Colique de Madrid. — Est provoquée par l'abus des fruits crus, ou la grande quantité de boissons glacées, ou par la mauvaise qualité de l'eau. Purgatifs et laudanum.

Colique de miserere. — Est une occlusion intestinale qui provient de l'accumulation de matières fécales dans l'intestin ou d'un étranglement, ou d'une torsion de l'intestin nommé *côlon*. C'est ce qu'on appelle vulgairement avoir les boyaux noués. Ce cas est toujours très grave. Il y a ballonnement du ventre, hoquets, vomissements bilieux, angoisses; le visage s'altère, le pouls diminue sensiblement; il faut donc appeler le médecin de suite et en attendant faire prendre au malade un violent purgatif, des lavements à l'eau de Seltz et le placer dans un bain tiède.

Coliques nerveuses résultant du froid, de la constipation. — Faire des frictions sur le ventre avec de l'huile de camomille camphrée, du laudanum, du baume tranquille; mettre des cataplasmes chauds, laudaniser des serviettes chaudes; cinq gouttes de laudanum dans un verre d'eau sucrée bu très lentement. S'il y avait constipation, faire évacuer, puis prendre du laudanum dans de l'eau sucrée.

Coliques des peintres. — Coliques de plomb qui sont causées par l'empoisonnement; sont évitées en ayant soin de se brosser les dents soigneusement deux fois par jour, en évitant toute constipation, en faisant un usage modéré d'alcool, de vin.

Coliques venteuses. — Causées par les gaz renfermés en trop grande quantité dans l'intestin; même traitement que pour les coliques nerveuses; prendre en plus une infusion d'anis ou de menthe.

Collyre. — On appelle collyres des médicaments secs ou

liquides destinés à agir directement sur les yeux ou sur les paupières.

Les collyres secs sont composés de poudres très fines que l'on insuffle dans l'œil à l'aide d'un tuyau de plume ; les collyres liquides se composent d'eau distillée, de décoctions ou d'infusions de plantes, auxquelles on peut ajouter des sels ou d'autres substances, suivant les besoins : on les applique à l'aide de compresses sur les paupières.

Nous n'avons pas à décrire les collyres qui sont ordonnés par des oculistes. Nous n'en mentionnerons que deux dont on peut faire usage sans aucun risque :

Le *collyre simple*, qui est un sédatif, est de l'eau de roses distillée.

Le *collyre opiacé* calme les ophtalmies douloureuses ; s'obtient en faisant dissoudre 2 décigrammes d'extrait d'opium dans 100 grammes d'eau de roses ; filtrez.

Colonne vertébrale (Déviation de la). — Recourir au chirurgien. Chez les enfants, on recommande l'exercice des jeux de corde *à l'envers*, pour remédier aux tendances de déviation de la colonne vertébrale.

Commotion. — Provient d'un coup violent sur la tête ou d'un contre-coup à la suite d'une chute. On éprouve de l'éblouissement, du vertige, des tintements d'oreilles ; quelquefois, sans articuler un son, sans jeter un cri, le malade tombe évanoui, inerte presque sans respiration. Presque toujours il revient à la santé, mais il se produit quelquefois des troubles dans le cerveau. On a vu dans certains cas la mort se produire en peu d'instants. Déshabiller complètement le malade, lui faire respirer des sels, poser des sinapismes, administrer des lavements excitants.

Compère-loriot. — Tout le monde connaît le petit bobo

qu'on appelle assez vulgairement *compère-loriot* : c'est un petit bouton qui se développe sur le bord de la paupière.

Bassiner fréquemment avec de l'eau de guimauve ; mettre, le soir, en se couchant, un petit cataplasme de farine de riz ou de mie de pain et de lait ; suivre un régime doux ; prendre un léger purgatif.

Congestion. — Les plus fréquentes sont celles du poumon et du cerveau. La congestion pulmonaire se produit souvent à la suite du froid : le malade éprouve de l'oppression, des points douloureux ; il a de la fièvre et ses crachats sont couleur rouille. Faire prendre du sulfate de quinine pour couper la fièvre, un purgatif, vésicatoires ou ventouses (je préfère les ventouses), de l'alcool ; repos ; éviter les imprudences, les changements brusques de température.

La congestion cérébrale est produite indifféremment par le trop grand froid ou la trop grande chaleur, par une forte colère, une vive émotion.

Déshabiller le malade, le coucher, la tête haute, dans un lieu frais et aéré, le mettre à la diète ; purgatif quand il sera revenu à lui, sinapismes aux jambes.

Conjonctivite pustuleuse. — Il se produit du larmoiement et une petite vésicule qui fait éprouver une vive cuisson ; il part de cette vésicule des fibrilles rouges qui augmentent si on n'agit pas promptement ; il faut se bassiner les yeux avec un collyre au nitrate d'argent ou au sulfate de zinc, ou à l'acide borique de préférence.

Conjonctivite simple. — Ce qu'on appelle ordinairement un coup d'air.

Si elle est toute récente, des lotions très chaudes à l'eau boriquée en viennent à bout ; si on attend plusieurs jours, il faut quelquefois se purger, faire de fréquents bassinages à l'eau de guimauve; quelquefois, quand l'inflammation est très vive, il est nécessaire de mettre des sangsues à la tempe et de rester dans l'obscurité.

Conjonctivite scrofuleuse. — Affection fréquente chez les enfants scrofuleux; purgations légères fréquentes, mettre tous les jours dans l'œil deux gouttes d'un collyre antiscrofuleux; à l'intérieur, huile de foie de morue.

Conjonctivites (Pour éviter les). — Lorsqu'on est sujet aux conjonctivites, il faut se laver les yeux à l'eau très chaude tous les jours. On dit qu'il est bon de porter des chaussettes ou des bas de laine en toute saison; les pieds sont toujours chauds et les yeux s'en trouvent bien — (sous toutes réserves).

Consommé. — Le consommé est un bouillon très concentré. Il se donne à des malades très faibles ou très âgés, par cuillerées à bouche de dix minutes en dix minutes.

La meilleure manière de le faire est de laisser bouillir un bouillon jusqu'à réduction de moitié.

Consommé au vin blanc. — Très fortifiant.

Bœuf..............................	1 kilo.
Jarret de veau.	1/2 —
Abatis de volaille.................	1 —

Faire bouillir à petit feu, écumer fréquemment, ajouter deux verres de vin blanc, laisser mijoter trois heures. Passer à la serviette, clarifier au blanc d'œuf et coquiller. Dégraisser lorsqu'il est froid et passer de nouveau.

Consomption. — État d'affaiblissement, de débilité de tout l'organisme et cela, sans maladie déterminée; suit souvent les convalescences; le traitement le meilleur est le changement d'air et les toniques.

Constipation. — Indisposition bien fréquente et bien gênante qui consiste en une grande difficulté d'aller à la garde-robe; cette indisposition réagit d'une façon fâcheuse sur la santé, elle donne des maux de tête, des maux de ventre, de la mélancolie, des hémorroïdes, des affections du foie, des intestins, et elle échauffe le teint. Elle provient souvent d'une nourriture trop échauffante ou d'un emploi trop sédentaire; presque tous les bureaucrates en sont atteints.

Rien de plus mauvais que de se servir des lavements quotidiens qui amollissent les tissus, et, l'intestin en prenant l'habitude, on ne peut plus aller à la selle sans y avoir recours; il en est de même des purgatifs journaliers qui donnent de l'inflammation d'intestin.

Il faut avoir soin de se présenter chaque jour à la même heure à la garde-robe, de faire chaque jour des exercices physiques. La marche est excellente; chacun peut en faire au moins une heure par jour. Tout autre exercice physique aboutira au même résultat, s'il est suffisamment prolongé.

Comme régime, s'abstenir de mets trop épicés, de sauces savantes, de chocolat; peu de lait, peu de viande. Prendre des légumes verts, salades, fruits crus ou cuits (pruneaux, cerises, raisin), café au lait, miel.

Si la constipation résiste à un régime suivi, essayer de prendre un grand verre d'eau froide le matin, à jeun; ou une cuillerée à café de magnésie anglaise, le soir, en se couchant; ou une pilule de podophyllin de 2 centigrammes; ou une pilule d'aloès de 8 centigrammes; une cuillerée à café chaque jour d'huile d'olive ou d'huile de ricin, le matin; la manne en larmes, 4 à 8 grammes dans une tasse de lait, ou encore une des pilules suivantes :

Aloès.............................. 0,03 centigr.
Rhubarbe.......................... 0,10   —
Essence d'anis.................... q.s.

Constipation des enfants. — Il importe de veiller à cela chez les enfants surtout, car la constipation peut provoquer des convulsions, des diarrhées ensuite. Il faut bien faire attention au choix des laxatifs, tenir compte des répugnances, de la constitution, du régime. Si l'enfant tette, il faut d'abord astreindre la nourrice à un régime rafraîchissant, diminuer le vin qu'elle boit, la mettre presque entièrement à la bière, à l'eau d'orge, faire prendre à l'enfant des bains fréquents, des lavements simples d'eau tiède.

Dans le cas de constipation trop opiniâtre, battez un jaune d'œuf dans une cuillerée à café d'huile d'amandes douces et faites prendre en lavement.

Pour les très jeunes enfants, voici un vrai remède de bonne femme, employé même par les médecins. Il consiste à introduire dans l'anus de l'enfant un petit coin de savon de Marseille ou un suppositoire au beurre de cacao.

Pour les enfants sevrés, on peut faire bouillir 4 grammes de séné dans un quart de litre d'eau et l'employer en lavement; seulement, il arrive souvent d'assez fortes coliques.

On peut aussi mélanger de la magnésie (50 centigrammes à 2 grammes au plus) avec de la poudre de cacao.

Les infusions de mauve musquée sont bonnes aussi.

Enfin, toute constipation rebelle à ces moyens doit être tenue pour suspecte et surveillée.

Contusions. — Sont produites par un coup, par une chute.

Voici la classification des contusions par Dupuytren.

1° Rupture de tout petits vaisseaux et légère ecchymose; l'endroit contusionné est un peu douloureux à la pression, mais cela se dissipe en quelques jours;

2° La rupture de vaisseaux plus gros se produit, l'ecchymose est plus grande, il y a des gonflements, de la douleur, quelquefois arrivent des bosses sanguines, des épanchements sanguins des phlegmons;

3° Il se produit une désorganisation de tissus devant être éliminés, la peau est injectée de sang ; l'endroit atteint devient froid, lourd, insensible, mortifié, très souvent un érisypèle se déclare ;

4° Les parties contusionnées sont comme broyées et forment une sorte de bouillie livide.

Nous ne nous occuperons pas des deux derniers cas qui exigent promptement les secours d'un médecin ; quelquefois il y a gangrène et nécessité d'amputation.

Compresse d'alcool camphré qu'on arrose de temps en temps ; on peut aussi employer l'arnica ; s'il y avait des douleurs, un cataplasme.

On recommande aussi de frotter la partie contusionnée avec du beurre frais, du savon noir et de prendre un bain de pieds.

En tout cas, faire boire un peu d'eau sucrée avec eau de mélisse, vulnéraire ou un peu d'eau-de-vie.

Contusions un peu fortes. — Frotter la partie contusionnée avec du savon noir, beurre frais ; boire de l'eau avec quelques gouttes d'arnica, prendre un bain de pieds avec de la farine de moutarde, et appliquer des compresses d'eau mélangée d'eau blanche sur la partie atteinte.

Convalescence. — Période de faiblesse, d'épuisement qui suit toute longue maladie.

Lorsque le malade entre en convalescence, il est toujours plus ou moins affaibli, selon la gravité de la maladie, sa longueur, la vigueur de son tempérament, le traitement que l'on a employé, les médicaments qu'il a pris ; il y a de l'appauvrissement du sang, une débilité de tous les organes ; le convalescent est apte à contracter de nouvelles maladies plus ou moins graves, et cela très facilement.

Il faut bien faire attention à ne pas s'écarter du régime, à éviter la fatigue, les émotions, car il se produit souvent des rechutes plus graves que la maladie.

Dans les convalescences, il convient de prendre de l'exercice sans aller toutefois jusqu'à la fatigue, faire de l'hydrothérapie à moins de contre-indication; prendre des reconstituants, des toniques; ne pas veiller tard et prolonger le séjour au lit; commencer à faire prendre au convalescent des aliments légers et n'arriver aux aliments solides qu'avec gradation.

L'alimentation doit être très réservée, très délicate, de digestion facile; on commence par des aliments très légers, le lait sous toutes les formes, crème, lait de poule, les œufs, le merlan, la sole, les cervelles, le ris de veau, le blanc de poulet et, progressivement, on arrive à la viande rouge, saignante. Éviter le veau qui est toujours d'une digestion difficile; ne pas négliger les légumes frais, les salades cuites, les purées de pomme de terre, les compotes, les fruits cuits; comme boissons aux repas, l'eau vineuse pour commencer, puis un vin généreux. Il est bon aussi de prendre un peu d'alcool, les grogs légers remplissent toutes les conditions; des frictions au rhum sur la saignée du bras sont très salutaires; lorsque le malade est très affaibli, on peut lui faire prendre du champagne.

L'air environnant doit être d'une température douce, les vêtements chauds et légers. Le convalescent doit prendre un exercice modéré qui ne doit jamais aller jusqu'à la fatigue. Le repos moral a une grande influence. S'il y a constipation, si l'appétit reste languissant, ne revient pas, faire prendre un peu de rhubarbe, non pour purger, mais pour amener une ou deux selles par jour.

S'il y a insomnie, faire prendre au moment du coucher une cuillerée à café de sirop de codéine pour un enfant au-dessous de cinq ans, une cuillerée à entremets de cinq à douze ans, une grande cuillerée après douze ans.

Si les forces sont longues à revenir, si la pâleur persiste, faire prendre des fortifiants.

Convulsions. — Les convulsions des adultes sont produites par les maladies nerveuses, telles que l'éclampsie, la chorée, l'hystérie; ce sont les maladies qu'il faut traiter.

Pendant l'attaque, on mettra le patient hors d'état de se blesser, on enlèvera les vêtements, surtout autour du cou, on maintiendra les mains avec des serviettes autour des poignets, mais sans violence; on mettra de l'eau fraîche sur les tempes, on fera respirer de l'éther.

Convulsions des enfants. — Elles arrivent généralement avant deux ans, rarement après cinq ans, et exceptionnellement après sept ans. Les convulsions chez les enfants nerveux sont déterminées par la moindre des choses : un maillot qui serre trop le petit corps, une frayeur, une colère, un bobo quelconque, tel que piqûre d'épingle, brûlure, échauffement, chaleur trop forte, indigestion, etc.

La rougeole, la scarlatine, les maladies aiguës, pneumonies, pleurésie, les vers intestinaux, produisent très souvent des convulsions chez les enfants. D'une façon générale, lorsque les convulsions se produisent *avec une fièvre vive*, elles n'ont pas de gravité par elles-mêmes : elles sont le reflet de la maladie qui court et cèdent généralement avec l'éclosion de cette maladie.

Les convulsions sans fièvre ont une signification plus grave; elles sont presque toujours le reflet d'une maladie sérieuse du cerveau.

Lorsqu'un enfant qui fait ses dents est agité, maussade, impatient, on peut craindre les convulsions et on fera bien de lui faire prendre un peu de chloral, de bromure, des bains de tilleul, afin de les prévenir; on peut aussi mettre des sinapismes aux jambes et donner un lavement d'eau tiède pour tenir l'intestin libre.

Voici les symptômes des convulsions : le regard est fixe, terrifié, le globe oculaire a des mouvements saccadés, la face grimace, la lèvre supérieure se tire en haut, la tête se renverse en arrière, les doigts sont recourbés vers la paume de la main;

les membres supérieurs se tordent en tous sens ; l'enfant perd quelquefois connaissance, lorsque, après l'attaque, l'assoupissement arrive, c'est un très mauvais symptôme.

Pour les convulsions simples, déshabiller l'enfant, le mettre nu dans un grand lit ; certains médecins préconisent l'exposition à l'air, mais je crains toujours les accidents du côté des bronches et je préfère aérer largement la chambre ; mettre le petit malade dans un bain tiède, faire des frictions sur le corps avec de l'eau de mélisse, de l'eau fraîche sur les tempes, faire respirer de l'acide acétique, jamais d'ammoniaque.

Convulsions (Manches contre les). — Faites de petites manches en flanelle de santé, à la mesure de l'enfant, trempez-les dans de l'eau bouillante, prenez-les encore chaudes et plongez-les de suite dans un liquide composé de :

Un demi-jus de citron.
30 à 50 gouttes de laudanum suivant l'âge de l'enfant.

Pour un enfant d'un mois	30 gouttes.
deux mois	35 —
six mois	40 —
un an	45 —
deux ans	50 —

Ne pas dépasser ce chiffre.

Presser les manches, et ne les mettre à l'enfant que lorsqu'elles sont sèches. N'en pas prolonger l'usage plus de deux jours, suspendre pendant deux jours, et recommencer tous les deux jours jusqu'à ce que les accidents aient complètement disparu.

Potion à l'eau de cerises contre les convulsions infantiles :

Eau de cerises	60 gr.
Eau de fleurs de tilleul	50 —
Poudre de valériane	1 —

Mélangez. A prendre une cuillerée de 2 heures en 2 heures.

Coqueluche. — Cette maladie est éminemment contagieuse; on ne l'a qu'une fois; elle est aussi épidémique.

La maladie suit toujours son cours; on recommandait il y a quelques années de mener les enfants à l'usine à gaz pour couper la coqueluche, mais cette pratique a de graves inconvénients, mieux vaut s'en abstenir.

La coqueluche commence comme une bronchite, il faut donc employer le traitement de la bronchite jusqu'à confirmation de la coqueluche. Les enfants éprouvent alors des accès de toux convulsive, très violents, la face se congestionne, les yeux sont larmoyants.

On a préconisé une foule de remèdes contre la coqueluche, et leur nombre incalculable dit très bien qu'il n'y a pas de vrai remède pour sa guérison.

La belladone, la teinture de Drosera, l'opium, l'antipyrine, etc., etc., toutes les médications n'empêchent pas la maladie de durer de six à huit semaines au minimum.

Pendant toute cette période, surtout en hiver, bien éviter les refroidissements qui causent la bronchite capillaire, qui est bien plus grave que la coqueluche et tue presque toujours.

On a conseillé aussi des fumigations de feuilles sèches de datura prises en plein air. Il survient presque toujours des complications, des vomissements alimentaires; faire manger l'enfant fréquemment et en petite quantité, de préférence de suite après un accès. On a vu des enfants mourir de faim, par suite des vomissements; aussi ne faut-il pas hésiter à leur donner de la nourriture immédiatement après le vomissement; ils en gardent toujours une quantité, si minime soit-elle, qui les soutient et leur permet de résister à une maladie toujours longue. Activer la digestion en leur faisant prendre des amers, tels que vin de gentiane, vin de quinquina avant le repas. Le café pris pur à haute dose plusieurs fois par jour est très bon. On recommande aussi de faire prendre à l'enfant, dès qu'il a

BIBLIOTHÈQUE NATIONALE — IMPRIMÉS

7

mangé, une cuillerée à café d'eau-de-vie dans une cuillerée à café d'eau sucrée.

Le changement d'air ne produit de l'effet qu'au bout de quelques semaines la coqueluche dure généralement très longtemps ; quelquefois au bout de cinq mois l'enfant a encore des quintes.

Coqueluche (Remède contre la). — Mettre 20 grammes de naphtaline dans un récipient en faïence sur un réchaud, chauffer lentement ; la naphtaline entre en fusion et inonde la pièce de sa vapeur. On peut également de la même façon employer la vapeur de pétrole.

Corps étrangers dans le gosier. — Lorsqu'on ne peut les extraire avec les doigts, recourir aux vomitifs en faisant boire quelques cuillerées d'huile tiède.

Dans le nez. — Les enfants en général ont la triste manie de se fourrer des objets non seulement dans la bouche, mais dans le nez.

Faites éternuer l'enfant avec quelques prises de tabac.

Dans l'œil. — Si c'est un grain de sable ou un autre objet de minime importance, écartez les paupières et soufflez violemment dans l'œil atteint, puis laissez l'œil ainsi ouvert, les larmes qui se produisent entraînent l'objet. Dans le cas de résistance essayez d'un petit morceau de papier roulé en spirale et mouillé de salive, d'un pinceau trempé dans de l'eau sucrée.

Si le corps étranger ne peut sortir, appliquer des compresses d'eau fraîche en attendant le médecin.

Dans les oreilles. — Souvent à la campagne, un insecte audacieux s'introduit dans le tuyau auriculaire ; il faut alors pencher la tête et présenter l'oreille horizontalement et verser dedans de l'huile d'olive. L'insecte vivant sort de lui-même, mort il est entraîné par l'huile lorsqu'on fait sortir celle-ci.

Pour les objets durs enfoncés profondément, il faut demander le médecin et en attendant faire des injections d'eau chaude en poussant très violemment le liquide dans le fond de l'oreille.

Dans les voies digestives. — Si on avale une épingle, une aiguille, un débris de verre, manger immédiatement de la bouillie, de la mie de pain, lesquelles en couche épaisse enveloppent les corps; l'expulsion se fait naturellement.

Lorsqu'il y a un corps étranger arrêté à l'œsophage, le médecin peut le retirer avec une pince ou le pousser avec une sonde, ou faire vomir en chatouillant la gorge avec le doigt ou en administrant un vomitif; on fait encore avaler une petite éponge attachée par un fil; elle se gonfle dans l'estomac et lorsqu'on la retire elle ramène souvent le corps étranger; c'est un moyen dangereux, le fil pouvant se rompre dans le trajet de l'estomac à la bouche.

Quelquefois en voulant parler lorsqu'on mange, les aliments entraînés par la respiration viennent obstruer le larynx; on a vu des individus mourir ainsi; n'hésitez pas, si vous voyez une personne se lever de table précipitamment sans pouvoir parler, à lui plonger les doigts dans la gorge aussi avant que possible et à retirer tout ce que vous pourrez en fait d'aliments; cet accident arrive souvent aux enfants.

Cors. — *Cors aux pieds.* — Douloureuse petite infirmité pour laquelle on préconise des remèdes multiples. Le plus simple est de veiller à ses chaussures; de ne les avoir ni trop larges ni trop étroites, car elles occasionnent des cors dans ces deux cas. Passer tous les matins un petit pinceau imbibé d'huile phosphorée au 300ᵉ sur la surface cornée.

Ou encore : amollir le cor en prenant un bain de pieds d'une demi-heure, tous les matins; lorsque le cor se déracine, chercher à l'enlever sans effort (il ne faut jamais faire saigner un cor); après, appliquer des feuilles de lierre terrestre sur la petite plaie; au bout de quelques jours, laver le cor, le racler légèrement et faire égoutter dessus du suc de racines de raifort sauvage ; le couvrir ensuite de feuilles de grande joubarbe.

Ou encore : prendre un citron à peau épaisse, en exprimer le jus, le débarrasser de la pellicule colorée, ne garder que l'intérieur qui est blanc et spongieux ; mettre infuser dans le jus auquel vous ajoutez autant de sel gris qu'il peut en dissoudre ; vingt-quatre heures après, retirer une partie du zeste, l'appliquer sur le cor en maintenant avec une bandelette, faire cela en se couchant, retirer le matin et recommencer plusieurs jours de suite. Le cor finit par tomber en poussière.

Ou encore : Prendre un bain de pieds très chaud trois jours de suite et gratter chaque fois le cor avec l'ongle, puis cautériser avec le crayon de nitrate d'argent ou à la teinture d'iode.

En mettant un petit carré de diachylon sur le cor, on n'en souffre pas, il se ramollit, et on peut l'enlever facilement ; mais, il repousse toujours. Il est préférable de placer sur le cor une rondelle de caoutchouc percée en son milieu, au point correspondant au cor ; la pression de la chaussure ne portant plus sur celui-ci, il n'a pas de tendance à se reproduire et guérit plus facilement par un des moyens préconisés.

Couper les cors est une mauvaise pratique : quelquefois on les fait saigner, soit en les coupant, soit en les arrachant, et c'est souvent très dangereux. Il existe de petites limes en peau de langue de bœuf qui sont assez utiles.

Les traitements suivants sont à notre avis les meilleurs : 1° badigeonner le cor, tous les deux jours pendant une semaine, avec un petit pinceau trempé dans le mélange suivant, formule de Pierre Vigier :

Acide salicylique	1 gr.
Extrait de *cannabis indica*	30 centigr.
Alcool à 90°	1 gr.
Éther à 62°	2 gr. 50
Collodion élastique	5 gr.

Prendre un bain de pieds très chaud, et le cor s'enlève aisément.

2° Après avoir enduit la peau tout autour du cor avec de la vaseline, toucher celui-ci avec un petit morceau de bois trempé dans la solution suivante : Acide chlorhydrique au tiers. On répète cette application chaque jour, en ayant soin d'enlever auparavant l'épiderme desséché par l'application de la veille.

Cor (Œil de perdrix). — Espèce de cor placé entre deux doigts de pied et très douloureux. Pendant le jour mettre entre les doigts un petit tampon d'ouate, pendant la nuit une couche de suif à demi fondu.

Le lendemain matin tremper le pied dans l'eau tiède et enlever le suif et les petites peaux qui se détachent avec un canif peu tranchant. Ce traitement doit être continué un mois ou deux au moins.

Coryza. — Rien de plus pénible, de plus ennuyeux que le coryza, vulgairement « rhume de cerveau »; il y a une foule de recettes à choisir. En voici quelques-unes :

1°. Enduire le nez d'un corps gras avant de se coucher.
2°.   Poudre d'amidon...................... 10 gr.
        Acide borique........................ 1 —
        Salicylate de bismuth................ 50 centig.
        Sulfate de quinine................... 50 —

Mélangez intimement, passez à l'étuve sèche, et prisez.
3° Vaseline cocaïnée au 20°.

En badigeonner les fosses nasales trois ou quatre fois par jour. Préférable au suif de nos campagnes.

4° Respirer de la teinture d'iode, de l'ammoniaque. En cas de coryza chronique des insufflations de tanin, d'acide borique, d'alun.

5° Se placer au-dessus d'un récipient contenant de l'eau bouillante dans laquelle on a jeté une cuillerée d'alcool camphré.

Se couvrir la tête d'une serviette et aspirer fortement la vapeur.

6° On recommande l'emploi de pilules contenant un milligramme d'atropine.

7° Acide phénique très pur.................... 5 gr.
Alcool rectifié........................... 15 —
Liqueur ammoniacale caustique........ 5 —
Eau distillée........................... 10 —

Mélanger le tout et le mettre dans un flacon bouché à l'émeri, non au liége, car le mélange deviendrait noir et sans effet.

Dès le début d'un coryza, verser quelques gouttes sur une feuille de papier buvard chiffonné dans la main, fermer les yeux et respirer les vapeurs qui s'échappent en ouvrant la bouche et en reniflant fortement.

Souvent le rhume est guéri à l'instant.

8° Ou encore : faire un usage fréquent de la poudre à priser suivante :

Sulfate de morphine................ 12 centigr.
Sous-nitrate de bismuth........... 50 —

Ne s'en servir que pendant quarante-huit heures, au plus.

9° Dès le début, s'envelopper les yeux et la tête d'un fichu de mousseline dans lequel on a mis de l'ouate; après quelques minutes, on sent une vive chaleur suivie d'une transpiration locale et presque toujours le coryza avorte.

Coryza chronique. — Faire des injections térébenthinées et prendre de temps en temps une prise de la composition suivante :

Camphre........................... 40 centigr.
Résine de gaïac.................... 50 —
Germandrée maritime.............. 20 —
Sucre blanc........................ 30 —

Couperose. — La couperose apparaît fréquemment à un certain âge de la femme, et il lui faut observer un régime végétal plutôt qu'animal; éviter les dîners en ville, les vins généreux, la bonne chère, en un mot.

Voici un remède de Leraz pour la couperose faciale.

Se laver tous les soirs le visage avec de l'eau de son tiède, et frictionner avec la mixture suivante :

Soufre précipité.....................⎫
Glycérine purifiée....................⎪
Craie précipitée......................⎬ āā 8 gr
Eau de laurier-cerise.................⎪
Alcool rectifié.......................⎭

Se recouvrir d'un masque de gutta-percha laminé.

Faire usage des eaux alcalines.

On peut aussi essayer des lotions au sublimé au 1/1500 ; mettre une ou deux cuillerées à café dans une demi-cuvette d'eau très chaude.

On emploie aussi les préparations à base de sulfure de potasse qui réussissent très bien au début de la couperose. Elles ont seulement une odeur insupportable.

Voici une formule de Pierre Vigier qui n'a pas cet inconvénient :

Sulfate de potasse................... 1 gr.
Teinture de benjoin.................. 1 —
Eau distillée........................ 100 —

On peut ne mettre que 50 grammes d'eau distillée et 50 grammes d'eau de roses; on obtient ainsi un parfum très agréable.

Avoir soin de passer ce mélange à travers un linge.

Coupures (voir aussi Blessures). — Laver la plaie avec de l'eau phéniquée ou vinaigrée, en rapprocher les bords et les maintenir par une bande de taffetas d'Angleterre.

Coupures (Baume contre les). — Si la guérison se fait attendre, mettez une petite compresse trempée dans la composition suivante :

Teinture de benjoin...........
Teinture d'arnica............. } par parties égales.
Teinture d'aloès.............

Coupures (Emploi des feuilles de géranium pour les). — Les feuilles de géranium guérissent promptement les coupures et les écorchures. On prend plusieurs feuilles de cette plante qu'on écrase un peu sur un linge et que l'on applique sur la plaie.

Il arrive souvent qu'une feuille suffit pour la guérison.

Elle s'attache fortement à la peau, rapproche les chairs et cicatrice promptement la blessure.

Coupures (Traitement des). — Pour prévenir l'inflammation des blessures produites par des outils tranchants, on recommande après avoir lavé la plaie à l'eau phéniquée, de la saupoudrer de résine de gaïac pulvérisée, de la recouvrir d'un linge souple et d'humecter celui-ci de temps en temps avec de l'eau fraîche. A cet effet il conviendrait de tenir en réserve dans chaque atelier où l'on se sert d'outils tranchants, une petite provision de résine en poudre impalpable; le mieux, tant pour son emploi que pour sa conservation, est de mettre la résine dans un flacon à large goulot muni d'un couvercle métallique percé de trous et enfermé lui-même dans un étui quelconque.

Lorsqu'on a affaire à de grandes coupures, il est préférable d'avoir recours à un chirurgien qui recoudra la plaie.

Courbature. — Arrive fréquemment à la suite d'un travail exagéré, d'une trop longue marche; en ce cas, le repos et un bain tiède sont suffisants pour remettre les choses en ordre.

Souvent aussi la courbature précède une maladie et alors on éprouve un abattement plus marqué et une plus grande lassitude.

Si un enfant éprouve une courbature compliquée de frissons, un manque d'appétit, tête lourde, délire en dormant, le mettre au lit, le tenir à la diète, lui faire prendre des boissons telles que limonade au citron, orangeade.

Disons, pour rassurer les mamans, que les bébés éprouvent assez fréquemment ces malaises et qu'il n'en advient rien de grave.

Crachements. — Le crachement fréquent se montre dans les affections nerveuses; on doit le combattre avec le bromure de potassium.

Le crachement de sang est quelquefois très grave; faire prendre au malade du ratanhia, de l'ergotine, du perchlorure de fer (quelques gouttes dans un verre d'eau, par cuillerées à café); repos, ne pas parler. Presque toujours le crachement de sang est le reflet d'une maladie grave des poumons (tuberculose). Quand le sang rendu est noir, il vient de l'estomac et dans ce cas on doit penser à un ulcère rond de cet organe, maladie qui nécessite des soins médicaux pendant plusieurs mois.

Lorsque le crachement de sang est arrêté, prendre de l'huile de foie de morue.

Crampes. — Contractions douloureuses et involontaires des muscles.

Crampe de la jambe; se déchausser et appuyer fortement la jambe sur le sol.

Voici encore un autre remède, presque inconnu et qui, paraît-il, réussit à merveille.

Lorsque vous éprouvez une crampe à la jambe, liez fortement au-dessus du genou la jambe attaquée; le soulagement est immédiat, et la crampe disparaît au bout de peu d'instants.

Les crampes dans les jambes proviennent souvent de varices musculaires. Dans ce cas, elles sont fréquentes et gênent beaucoup les malades ; souvent il existe en même temps des varices superficielles. Porter des bas-varices ; enlever ce qui peut serrer le membre, comme les jarretières ; douches à la lance sur les jambes tous les jours ; frictions au gant de crin le soir. L'exercice physique est bon.

Crampe des écrivains. — Inconvénient fort ennuyeux pour ceux qui ont beaucoup à écrire, car il les empêche de contracter régulièrement la main et de diriger une plume ; placer dans la main ainsi torturée une boule de caoutchouc, écrire avec un gros manche de plume.

Crampes d'estomac. — Prendre de l'eau sucrée avec de la fleur d'oranger ; de l'éther ; cinq à six gouttes de laudanum dans un demi-verre d'eau sucrée ; frictions sèches avec flanelle brûlante sur l'estomac ; plier une serviette en quatre, la faire chauffer fortement et l'appliquer sur l'estomac ; renouveler souvent les serviettes.

Crevasses. — La tisane de mousse perlée n'est pas seulement bonne pour le rhume, elle est excellente pour les crevasses. Ainsi les personnes dont les mains sont gercées facilement sous l'action du froid feront bien de se les laver deux ou trois fois par jour dans une décoction de mousse perlée (20 grammes par litre d'eau).

Un second moyen préservatif consiste à se frotter les mains avec un peu de glycérine chaque fois qu'on se les lave et à se les essuyer ensuite très soigneusement.

Lorsque les crevasses sont saignantes, enduisez-les le soir de la pommade suivante :

Cold-cream......................... 15 gr.
Oxyde de zinc...................... 1 —

Crevasses (du sein). — Occasionnent souvent des abcès et empêchent de nourrir.

On peut les éviter facilement avec quelques soins hygiéniques : il suffit de laver le sein après chaque tetée, très soigneusement avec un petit tampon de coton hydrophile trempé dans un peu d'eau boriquée qui sera renouvelée chaque fois. On sèche ensuite complètement le bout du sein avec un linge très propre et très fin et on le recouvre d'un petit morceau du même coton.

Si la crevasse persiste, on applique sur le sein une compresse imbibée d'eau boriquée ayant bouilli dans cette eau; on la recouvre d'un taffetas gommé.

Ce pansement est retiré au moment des tetées. On peut aussi employer la glycérine au sublimé.

Si la succion fait saigner la crevasse, il faut de plus employer un bout de sein en verre.

Croup. — Cette maladie si redoutée des mères va faire maintenant moins de victimes grâce à la merveilleuse découverte du docteur Roux. J'engage à la moindre alerte à envoyer chercher le médecin de suite.

Le croup est la localisation de la diphtérie sur le larynx. Nous renvoyons à l'article **Diphtérie** pour toutes les précautions générales : précautions en temps d'épidémie, isolement du malade, hygiène des personnes gardant le malade, désinfection des mains, des habits, etc., car ces indications sont les mêmes pour toute localisation de la diphtérie (angine, croup, etc.).

Le croup est extrêmement grave. Il est très souvent précédé de l'angine diphtéritique (angine couenneuse) et par conséquent l'attention aura déjà été attirée du côté de la gorge par la difficulté, la douleur pour avaler, le gonflement du cou à l'angle de la mâchoire, l'inappétence, le teint plombé, le changement de caractère de l'enfant, tous phénomènes ayant abouti à l'examen de la gorge et à la constatation de la présence de peaux blanches sur les amygdales. Si cependant ces malaises ont passé inaperçus ou si, ce qui est rare, la diphtérie a touché de suite le larynx, on reconnaîtra le croup à un léger enrouement de la voix et de la toux; il existe un peu de fièvre, l'enfant se plaint du larynx et il y porte la main au moment de la toux. Puis commence la gêne de la respiration qui survient lentement et progressivement pour aboutir à un accès de suffocation. Elle peut même débuter par un de ces accès. Ceux-ci durent quelques minutes pendant lesquelles on croit que l'enfant va succomber.

Appelez en toute hâte le médecin, si ce n'est déjà fait, car ces accès iront souvent en s'aggravant et pourront emporter votre petit malade.

En l'attendant, donnez pour toute nourriture du lait et du jus de viande, des grogs légers ; aérez la chambre ; faites prendre toutes les heures une cuillerée à café de la potion :

<pre>
Solution de perchlorure de fer.....   40 gouttes
Eau................................   1 verre
Sirop de fleurs d'oranger..........   1 cuillerée.
</pre>

Faire dans la chambre une pulvérisation de cinq minutes avec de l'eau phéniquée additionnée d'un volume égal d'eau ordinaire.

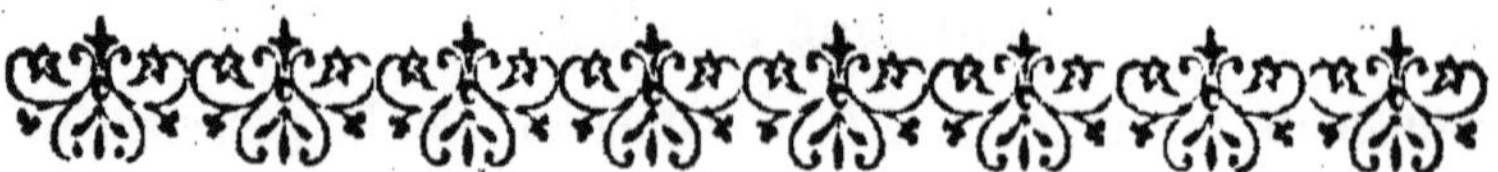

D

Dartres. — Les dartres sont des affections de la peau qui proviennent d'une diathèse, c'est-à-dire d'une disposition spéciale de l'organisme, d'une viciation des tissus. Elles sont héréditaires, mais peuvent s'acquérir par une nourriture insuffisante ou trop riche, par le surmenage et tout ce qui affaiblit l'organisme.

Les remèdes sont multiples : on a préconisé les tisanes de daphné, de salsepareille, de bardane, les préparations à l'iodure de potassium, les pommades soufrées ou alcalines, l'arsenic. On obtiendra le meilleur résultat d'un changement d'air et d'une cure à une station d'eau sulfureuse (Bagnères-de-Luchon, Bade, Enghien) ou alcaline. Un régime sévère est de rigueur : légumes verts, fruits, peu de viande, pas de charcuterie, pas de crustacés, pas de sauces épicées.

Voici deux pommades qui donnent souvent de bons résultats en application locale :

1° Mélangez 40 grammes d'axonge très fraîche avec 2 grammes de précipité blanc et faire des onctions matin et soir avec ce mélange.

Recette du docteur Monin contre les dartres farineuses :

Cold-cream............................ 30 gr.
Bicarbonate de soude................... 2 —

Térébenthine de Chio................	3 —
Teinture de vanille..................	2 —
Teinture d'ambre....................	

Pour onctions, trois fois par jour.

Les lotions à l'eau savonneuse ou avec un antiseptique faible (le coaltar saponiné additionné de deux tiers d'eau, par exemple) donnent souvent de bons résultats.

Voir aussi ACNÉ, ECZÉMA.

Débilité (des vieillards ou des enfants). — Un régime reconstituant pour les premiers. Quinquina, poudre de viande, eau de Pougues; prendre, pour les seconds, de l'huile de foie de morue; la kola et la coca, sous forme granulée ou en vins, rendent de grands services.

Décoction. — On appelle ainsi des substances médicamenteuses qui ont bouilli dans l'eau pendant un temps déterminé plus ou moins long.

On emploie pour décoction :

Buis, café cru, chiendent, coings, dattes, feuilles, figues, fougères mâles, gaïac, julep, jujube, lichen, orge, pruneaux, pyrèthre, ramis, salep, seigle ergoté; — les feuilles fraîches de : belladone, bourrache, chicorée, laitue, mercuriale, oseille, stramoine; — les écorces de chêne, grenade, saule, sureau.

Délire. — Le délire accompagne ordinairement les grandes fièvres, les maladies inflammatoires du cerveau; il peut être provoqué par l'inanition, par l'absorption de trop d'alcool; le traitement du délire est celui de la maladie qui l'a provoqué.

Il existe aussi des délires nerveux; faire absorber des antispasmodiques, mettre des compresses fraîches sur la tête, des sinapismes aux jambes.

Delirium tremens (*Délire des alcooliques*). — Les symptômes sont un tremblement des membres et des lèvres, des hallucinations; l'alcoolique ne peut dormir et il est fréquemment
dangereux. On combat le délire par le chloral, l'opium, le chlorhydrate de morphine en injections sous-cutanées. Il est quelquefois utile d'administrer un vomitif si l'accès survient après
un excès de boisson; des lavements avec 15 gouttes de laudanum
sont également employés. — Voir aussi Alcoolisme.

Démangeaisons. — Se frictionner avec le mélange suivant,
le soir en se couchant :

                Lait d'amandes...................... 500 gr.
                Hydrate de chloral.................   1 —
                Teinture de coquelicots.............   3 —

Cette recette vient du docteur Monin, qui donne aussi la suivante contre les démangeaisons du visage :

                Eau tiède........................... 300 gr.
                Bromure potassique..................   5 —
                Hydrate de chloral..................   1 —

Pour se laver le visage.
Autre traitement. — Des compresses ou des pulvérisations
d'acide phénique; deux pulvérisations de six minutes matin et
soir; ou des compresses appliquées pendant quelques heures.
Voici une excellente formule :

                Eau................................. 100 parties.
                Acide phénique.....................   2   —
                Glycérine   10   —

Une onction le soir avant de se coucher.
On peut employer aussi les poudres de lycopode et d'amidon;
quelques bains tièdes; ou encore une pommade à l'oxyde de
zinc avec 50 centigrammes p. 100 de menthol.

Dentition des enfants. -- La dentition des enfants provoque de nombreux accidents, convulsions, troubles gastriques, troubles intestinaux, maladies de la peau, etc....

Il faut donc veiller attentivement à l'état de la bouche, craindre les éruptions irrégulières des dents. Soigner dès qu'on aperçoit de la rougeur, du gonflement, aphte, des ulcérations.

Il est bon de faire mastiquer à l'enfant une racine de guimauve fraîche, de la mie de pain dans un nouet de linge.

Frotter les gencives avec un mélange de ratanhia et de miel; trois quarts de miel et un quart d'extrait de ratanhia.

Faire prendre de fréquents bains tièdes.

La première dentition commence vers le quatrième mois; Voici la date approximative d'apparition des dents :

Incisives inférieures médianes, entre quatre et sept mois; incisives supérieures entre huit et dix mois; petites molaires et incisives externes, entre douze et quatorze mois; les canines, entre dix-huit et vingt mois : les molaires, entre dix-huit et trente-quatre mois.

Lorsque la dentition est en retard, je conseille de faire prendre du phosphate de chaux soluble.

Lorsque les douleurs sont très violentes, petits cataplasmes laudanisés autour des mâchoires.

Dentition des enfants (Calmant pour la). -- Frotter doucement les gencives de l'enfant plusieurs fois par jour avec ce mélange.

Chlorydrate de cocaïne..................	0 gr. 25
Borax..................................	0 — 25
Sirop d'althea.........................	5 —
Sirop diacode.........................	15 —

Dents (Hygiène des). — Une excessive propreté est indispensable pour les dents. C'est pour avoir négligé ce précepte dans l'enfance que bien des adultes souffrent des dents.

Les passages brusques du chaud au froid sont des plus nuisibles. Ainsi l'habitude qu'ont certaines personnes de boire un verre de vin immédiatement après le potage est très préjudiciable.

L'usage de boissons glacées, comme celui des boissons brûlantes, fait éclater l'émail des dents.

L'abus des acides et celui du sucre font gâter les dents.

Les grands mangeurs de chocolat, de bonbons ont de très bonne heure les dents gâtées.

Lorsque vous vous réveillez la nuit, avalez une gorgée d'eau pure, cela entretient la fraîcheur de la bouche et donne au réveil une haleine agréable.

Il est nécessaire de se laver la bouche et les dents à l'eau tiède après chaque repas, d'enlever avec le cure-dents, *de plume*, les débris d'aliments qui auraient pu se loger dans les interstices des dents.

Le matin en vous levant grande toilette de la bouche.

Ayez une brosse dont la dureté doit varier selon la sensibilité des dents; vous la trempez dans l'eau tiède aromatisée d'eau de Botot, de sel ou de cognac, brossez les dents en tous sens, puis rincez à l'eau tiède.

Avant de vous coucher, un bon rinçage à l'eau tiède et à la brosse, car c'est pendant la nuit que se produisent les fermentations acides et que les microbes ont beau jeu.

On peut nettoyer l'interstice des dents en y passant délicatement un fil.

Ne pas couper de fil avec les dents, ne pas casser de noyaux.

Se défier des poudres et pâtes qui blanchissent trop vite et trop bien; elles sont à base d'alun, de pierre ponce, d'yeux d'écrevisses, et rayent et usent l'émail des dents.

Faute de ces soins, la carie ne manque pas de se déclarer.

Je ne saurais trop recommander lorsqu'on a une mauvaise dent de la faire, non extraire mais soigner, obturer.

Mieux vaut avoir des dents aurifiées, mastiquées aux trois quarts et les conserver, car les dents arrachées déforment le dessin des joues.

Lorsqu'on est enceinte, il faut prendre tous les jours une cuillerée à café de phosphate de chaux ou, autrement, gare au proverbe populaire, malheureusement vrai : « chaque enfant coûte une dent à sa mère ».

Lorsque les dentitions des enfants sont poussées en éventail trop en avant ou trop en arrière, on doit, avec un fil, tirer doucement, et les dents au bout d'un certain temps reprennent leur place normale ; le tout est d'avoir de la patience.

Dents (Mélange contre les maux de) :

<pre>
Acétate de plomb.......................... 1 gr.
Sulfate de zinc........................... 1 —
Teinture d'opium.......................... 2 —
</pre>

En mettre dans la carie, gros comme la tête d'une épingle.

Autre pansement excellent :

Mélangez gros comme une tête d'épingle d'acide phénique cristallisé avec autant de poudre de morphine ; introduisez-en un peu dans la cavité de la dent et mettez par-dessus une petite boulette de coton un peu serrée. La douleur sera rapidement calmée, mais ayez soin de ne pas toucher la gencive, ce mélange est caustique. Il est plus facile de faire appliquer ce pansement par une personne présente que de le faire soi-même.

Autre préparation pour calmer les douleurs de dents :

<pre>
Alcool.................................... 8 gr.
Camphre................................... 1 —
Opium..................................... 25 centig.
Essence de girofle........................ 20 gouttes.
</pre>

Mêlez et imbibez du coton que vous mettez dans la dent cariée.

Dents (névralgie dentaire). — Se traite par le sulfate de quinine ou l'antipyrine.

Odontalgie sanguine. — Phénomène d'inflammation; il survient fréquemment des abcès, fluxions.

Mettre des calmants sur les dents cariées; se tenir au chaud; bains de pieds sinapisés.

Dents (Poudre pour les) :

Charbon en poudre	20 gr.
Quinquina gris en poudre	10 —
Essence de menthe	1 —

Mélangez intimement.

Autre :

Tartre acidulé de potasse	130 gr.
Alun calciné	10 —
C. Senille	8 —
Essence de citron	21 gouttes.

Dents (Remède russe contre les maux de). — Dans le sud de la Russie les paysans traitent le mal de dents en se gargarisant la bouche avec une décoction de nerprun (*Rhamnus catharticus*).

Le docteur Getchuvsky a voulu se rendre compte de la valeur de ce remède populaire. Il l'a ordonné à quelques-uns des détenus de la prison du lieu où il habite qui souffraient de maux de dents.

Ceux-ci devaient se gargariser toutes les quatre ou cinq minutes avec de la décoction froide, jusqu'à la disparition de la douleur. Celle-ci a toujours cessé après une demi-heure de ce traitement, mais en laissant une sensation d'engourdissement dans cette partie de la bouche.

L'effet bienfaisant du remède est maintenu si l'on introduit dans la dent creuse un tampon de coton imbibé du même liquide.

Le docteur, en constatant ces heureux effets, les attribue aux propriétés astringentes de la décoction; pour l'obtenir efficace, il faut faire bouillir 100 parties d'écorce de ce bois dans assez d'eau pour avoir 200 parties du liquide filtré; on lui ajoute 10 parties d'eau-de-vie.

Dépilatoire. — Les plus connus sont :
Le dépilatoire de Delcroix :

Chaux vive	30 gr.
Or piment	? —
Gomme pulvérisée	60 —

Faites une pâte et appliquez sur les parties couvertes de poils.
Dépilatoire des Turcs :

Chaux vive	8 gr.
Or piment	1 —

Délayez avec de la lessive des savonniers, appliquez sur la peau, laissez dessécher et lavez à grande eau.
Autre :

Sulfate de chaux (bien égoutté)	20 gr.
Glycérine d'amidon	10 gr.
Amidon pulvérisé	
Essence de citron	10 gouttes.

Appliquer cette pâte sur la partie à épiler, la laisser 25 minutes et se nettoyer ensuite à l'eau tiède.

Dépuratifs. — Les dépuratifs sont des médicaments dont la propriété est d'enlever au sang les principes qui peuvent altérer sa pureté : l'iodure de potassium, la salsepareille, les purgatifs végétaux peu intenses, les composés au mercure, les préparations sulfureuses.

Dérivatifs. — Moyens qui consistent à attirer l'irritation dans un lieu différent de celui où elle existe, sinapismes, purgatifs, vésicatoires, ventouses.

Désinfectants. Désinfections. — Les désinfectants sont des substances chimiques qui ont pour effet de neutraliser les mauvaises odeurs produites par les corps organiques en décomposition, de détruire les germes et les microbes à la surface des plaies ou dans les déjections de certains malades (fièvre typhoïde, choléra).

Les désinfectants que l'on emploie pour modifier la sécrétion des plaies et pour empêcher l'infection de celles-ci, ne sont autres que les **Antiseptiques** (voir ce mot). Nous n'en reparlerons pas.

A part ceux-ci, on sait qu'il est de rigueur, lorsqu'on a dans une maison un malade atteint d'une affection contagieuse (fièvre typhoïde, choléra, typhus, rougeole, scarlatine, diphtérie, érysipèle, etc., etc.) de procéder à une désinfection soignée de tout le local et des objets qui ont eu un rapport quelconque avec le malade.

Pour désinfecter les bassins destinés à recevoir les excréments, il suffira d'y verser un peu d'une solution saturée de sulfate de fer. (Ce sel se procure facilement et à bon marché chez les droguistes). On jettera un pot de la même solution chaque jour dans les cabinets. Toute odeur disparaîtra ainsi.

Pour désinfecter les murs, on les lavera à la brosse et au savon, de préférence avec une solution de sublimé au millième (1 gramme pour 1000). S'ils sont recouverts de tapisserie, on pulvérisera la même solution contre chaque paroi. On peut aussi désinfecter la chambre avec des vapeurs de soufre. Il faut au préalable retirer de la pièce les dorures et les cuivres (on laissera la literie), puis fermer hermétiquement toutes les ouvertures (sauf la porte destinée à la sortie, naturellement) en collant des bandes de papier sur les interstices. On dispose sur un lit de sable une terrine contenant des charbons ardents sur lesquels on mettra une quantité de soufre proportionnelle à la capacité de la pièce (20 grammes par mètre cube); fermez la porte comme les autres ouvertures. Ouvrez au bout de 24 heures. Aérez.

Pour désinfecter les linges, vêtements du malade, il faut les agiter dans une solution de sulfate de cuivre (50 grammes par litre), puis les plonger dans l'eau maintenue bouillante une heure, enfin les lessiver.

On peut désinfecter les matelas, tentures, linges, etc., en les faisant passer à l'étuve à 150 degrés. Il existe une étuve de désinfection dans chaque grande ville.

L'acide phénique, le chlorure de chaux (chlore), sont de très bons désinfectants pour les cabinets, écuries, parquets, etc.

Enfin le permanganate de potasse en solution à 1 pour 600 grammes est précieux en ce qu'il enlève toute odeur en désinfectant; mais il fait sur le linge des taches indélébiles.

Diabète. — Cette maladie est caractérisée par une abondance d'urine anormale qui contient du sucre en plus ou moins grande quantité.

L'appétit augmente, on éprouve presque toujours une soif vive, la bouche sèche, des envies continuelles d'uriner.

L'analyse des urines fixe sur le degré de la maladie.

Les personnes prenant peu d'exercice, les gros mangeurs, les grands buveurs, sont plutôt atteints par le diabète; cette maladie est rare avant quarante ans.

Ne plus manger de mie de pain, de féculents, de sucre (on le remplace par la saccharine ou la glycérine), de lait, de fruits; faire usage de pain de gluten, se nourrir de viandes rôties, de légumes frais, d'œufs; pas de vin pur, mais du vin coupé d'eau de Vichy, de Pougues, de Contrexéville.

Les exercices en plein air, tels que le jardinage, l'équitation, l'escrime sont très bons, l'hydrothérapie également.

Porter de la flanelle.

L'antipyrine, le carbonate de lithine, la liqueur de Fowler, la strychnine, sont favorables; demander au médecin les doses à prendre qui varient selon les tempéraments et les degrés de la maladie.

Diabète (Nouveau traitement contre le). — Médecine populaire. Régime à suivre.

Viandes saignantes, légumes verts, fruits acides, salades, café sans sucre, peu de pain et la croûte seulement et très cuite; vins vieux de Bourgogne, un petit verre de bon cognac à chaque repas.

Trois verres à bordeaux de vin de gentiane par jour. Pour étancher la soif, boire trois ou quatre verres d'eau fraîche par jour.

Boire tous les matins un demi-verre dans lequel on a fait dissoudre une petite cuillerée à café de sedlitz.

Douches froides deux fois par jour.

Une heure de promenade après chaque repas et faire de la gymnastique le plus possible.

Diarrhée. — Les selles sont plus fréquentes, plus liquides qu'à l'ordinaire. La diarrhée est souvent causée par les aliments mal digérés, par le changement de régime, de climat, ou bien elle est le symptôme d'affections inflammatoires ou organiques de l'intestin.

La diarrhée peut exister avec ou sans coliques.

Si la diarrhée est très forte, se mettre à la diète absolue, prendre un lavement d'eau d'amidon avec dix gouttes de laudanum; boire de l'eau de riz, du sirop de coings, du ratanhia; éviter le froid, l'humidité; en cas de coliques, appliquer des cataplasmes de farine de lin laudanisés.

Ou encore : prendre avant les repas un paquet de 2 grammes de sous-nitrate de bismuth dans du pain à chanter.

Un peu d'attention dans le régime et 5 gouttes de laudanum dans de l'eau sucrée suffisent pour les arrêter.

En cas de diarrhées chroniques, un régime lacté, des viandes grillées, sont indiquées; faire de l'exercice, de la gymnastique, de l'hydrothérapie.

La diarrhée des enfants est toujours grave; il faut donc y veiller avec soin; dès qu'un enfant qui tette a de la diarrhée, espacer les tetées et faire prendre 20 centigrammes de sous-nitrate de bismuth dans un peu d'eau sucrée avant chaque tetée.

Les lavements à l'eau de riz sont tout indiqués.

Lors du sevrage, il arrive fréquemment de la diarrhée.

Faire prendre de l'eau de Vichy, mettre des cataplasmes sur le ventre; la diarrhée de dentition, exige également un grand soin dans l'alimentation; faire boire du lait, du bouillon, des œufs, du blanc de poulet, des crèmes légères; éviter les fruits, les légumes, les grosses viandes, les sucreries, les gâteaux.

Diète. — La diète est le régime alimentaire imposé aux malades.

La diète n'est donc pas la privation complète de nourriture. Celle-ci se nomme abstinence et ne s'emploie que dans les maladies aiguës, surtout les maladies avec fièvres.

Ce régime ne peut jamais durer longtemps, les enfants, les adolescents le supportent moins bien que les personnes âgées.

La diète proprement dite est très importante pour le traitement des maladies aiguës ou chroniques, la qualité ou la quantité des aliments pouvant nuire aux malades. On distingue en général une diète animale, une diète végétale, une diète lactée.

Diète animale. — Régime composé spécialement ou en grandes parties de viandes; s'emploie dans l'anémie.

Diète végétale. — S'emploie dans la goutte, le rhumatisme chronique, chez les arthritiques. Consiste en l'usage exclusif de légumes et de fruits.

Diète lactée. — Un régime où il n'entre que du lait pur ou coupé de quelques farineux.

C'est la plus employée des diètes. On la prescrit dans presque toutes les maladies des voies digestives, du rein et de la vessie. Cela se comprend puisque le lait est l'aliment par excellence, celui qui nous suffit une partie de notre vie.

En principe, le lait devrait être pris cru, tiède, sortant du pis de la vache; mais afin de stériliser les mauvais germes que les vaches malades pourraient apporter, on fait bouillir le lait; le lait bouilli est moins facile à digérer, mais toute contagion est éloignée.

Le lait de vache est le plus nourrissant, le meilleur de tous les laits.

Le lait de chèvre est aussi nourrissant, mais il a un goût gras, une saveur forte, et ne convient pas à tout le monde.

Le lait d'ânesse est le plus léger des laits et se rapproche par sa composition chimique du lait de la femme.

Lorsqu'un malade est au régime lacté, on additionne le lait de différentes façons, et selon les goûts, l'état du malade; on le sucre généralement; certaines personnes y jettent quelques pincées de sel b'anc en poudre, cela lui enlève sa fadeur et le fait plus facilement digérer; on peut le couper avec de l'eau de Vals, une infusion de fleurs d'oranger, de tilleul, une cuillerée à café de rhum, de kirsch, si le médecin l'autorise.

Une pincée d'anis dans du lait bouilli peut combattre les gaz de l'estomac.

On peut aussi mettre bouillir, avec le lait, un petit morceau d'écorce de canelle ou de vanille.

Pour que le lait se conserve, il faut le laisser véritablement bouillir, c'est-à-dire le retirer lorsqu'il semble prêt à déborder, et non lorsqu'il forme seulement de petits globules.

Pour faire réchauffer le lait employer le bain-marie.

Lorsqu'un malade est au régime lacté, le lait ne doit être pris qu'à petites doses, répétées environ une tasse à thé toutes les 40 minutes ou même 50; cela dépend de l'estomac du malade.

Enfin, on applique le terme de diète, par extension, dans deux autres régimes qui sont :

Diète partielle. — Une diète modérée qui suit la diète absolue; c'est une transition entre la diète et le retour à la nourriture normale.

On peut prendre des bouillons de poulet, de veau, de bœuf coupés d'eau; les potages gras au tapioca, à la semoule, le riz au gras, le lait de poule, les œufs, la purée de chicorée, les laitues, épinards, asperges cuites, le poulet, le poisson tel que, merlan, sole; le pain grillé, le veau, l'agneau, les viandes rôties: les fruits au sirop, les compotes, crèmes, gâteaux secs; le pain rassis.

Diète sèche. — Privation presque complète de liquides pendant ou entre les repas.

On l'emploie pour combattre l'obésité, la dilatation d'estomac.

Digestifs. — L'estomac, par suite de surmenage ou de maladie, devient quelquefois incapable de sécréter tout ou partie du suc qui est nécessaire à la digestion. Cela se traduit par des digestions lentes, pénibles, des renvois incessants, des aigreurs, des nausées, des vomissements même, de la diarrhée, de l'inappétence, tous phénomènes qui retentissent fortement sur la santé générale. Il faut donc modifier cet état soit en excitant l'estomac à sécréter, soit en remplaçant les substances qui font défaut, pepsine ou acide.

Les excitants de l'appétit sont les amers. Nous citerons les plus usités : macérations de quinquina jaune, de colombo et de quassia amara. Un verre à bordeaux un quart d'heure avant le repas. L'infusion de camomille froide; la teinture de noix vomique à la dose de 5 à 10 gouttes dans un quart de verre d'eau; la teinture amère de Baumé.

Enfin signalons comme excitant de la sécrétion le bicarbonate de soude, 2 grammes au commencement du repas.

Les digestifs proprement dits, qui contiennent le suc gastrique tout formé, sont retirés d'estomacs d'animaux. Ce sont les pepsines et les pancréatines; on en prend 50 centigrammes à 1 gramme au milieu du repas.

Enfin, comme intermédiaires entre ces deux digestifs, citons les peptones, dont le bouillon froid dégraissé est le type. On le prend un quart d'heure avant le repas. L'usage a empiriquement consacré son emploi par l'habitude de commencer les repas par le potage.

Digitale. — La feuille de la digitale constitue l'un de nos meilleurs et de nos plus actifs médicaments indigènes; à haute dose, elle purge et fait vomir; à petite dose, elle produit deux effets : ralentissement et régularisation des battements du cœur (on a donné à la digitale le nom de quinquina du cœur) et effet sur la sécrétion des urines.

C'est pourquoi on l'administre dans les hypertrophies du cœur, les palpitations nerveuses et les hydropisies. On la conseille aussi contre la fièvre intermittente, l'épilepsie, le delirium tremens. Mais on doit l'administrer avec attention parce qu'elle peut produire des nausées, des coliques, des maux de tête.

On en suspend l'usage après quatre ou huit jours pour y revenir après le même temps de repos.

La digitale s'administre sous forme de poudre de feuilles desséchées, de teinture, d'extrait et de sirop. On ne doit l'employer que sur ordonnance du médecin, car, à doses relativement faibles, elle peut produire des intoxications.

Diphtérie. — La diphtérie est une maladie infectieuse, épidémique et contagieuse caractérisée par la formation de fausses membranes (peaux) à la surface des muqueuses. Elle présente deux localisations principales : dans la gorge, elle porte alors le nom d'*angine couenneuse, angine diphtéritique*; et dans le larynx où elle prend le nom de *croup*. Nous avons indiqué, pour chacune de ces deux localisations, le traitement à suivre (voir les articles **Angine couenneuse, croup**). Nous indiquerons ici les précautions à prendre dans toute attaque de diphtérie, qu'on ait affaire à celles dont nous avons parlé ou à la diphtérie oculaire, à la diphtérie cutanée qui sont plus rares. Cette instruction a été publiée par le Conseil d'hygiène et de salubrité.

Indications générales. — La diphtérie est une affection éminemment contagieuse. Toutes relations des enfants avec des diphtériques doivent être évitées.

On ne connaît jusqu'à ce jour aucun médicament qui préserve sûrement de la diphtérie. Les injections de sérum du Dr Roux donnent des résultats merveilleux de guérison, 80 p. 100 environ.

Il est très utile de surveiller attentivement dès le début tout mal de gorge.

Il importe, surtout en temps d'épidémie, de nourrir les enfants aussi bien que possible et de ne pas les soumettre à l'action prolongée du froid et de l'humidité.

Conduite à tenir quand un cas de diphtérie se présente dans une famille. — 1° Éloigner immédiatement toute personne qui ne concourt pas au traitement du malade et surtout les enfants.

2° Les personnes qui soignent le malade éviteront de l'embrasser, de respirer son haleine et de se tenir exactement en face de sa bouche pendant les quintes de toux. Si les personnes ont des gerçures ou de petites plaies aux mains ou au visage, elles auront soin de les recouvrir de collodion.

Elles se nourriront bien et auront soin de sortir plusieurs fois par jour au grand air. Elles prendront la précaution de se laver préalablement le visage et les mains avec de l'eau renfermant par litre 10 grammes d'acide borique ou 1 gramme d'acide thymique.

Enfin, elles éviteront de séjourner jour et nuit dans la chambre du malade.

Mesures de désinfection. — 1° Les matières rendues à la suite de quintes de toux ou de vomissements seront désinfectées à l'aide d'une solution contenant par litre d'eau 50 grammes de chlorure de zinc ou 50 grammes de sulfate de cuivre.

Les linges, vêtements. etc..., souillés par le malade seront immédiatement lavés par une de ces solutions, puis plongés dans l'eau maintenue bouillante pendant une heure au moins.

Les cuillers, tasses, verres, assiettes, etc. ayant servi à un malade seront immédiatement plongés dans l'eau bouillante.

2° Quelle que soit l'issue de la maladie, la désinfection de la chambre est indispensable.

On fera des fumigations de la manière suivante : Après avoir fermé toutes les ouvertures, on placera sur un lit de sable une terrine contenant des charbons ardents sur lesquels on mettra une quantité de soufre concassé proportionnelle à la capacité de la pièce (20 grammes par mètre cube).

La chambre restera close pendant vingt-quatre heures puis sera largement aérée.

Les vêtements, linges, draps, couvertures, ayant servi au malade, seront désinfectés avant d'être envoyés à la lessive avec une des solutions indiquées ci-dessus.

Les matelas seront ouverts et laissés dans la chambre pendant la fumigation.

Douches. — Voir *Hydrothérapie.*

Dysenterie. — Rare dans les pays tempérés, fréquente dans les pays chauds, la dysenterie est caractérisée par une diarrhée abondante avec des épreintes très douloureuses.

Il existe une forme épidémique de la dysenterie qui est grave.

La forme habituelle à nos climats est beaucoup moins sérieuse.

On s'abstiendra de fruits, de crudités, de boissons aqueuses ; on prendra un purgatif salin : crème de tartre, 8 grammes ;

citrate de magnésie, sulfate de magnésie, 30 grammes ; sulfate de soude, 30 grammes, etc.

Le soir, une ou deux pilules d'opium de 2 centigrammes.

Entre temps : boissons à la décoction de riz, eau albumineuse, décoction de fraisier, de bistorte ; alimentation : potages aux farines, purée de chair crue de filet de bœuf.

Dyspepsie. — État constant de mauvaises digestions, renvois, gaz, alternations de diarrhée et de constipation.

Il faut éviter de boire en trop grande quantité ; le charbon de Belloc résorbe les gaz ; une cuillerée à café avant chaque repas ; ou encore prendre après chaque repas 2 gr. de bicarbonate de soude dans un quart d'eau. Si ce traitement ne réussit pas, essayer une goutte d'acide chlorhydrique dans un demi-verre d'eau à la fin du repas. La pepsine est souvent utile ; eau de Vichy pour couper le vin ; des exercices physiques, sans toutefois aller jusqu'à la fatigue.

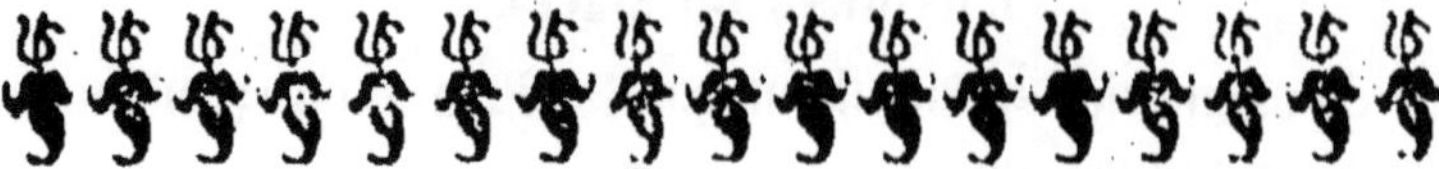

E

Eau blanche. — Ce mélange d'eau et d'extrait de saturne est employé fréquemment en compresses et en lotions.

Eau de Botot. — Excellente pour la toilette de la bouche, les gencives.

Semence d'anis..	10 gr.
Girofle...........................	10 —
Cannelle concassée................	10 —
Huile volatile de menthe...........	5 —

Faites macérer pendant 8 jours dans 1120 grammes d'eau-de-vie.

Filtrez et ajoutez 50 centigrammes de teinture d'ambre.

Eau pour la bouche.

Thymol.......................	25 centig.
Acide benzoïque...............	3 gr.
Teinture d'eucalyptus......,......	10 —
Alcool	100 —
Essence de menthe...............	75 —

Verser de cette solution dans un verre d'eau jusqu'à ce que l'eau se trouble « se laver la bouche.

Les deux eaux précédentes servent aussi comme dentifrices.
On peut leur adjoindre les préparations suivantes :

    1°   Alcoolature de lavande...... ....   125 gr.
          —   de menthe.................   125 —
          —   de citron....................   125 —
          Eau de roses........................   50 —
          Vinaigre acétique....................   5 —
          Alcool à 90°.........................   150 —

Une cuillerée à café dans un verre d'eau pour se rincer la
bouche.

    2°   Salol...............................   15 gr.
          Alcool à 90°........................   250 —
          Essence de menthe...................   20 gouttes
          Teinture de cochenille...............   10   —

    3°   Eau-de-vie de gaïac..................   32 gr.
          Esprit de cochlearia.................   16 gr.
          Baume du commandeur................   5 gr.
          Quelques gouttes d'essence de menthe.

Ce dentifrice s'employait aussi au siècle dernier pour calmer
les douleurs de dents; on le mélangeait alors à très peu
d'eau.

Eau chaude. — L'hydrothérapie a pris une telle extension
qu'on ne songe guère, en dehors des stations thermales, à se
servir de l'eau chaude comme médicament; on s'en sert à la
température de 45° à 48°.

L'emploi des injections chaudes contre les hémorragies a
cependant remis en honneur cet agent thérapeutique qui en vaut
bien d'autres.

La céphalalgie cède presque toujours à l'application simul-
tanée d'eau chaude sur la nuque et sur les pieds.

Une serviette pliée trempée dans l'eau chaude, tordue rapidement et appliquée sur l'estomac, agit d'une manière presque magique sur les coliques.

Rien ne coupe plus rapidement court à une congestion pulmonaire, à une angine ou à un rhumatisme que des applications bien faites d'eau chaude.

Une serviette pliée en plusieurs doubles trempée dans l'eau chaude et tordue puis appliquée sur la partie douloureuse, apporte un prompt soulagement aux maux de dents et aux névralgies faciales.

Un morceau de flanelle imbibé d'eau chaude et tordu, puis appliqué autour du cou d'un enfant atteint du croup produit souvent un calme remarquable en cinq ou dix minutes.

L'eau chaude prise à large dose avant de se coucher est un bon remède contre la constipation; le même traitement continué pendant quelques mois et associé à une diète appropriée est aussi très utile pour la dyspepsie.

Un des meilleurs moyens pour calmer les douleurs gastriques et précipiter la digestion est l'absorption d'une certaine quantité d'eau aussi chaude que possible, prise sous forme d'infusion aromatique *ad libitum*.

Eau des citernes (Recette pour rendre potable l'). — Prenez deux œufs, séparez-en les jaunes qui sont inutiles, gardez seulement les blancs. Deux sont suffisants pour rendre potables 30 litres d'eau; chauffer à 100° l'eau qu'on veut purifier après y avoir jeté les deux blancs, passer à travers un linge; on rend ensuite de l'air à cette eau en la battant à l'aide d'une baguette de bois.

L'alun, à la dose de 4 grammes pour 30 litres d'eau, purifie aussi les eaux impures, mais on doit réserver ce moyen pour les eaux séléniteuses, c'est-à-dire chargées de chaux qui ne peuvent cuire les légumes. Grâce à l'emploi de l'alun, il se forme un précipité de sulfate de chaux qui gagne promptement le fond du vase.

Eau désinfectante. — A mettre dans une cuvette afin qu'elle s'évapore durant le temps que dure une maladie contagieuse :

Eau..............................	50 parties.
Alcool	50 —
Hypochlorate de chaux...........	50 —
Camphre......................	20 —
Essence d'eucalyptus............	1 —
Essence de girofle..............	1 —

Eau de gentiane et de quinquina. — Pour amener l'appétit. Faire infuser à froid dans 2 litres d'eau, 12 grammes de quinquina gris et 12 grammes de gentiane. Laisser en contact quinze heures; se boit avec le vin.

Eau de goudron. — Versez dans un vase contenant deux litres d'eau chaude 100 grammes de goudron de Norvège, agitez avec un bâtonnet, laissez reposer et jetez cette première eau trop forte pour être bue; remplacez par la même quantité d'eau, agitez fortement, laissez déposer le goudron; filtrez et mettez en carafes.

L'eau de goudron est excellente pour les catarrhes des bronches, de la vessie; elle s'emploie aussi en compresses pour les maladies de peau.

Eau de mer. — L'eau de mer est un puissant agent thérapeutique. C'est un tonique de premier ordre. On l'emploie sous forme de bains (voir Hydrothérapie).

Pour la composition du bain de mer artificiel, voyez l'article Bains. L'eau de mer contribue à augmenter la couche de hâle produite par l'air vif salin. Il faut donc emporter dans sa cabine une bouteille d'eau douce avec laquelle on se lave le visage et les mains en sortant du bain de mer.

Les Espagnoles passent un peu d'huile sur leurs sourcils et leurs cils afin de les garantir de l'action du sel marin.

Eaux minérales. — Les eaux minérales sont des eaux de

sources contenant en dissolution des sels ou des gaz grâce auxquels elles possèdent certaines propriétés thérapeutiques.

On les divise, suivant les substances qu'elles contiennent, en cinq classes :

Eaux minérales bicarbonatées,
—   —   ferrugineuses,
—   —   chlorurées sodiques,
—   —   sulfatées sodiques ou calciques,
—   —   sulfureuses.

Enfin ces eaux peuvent être froides ou chaudes et, dans ce dernier cas, portent le nom de thermales.

A chacune de ces classes ne correspond pas une catégorie définie de maladies et il est bien des affections qui nécessitent, à des périodes différentes, l'emploi de l'une ou de l'autre de ces sortes d'eaux. De plus, toutes les sources d'une même classe ne sont pas égales entre elles. Il est donc de toute nécessité de consulter un médecin sur la station qu'il convient de choisir.

Nous indiquerons cependant, dans un but instructif seulement, les principales sources de chaque catégorie, et le genre d'affections qu'on y soigne en général, laissant à un médecin — nous le répétons — l'appréciation du cas particulier.

I. — E. M. bicarbonatées : contiennent de l'acide carbonique; sont mousseuses.

Seltz, Vichy, Célestins, Carlsbad, Spa, Vals, Contrexéville. S'emploient dans la dyspepsie, la goutte, maladies du foie.

II. — E. M. ferrugineuses.

Saveur d'encre; dépôt de rouille sur les bords de la source.

Forges, Bussang, Orezza.

S'emploient dans les convalescences et l'anémie.

III. — E. M. chlorurées sodiques.

Contiennent du chlorure de sodium, souvent de l'iode, du bromure, de l'arsenic.

Bourbon-l'Archambault, Bourbonne, Néris, Salins, Kreuznach.

Trouvent leur indication dans la scrofule, le lymphatisme, la dyspepsie.

IV. — E. M. sulfatées sodiques ou calciques. Contiennent des sulfates de sodium ou de calcium.

Bagnères-de-Bigorre, Pougues, Plombières (arsenic), Mont-Dore (arsenic).

Mêmes indications.

V. — E. M. sulfureuses.

Amélie, Cauterets, Eaux-Bonnes, Luchon, Saint-Sauveur, Enghien.

Sont prescrites dans les bronchites chroniques, la phtisie, la congestion du foie, etc.

Disons en terminant qu'une bouteille d'eau minérale doit être très soigneusement bouchée après le repas, sous peine de perdre toutes ses propriétés. Il serait bon même de la tenir verticale, le bouchon en bas, entre les repas. Enfin pour les eaux sulfureuses, qui s'altèrent encore plus facilement que les autres, on peut remplacer le volume d'eau qu'on a bue par des billes de pierre qu'on introduit dans la bouteille. Celle-ci est ainsi toujours pleine et une fois bouchée conserve sa propriété.

Eau minérale artificielle. — Le bi-carbonate de soude à la dose de 10 grammes par litre d'eau est une sorte d'eau minérale facile à préparer et qui peut dans certaines mesures remplacer les eaux de Vals, de Vichy, et enfin toutes les eaux bi-carbonatées sodiques.

Eau potable (Essai de l'). — On est souvent bien aise de savoir, sans avoir recours à un chimiste, si une eau est potable, et surtout si elle ne renferme pas de matières organiques. La méthode d'essai de M. Heiser donne le moyen d'arriver facilement à ce résultat. Remplissez aux trois quarts de l'eau à essayer une bouteille d'un demi-litre en verre blanc, dissolvez-y une demi-cuillerée à thé de sucre pur, bouchez, mettez de côté pendant deux jours dans un endroit plus chaud. Si au bout de vingt-quatre à quarante-huit heures l'eau devient trouble et qu'il s'y forme des flocons, elle n'est point potable; si au contraire elle reste parfaitement claire, elle est bonne à boire.

Autre procédé. — Remplissez une bouteille avec l'eau, bouchez fortement et mettez au chaud pendant quelques heures. Agitez alors la bouteille, puis, au moment où vous l'ouvrirez, sentez. S'il s'en échappe une odeur et particulièrement celle rappelant les œufs pourris, l'eau ne peut pas être employée pour l'usage domestique.

La chaleur, surtout en vase fermé, rend beaucoup plus perceptibles des odeurs que l'on ne sentirait pas sans cela.

Eau de quinine :

Quinquina jaune	50 gr.
Racine de saponaire	50 —

Laissez macérer huit jours dans un litre d'alcool à 60°, passez, ajoutez 50 grammes d'eau de Cologne et filtrez.

Eau de la reine de Hongrie. — Contre les syncopes. Cette eau était fort en usage sous Louis XIII.

Faire infuser dans :

Alcool	750 gr.
Vinaigre	750 —
Acide sulfurique	50 —
Eau	100 —
Sucre blanc	200 —

Mélanger; conserver en bouteilles bouchées et appliquer en compresses.

Eau sédative. — Pour un litre d'eau sédative forte :

Ammoniaque	80 gr.
Alcool camphré	10 —

Mettez dans le litre d'eau trois cuillerées de sel gris et agitez ce mélange.

Eau de Sedlitz artificielle :

Sulfate de magnésie....................	30 gr.
Bicarbonate de soude.................	4 —
Acide tartrique..., ...	4 —
Eau	630 —

Bouchez rapidement, après introduction des ingrédients ; on peut aromatiser avec quelques gouttes d'essence de citron.

Eau de Seltz. — Mettre dans une bouteille d'un litre :

Bicarbonate de soude................	8 gr.
Acide tartrique.....................	6 —
Sucre pilé..........................	60 —

Remplir d'eau, boucher et ficeler.

Prise à petite quantité et mélangée avec du vin, sirop, acide, groseille, citron, orange, ou même une cuillerée à bouche de café noir, l'eau de Seltz est une boisson très saine et qui désaltère à merveille un malade ou un convalescent ou les personnes qui souffrent de l'estomac.

Eau verte. — Voici une recette très préconisée dans l'Est, pour les brûlures, contusions, blessures, et même pour les maux d'yeux. Faites dissoudre 150 grammes de camphre dans 1 litre d'alcool, puis versez cette solution dans trois litres d'eau en y ajoutant 6 grammes de sulfate de zinc et 5 décigrammes de safran. Agitez à plusieurs reprises pendant trois jours.

Eau de Vichy artificielle :

Bicarbonate de soude................	5 gr.
Chlorure de sodium (sel marin).......	20 centig.
Sulfate de soude....................	50 —
Sulfate de magnésie.................	15 —
Sulfate de fer......................	1 —
Acide citrique......................	3 gr.
Eau pure............................	625 —

Introduisez l'eau dans une bouteille, ajoutez le sel marin et les sulfates, puis le bicarbonate de soude et en dernier lieu l'acide citrique. Bouchez rapidement, agitez et servez-vous-en lorsque tous les sels sont dissous.

Eau-de-vie de lavande. — Mettez dans un vase de grès un litre de bonne eau-de-vie et deux poignées de fleurs de lavande; conservez dans un endroit sec le vase soigneusement bouché.

Cette eau en compresse est excellente pour les contusions.

Éblouissement. — On appelle ainsi un trouble momentané du sens de la vue, résultant du passage d'un milieu obscur dans un milieu vivement éclairé, ou du contact sur les yeux d'une lumière éblouissante ou encore d'une congestion de sang à cet organe.

Lorsque l'éblouissement provient du passage obscur dans un lieu éclairé, il faut accoutumer les yeux graduellement à cette lumière, en prenant dans certains cas les mêmes précautions qu'on fait prendre à un aveugle opéré de la cataracte. Lorsqu'il provient du contact d'une lumière éblouissante telle que celle du disque du soleil, du fer en fusion, de l'éclairage électrique, il faut recourir, dans le cas où il se prolonge, à l'emploi du baume Fioraventi en frictions sur les tempes; mais s'il résulte d'une congestion, il doit être prévenu par les mêmes moyens que le mal qui le produit.

Ecchymose. — On appelle ainsi une tache livide de la peau due à l'extravasion du sang dans le tissu cellulaire, après une contusion, une contraction violente d'un muscle ou toute autre cause pouvant amener la rupture des vaisseaux capillaires sanguins. Les ecchymoses, d'abord rouges ou noirâtres, prennent successivement une teinte violette, verdâtre, jaunâtre, et disparaissent ensuite complètement par la résorption du liquide épanché. C'est ce qu'on appelle vulgairement (qu'on nous passe l'expression) un « bleu ».

légères, elles se guérissent sans traitement; quand elles sont profondes on emploie les applications de compresses trempées dans l'eau froide simple, salée, vinaigrée, alunée, mélée d'extrait de saturne ou d'un antiseptique faible.

Éclampsie. — Convulsions qui se produisent chez les femmes pendant la grossesse ou de suite après l'accouchement. Appeler un médecin immédiatement. (Pour les enfants, voir Convulsions.)

Eczéma. — Maladie de la peau qui demande non seulement un traitement externe, mais surtout un traitement interne très sérieux. Prendre des bains de son, d'amidon; éviter les liqueurs, le café, le vin pur, les poissons, coquillages, mets épicés, viande de porc; consulter un médecin. Les préparations arsenicales ou de l'iodure de potassium sont excellentes; boire des tisanes amères, salsepareille, etc.

Voici le remède de Cazenave pour l'eczéma facial :

Eau distillée de tilleul. ..... . 300 gr.
Acide nitrique.............. ...
Acide chlorydrique........... } àa 20 gouttes.

Faire des lotions trois fois par jour avec une petite éponge.

On préconise contre l'eczéma des lotions faites avec un mélange de 100 grammes d'eau de roses, 100 grammes d'eau de sauge, du baume du Pérou, de la teinture de benjoin et du carbonate de potasse; 10 grammes de ces derniers ingrédients.

On emploie aussi la pommade suivante :

Oxyde de zinc.................. .... 3 gr.
Amidon....................................... 3 —
Vaseline....................................... 30 —

Appliquer le soir en se couchant une légère couche sur la partie malade.

Eczémas légers. — Pour les faire passer on emploie beaucoup en Angleterre une eau cosmétique connue sous le nom de lotion de Gowland :

Amandes amères..........................	90 gr.
Eau filtrée..........................	500 —
Sublimé corrosif.....................	8 centig.
Sel ammoniac..........................	8 gr.
Alcool..........................	16 —
Eau de laurier-cerise.................	15 —

On pile les amandes dans l'eau, et l'on passe ; d'un autre côté, on fait dissoudre les sels dans l'eau de laurier-cerise et l'alcool.

Agiter le flacon ; imbiber un linge de cette liqueur et l'appliquer sur la partie affectée.

Eczéma des petits enfants dit « croûtes de lait ». — Éruption salutaire, pour laquelle il ne faut que des soins hygiéniques. Lavez la tête soigneusement avec de l'eau savonneuse et une brosse très douce.

Certains médecins croient à la contagion ; dans le doute, éviter le contact et même l'approche aux enfants bien portants.

Si la maladie persiste opiniâtrément, changer de nourrice.

Embarras gastrique. — On a la bouche sèche, pâteuse, pas d'appétit, une soif ardente, la langue chargée, courbatures générales. Ces symptômes qui sont ceux de beaucoup de maladies effrayent justement ; mais on en a fréquemment raison en se mettant à la diète, en prenant un vomitif léger, tel que 1 gramme ou 2 d'ipéca, et en buvant du thé léger, du bouillon aux herbes, ou de la limonade.

Émollients. — *Plantes adoucissantes et émollientes :* Bourrache, guimauve, mauve, molène, bouillon blanc, lin, lis, tussilage ou pas d'âne, violette, mélilot, amandes, laitue, pariétaire, riz, etc.

Empoisonnements. — Quand, après un repas, on est pris de vomissements, de diarrhée, de malaise et d'envie de s'évanouir, on doit penser à un empoisonnement. En attendant le médecin qui déterminera le genre de contrepoison nécessaire, provoquer des vomissements en chatouillant l'arrière-gorge avec les doigts ou en faisant boire une cuillerée d'huile.

Si le médecin tardait à venir, voici un contrepoison qui convient dans presque tous les cas : mélanger de la magnésie calcinée, de la poudre de charbon de bois, de l'oxyde de fer hydraté par parties égales avec assez d'eau pour qu'on puisse l'avaler facilement.

Ou : faire prendre 10 centigrammes d'émétique dans un verre d'eau tiède en trois ou quatre fois, en laissant quelques minutes d'intervalle; lavements au gros sel.

Empoisonnements par l'acide prussique : faire respirer du chlore dans de l'eau; infusion de café, mettre de l'eau froide sur la colonne vertébrale.

Empoisonnements par antimoniaux : décoctions de noix de galle, de tannin, d'écorce de chêne.

Empoisonnements par l'arsenic : employer l'hydrate de peroxyde de fer en gelée, et en abondance la magnésie.

Empoisonnements par les cantharides : faire boire de l'eau de graine de lin en grande quantité, prendre des bains, une potion camphrée.

Empoisonnements par les champignons : faire vomir, faire prendre de l'huile de ricin, du café, de l'éther sur du sucre. On emploie avec succès une mixture composée d'huile de ricin et de fleurs de pêcher.

Empoisonnements par le chlore : eau de blancs d'œufs, lait en abondance, magnésie.

Empoisonnements par le chloroforme : air frais, respiration artificielle, eau froide sur le visage, la poitrine.

Empoisonnements par la digitale, la digitaline : faire vomir avec de l'ipéca, de l'émétique, faire prendre des boissons aromatiques bouillantes, de l'alcool.

Empoisonnements par l'iode : les décoctions d'amidon (une cuillerée à bouche à faire bouillir dans un litre d'eau) ou de l'eau de blancs d'œufs (12 délayés dans un litre d'eau); lavements à l'amidon.

Empoisonnements par l'eau de javelle : même traitement.

Empoisonnements par le laudanum : faire vomir, prendre du lait, poser des sinapismes, faire boire du café très fort, puis de l'eau avec jus de citron; empêcher de s'endormir.

Empoisonnements par le mercure (sublimé et autres) : lait en abondance, décoction de graine de lin, eau aux blancs d'œufs, persulfure de fer hydraté.

Empoisonnements par les moules, crevettes, huîtres, viandes gâtées : prendre un purgatif; des boissons aromatiques avec de la cannelle.

Empoisonnements par le nitrate d'argent : faire boire de l'eau salée en grande quantité.

Empoisonnements par l'opium : faire prendre une décoction de noix de galle, puis du café très fort.

Empoisonnements par le phosphore : la magnésie calcinée en grande quantité; l'essence de térébenthine.

Empoisonnements par la potasse : eau vinaigrée, jus de citron délayé dans l'eau, huile, eau chaude aux blancs d'œufs. Il faut un dizième de vinaigre par litre d'eau.

Empoisonnements par le sel d'oseille, le vitriol, l'eau de cuisine : la magnésie, l'eau de savon, le blanc d'Espagne, le bicarbonate de soude.

Empoisonnements par les sels de plomb : prendre du sulfate de soude.

Empoisonnements par le sulfate de quinine : même traitement que le précédent.

Empoisonnements par le sulfate de zinc : lait en quantité.

Empoisonnements par le vert-de-gris : même traitement que le précédent.

Empoisonnements par le verre pilé : gorger le malade avec de la panade, de la bouillie, de manière à ce que les débris de verre soient enveloppés ; provoquer ensuite des vomissements.

Enfants (Alimentation des). — Nous avons dit à l'article ALLAITEMENT que la nourriture de l'enfant dans les premiers mois devait être le lait et nous avons indiqué comment il devait être donné. Dès le septième ou huitième mois, quand l'enfant aura quelques dents, on peut commencer les panades et les bouillies, en quantité minime, jusqu'au sevrage qui se fera du neuvième au quinzième mois. On peut, avant cela, couper le lait avec de l'eau d'orge ou de l'eau d'avoine.

On emploie alors les grains d'orge entiers ou moulus au moulin à café. On prend une cuillerée à thé de farine d'orge ou d'avoine et on fait cuire un quart d'heure avec un verre d'eau et un peu de sel ; on mélange après avec le lait, et on sucre suivant le goût.

Les soupes et les bouillies forment la principale nourriture de l'enfant.

Farine d'arrow-root : une cuillerée délayée dans trois cuillerées d'eau froide, le double de lait, faire cuire sur feu doux pendant un quart d'heure en remuant tout le temps.

Crème de ris, farine de maïs : idem.

Bouillie : prendre de la farine de froment cuite au four, un quart d'heure de cuisson.

Farine d'avoine, crème d'orge : six minutes de cuisson.

Panades. — Il est plusieurs sortes de panades, mais sauf l'adjonction de telle ou telle chose elles se font de même. Couper des tranches de pain rassis, les faire bouillir à l'eau pendant deux heures, tout doucement, passer à la passoire, saler et ajouter un fort morceau de beurre frais. Pour la panade à la crème, on ajoute de la crème au dernier moment et on ne laisse pas bouillir de nouveau.

De même pour la panade à l'œuf on ajoute un jaune d'œuf et un peu de crème; la panade au gras se fait avec du bouillon; pour la panade au vin, il entre moitié bouillon et moitié vin rouge ou blanc.

Bains. — Il est très bon de baigner chaque jour les enfants: l'eau sera à la température de 25°; la durée du bain sera de deux à trois minutes. Il faut essuyer et réchauffer l'enfant après le bain et éviter de le faire sortir de suite. On peut aussi donner le bain avant de coucher l'enfant, le sommeil n'en est que plus calme.

Chocolat : Préférer le cacao aux chocolats, car souvent il entre dans ces derniers des matières étrangères, telles que farine, etc....

Enfants (couchette des jeunes). — Le meilleur matelas à employer consiste en feuilles de fougères épluchées. Cette plante est très saine et a l'avantage de ne pas contracter de mauvaise odeur. Elle est bien préférable au varech.

Enfants (Croissance des). — A la naissance, la taille d'un enfant est de 49 centimètres 5 millimètres pour les garçons et 48 centimètres 3 millimètres pour les filles. Depuis la naissance jusqu'à un an, la croissance est en moyenne de 19 centimètres 8 millimètres.

La taille se double dans les six premières années.

A quatorze ans, l'enfant a les onze douzièmes de sa taille définitive.

Les périodes de croissance les plus actives sont de la naissance à un an, de un an à deux, de deux à trois, de sept à huit et de quatorze à quinze.

La croissance est retardée par la scrofule, le rachitisme, etc.: elle est augmentée par les maladies graves.

Habillement dans l'enfance. — Préférer dans les premiers

mois l'habillement « à l'anglaise », qui laisse la liberté de mouvements des membres, au maillot, qui étreint l'enfant.

Enfants (Poids des). — L'enfant, en naissant, pèse en moyenne 3 kilogr. 126.

Le poids maximum des garçons est de 4 kilogr. 50 et leur poids minimum de 2 kilogr. 34.

Le poids maximum des filles est de 4 kilog. 25 et le poids minimum est de 2 kilogr. 12.

Ce poids diminue les premiers jours; au troisième, il n'est plus que de 3 kilogr. 17, puis il se relève chaque jour de quelques grammes.

Il s'accroît en moyenne de 20 à 40 grammes par jour pendant les cinq premiers mois, puis de 10 à 15 pendant sept mois; à un an, le poids est de 9 kilogrammes; à sept ans, de 18 kilogrammes.

Il est facile avec ces données de contrôler si l'enfant augmente régulièrement et si la nourrice par conséquent est bonne à conserver. Il suffira de peser le bébé tous les quatre ou cinq jours et de conserver la liste de ces poids.

A l'âge de cinq mois, il doit peser le double qu'à sa naissance et à seize mois son poids sera seulement le double de celui de cinq mois.

Il ne faut pas toutefois s'en rapporter mathématiquement à ces chiffres, le principal est qu'il profite à chaque tetée.

En le pesant tout habillé, avant ou après son repas, on voit combien il y a de lait absorbé; il faut que la différence soit au moins de 80 à 100 grammes, sinon la nourrice est mauvaise.

Au premier mois il prend 50 grammes par tetée, au deuxième mois 100 grammes, troisième 120 grammes, du quatrième au neuvième régulièrement 140 grammes par tetée et 950 grammes par jour.

D'après les spécialistes, un enfant le premier jour peut prendre à chaque tetée un centième de son poids et dans les jours qui suivent un gramme en plus.

Du reste, en même temps que le défaut d'augmentation du poids, l'enfant présentera de l'amaigrissement, de la diarrhée, un air souffreteux qui attireront l'attention.

Promenades des enfants. — L'enfant ne doit pas sortir dans les premiers jours; à l'âge de quelques semaines, il ne doit sortir ni par la pluie, ni par le froid. Il est préférable de porter l'enfant sur les bras que de le promener dans une petite voiture où il n'est ni surveillé ni réchauffé facilement.

Enfants (Soins à donner à la chevelure des). — Leur frotter de temps en temps la tête avec un composé d'une cuillerée à bouche d'huile de ricin et d'une cuillerée à bouche de rhum; les couper de temps en temps.

Sommeil des enfants. — Pendant les premiers mois, l'enfant s'endort après chaque tetée; respecter ce sommeil. Au bout de quelques mois, il ne dort plus que la nuit et deux heures dans la journée. Ce dernier sommeil ne doit pas entraver la promenade.

Ne pas bercer l'enfant pour l'endormir : il doit prendre son sommeil sans moyens factices.

Enfants (Tempérament des). — L'enfant qui a le tempérament lymphatique a les membres grêles, la peau blanche et souvent bouffie, ses mouvements sont faibles, pas de force morale. Le regard est terne, son air insouciant, impassible.

Le traitement doit être un bon régime alimentaire, viandes, vin généreux, de l'exercice, de la distraction, du soleil, de la chaleur.

Les enfants nerveux ont le regard vif, brillant, les mouvements fébriles, saccadés, ils se mettent facilement en colère.

Les soins doivent être les bains fréquents, tièdes ou froids, des lotions journalières, de l'exercice, du grand air. Éviter dans la nourriture les mets échauffants, les boissons spiritueuses et aromatiques.

L'enfant bilieux se reconnaît par une physionomie sérieuse, des mouvements rares et calmes. L'enfant qui a ce tempérament a du goût pour l'étude et a très souvent une vive intelligence. Purgatifs légers de temps à autre, alimentation composée de veau, agneau, volaille, fécule, laitage, fruits acides et vins légers, cidre, bière très étendue d'eau.

Le régime doit être doux et délayant.

Lorsque l'enfant s'éveille, graduer doucement l'arrivée de la lumière afin de ne pas saisir brusquement ses petits yeux.

Une très mauvaise pratique est, lorsqu'un enfant pleure, de le remuer brusquement pour le faire taire ; si un enfant n'a pas faim et qu'il pleure, c'est qu'il souffre, il faut donc rechercher la cause de sa souffrance : maillot trop serré, épingle qui le pique, petites coliques, etc...

Le porter indifféremment tantôt sur un bras, tantôt sur un autre, afin qu'il ne soit pas plus fort d'un côté que de l'autre ; l'habituer à se servir de ses deux mains.

Il est bon dès la jeune enfance de remédier à la fâcheuse habitude qu'ont les bébés de se sucer les doigts ; cela déforme le pouce et la bouche ; on peut enduire les doigts de coloquinte.

Faire rire l'enfant en le chatouillant est très pernicieux. — Dans les premières semaines de la vie, il est bon de tenir l'enfant sur un coussin, il s'échauffe moins.

Le linge doit être renouvelé tous les jours ; si on met des bonnets à l'enfant, faire attention qu'ils ne soient pas trop serrés et que le cordon ne passe pas derrière l'oreille, ce qui la ramènerait en avant ; si l'enfant a les oreilles un peu détachées de la tête, les maintenir avec une bandelette ; au bout de quelques jours, elles auront repris leur position normale.

Les oreilles doivent être nettoyées à l'eau tiède à l'aide d'une petite éponge fixée au bout d'un bâtonnet ; essuyer ensuite soigneusement l'orifice des oreilles.

Lorsque les yeux des enfants sont chassieux au réveil, ne pas les laisser faire des efforts pour les décoller, ce qui arracherait leurs cils ; les humecter doucement avec de l'eau tiède.

Il ne faut jamais forcer un enfant à marcher. La marche doit être le résultat des efforts spontanés de l'enfant.

Les hochets en os, argent, ivoire, qu'on donne à sucer aux enfants, ne sont pas sans inconvénients, un morceau de guimauve est plus émollient, aide la sortie des dents et ne durcit pas les gencives.

Enflure des pieds. — Lorsqu'à la suite d'une longue marche les pieds sont gonflés, prendre un bain de pieds prolongé avec de l'eau de sureau et une forte poignée de gros sel.

Engelures. — *Traitement.* — Tous les matins mêler dans un quart de verre d'eau froide un morceau de savon de Marseille, puis le pétrir jusqu'à ce qu'il prenne la consistance d'un mucilage ; oindre les mains avec ce corps gras, les frotter sans y ajouter de l'eau pendant une minute, rincer avec l'eau froide, puis essuyer avec un linge un peu rude.

Autre. — Faire des lotions avec de l'eau dans laquelle on a fait dissoudre de la poudre de camphre.

Autre. — Faire un mélange à dose égale d'extrait de saturne et d'eau-de-vie camphrée.

Pendant cinq ou six jours au plus, on mouille un linge une fois par jour avec cette préparation et l'on pose ce linge sur l'engelure. La rougeur et la souffrance disparaissent dès le second jour de ce traitement. Après l'emploi de ce liquide on passe un peu de glycérine sur l'engelure.

Autre. — Quand l'engelure commence à se faire sentir et qu'elle est rouge, prenez de l'essence de térébenthine, frottez-en légèrement la partie malade avec une plume et faites sécher. (Souvenez-vous que l'essence de térébenthine s'enflamme à distance et prenez des précautions le soir.)

Renouvelez sept à huit fois le même jour en ayant soin de répéter cette opération quelques jours de suite.

Autre. — Enduire la partie malade de miel de Bretagne, le soir en se couchant; recouvrir de linge fin très blanc.

Autre. — Faites bouillir du céleri dans de l'eau. Quand il est cuit, retirez du feu et laissez un peu refroidir.

Il faut que la chaleur puisse être supportée par la main. Les engelures sont trempées dix minutes; on les éponge et on les maintient chaudement à l'abri de l'air. L'immersion est renouvelée au moins deux fois par jour, après avoir fait réchauffer l'eau. Celle-ci peut servir de quatre à six jours.

Les démangeaisons des engelures ne tardent pas à disparaître.

Engelures (Savon contre les). — Dissolvez 15 grammes de savon de cuisine dans 15 grammes d'eau, ajoutez 10 grammes d'ammoniaque, 60 grammes d'huile d'olive et agitez vivement dans un flacon à large goulot.

Versez alors chaque fois dans la main une cuillerée de cette composition et servez-vous-en comme savon; au bout de trois jours, les engelures disparaissent.

Pour éviter les engelures aux enfants, un excellent moyen c'est de leur faire prendre tous les jours un bain de pieds et de mains de vin rouge tiède; ou encore un bain de pieds astringent à l'alun ou à l'écorce de chêne.

Engelures ulcérées. — Lorsque les engelures commencent à s'ulcérer battez un blanc d'œuf avec un peu d'eau-de-vie, enduisez la partie malade; il se forme un vernis qui arrête l'ulcération.

Autre remède. — Appliquer soir et matin une pommade composée de :

Borate de soude.......... .... 8 gr.
Pommade rosat....................... 30 —

Recouvrir de papier brouillard et mettre un linge par-dessus.

Engourdissement. — Fourmillement dans une partie du

corps avec impossibilité de mouvoir cette partie; provient souvent d'une fausse position prise en dormant; frictions avec un alcool quelconque.

Enrouement. — On appelle enrouement une altération dans le timbre de la voix qui est tantôt rude, tantôt voilée, tantôt intermédiaire entre ces deux états.

Enrouement (Gargarismes contre l') :

Décoction de guimauve	60 gr.
— de figues	60 —
Lait	30 —

Si l'enrouement persiste, on peut essayer de pulvérisations dans la gorge avec une solution de chlorate de potasse.

Enrouement (Limonade citrique contre l') :

Eau	100 gr.
Sirop de fleurs d'oranger	60 —
Acide citrique	12 —

Un verre de cette limonade fait disparaître les enrouements accidentels.

Lorsque l'enrouement est accidentel, il suffit de se tenir au chaud, de se badigeonner la partie antérieure du cou avec de la teinture d'iode, de porter une cravate et de prendre des tisanes chaudes. En même temps on fera des pulvérisations avec la décoction de guimauve ci-dessus.

Si l'enrouement est chronique, il faut en rechercher la cause dans une affection du larynx ou des parties avoisinantes.

Entorses. Foulure du pied. — *Différents traitements.* — Mettre le pied dans l'eau très chaude, puis masser.

On recommande aussi de faire baigner le pied pendant deux heures dans l'eau froide mélangée d'acétate de plomb; renouveler l'eau sitôt qu'elle s'échauffe, puis mettre des compresses d'arnica et d'eau blanche.

Entorses (Emplâtre contre les). — Un emplâtre composé d'une partie de carbonate de plomb et de deux parties d'huile d'olive est excellent.

Entorses (Remède contre les). — 1° Appliquer aussitôt que possible un cataplasme fait avec de la cendre de bois et de l'huile d'olives. 2° Mettre le pied dans l'eau très chaude et masser ensuite vigoureusement.

3° Un remède énergique : placer le pied sous le tuyau d'une pompe et subir pendant un quart d'heure une douche locale; frictionner ensuite fortement.

Actuellement le traitement qui est le plus employé et qui donne les meilleurs résultats est le massage.

L'articulation malade repose sur un coussin, la peau est enduite d'huile d'olives et on masse avec les deux pouces, d'abord très doucement, puis plus fort, en remontant vers la racine du membre et en suivant les tendons. On masse une heure et on reprend au deuxième jour.

Entérite. — Inflammation de la membrane muqueuse intestinale. Cette maladie fait beaucoup de ravages chez les jeunes enfants; dès qu'on soupçonne sa présence, faire venir le médecin.

On la reconnaîtra à la diarrhée abondante prenant une couleur jaune ou verte et s'accompagnant de coliques.

Dans la forme aiguë, repos, diète, cataplasmes de farine de lin, eau de riz, lavements à l'eau battue avec des blancs d'œufs.

Pour l'entérite cholériforme, même traitement que pour le choléra.

Éphélides ou taches de rousseur. — On préconise les lotions à l'eau boratée.

Les lavages au jus de fraises, au lait.

S'essuyer soigneusement le visage après la toilette et le couvrir de farine de gruau pendant un quart d'heure.

On recommande également l'émulsion suivante pour lavage quotidien :

> Amandes douces..................... 30 gr.
> Amandes amères..................... 8 —
> Eau de roses....................... 150 —

Jetez les amandes dans l'eau chaude, dépouillez-les de leur enveloppe, pilez-les dans un mortier de marbre en ajoutant l'eau de roses goutte à goutte, passez la liqueur et ajoutez un gramme de benjoin.

Éviter d'exposer le visage découvert au soleil.

Épilatoire (voir aussi Dépilatoires).

> Chaux vive pulvérisée................ 10 gr.
> Sulfhydrate de soude................. 3 —
> Amidon............................... 10 —

Faites une pâte; appliquez sur la peau; lavez à l'eau au bout de cinq minutes.

Épilepsie (vulgairement **Haut Mal**). — Névrose douloureuse héréditaire qui se traduit par des cris, une perte de connaissance, de la raideur des membres, les yeux convulsés, de la mousse écumeuse aux lèvres, des contractions violentes, etc.

Pendant l'attaque dégager le malade de tous liens; jeter de l'eau froide à la face, étendre sur un lit la tête un peu haute.

Le traitement doit être le bromure de potassium ou de sodium à hautes doses, l'hydrothérapie, l'air de la campagne, les exercices physiques, les infusions de valériane, la sobriété. Éviter toute excitation.

Épine-vinette. — Les qualités médicamenteuses de l'épine-vinette sont assez variées. On peut se servir de décoction d'écorce de racines de cet arbuste comme léger purgatif; elle peut être employée avec succès dans les embarras du foie et de la rate; contre l'hydropysie. Infusée à froid, on la préconise contre la jaunisse.

La décoction de feuilles d'épine-vinette, à laquelle on ajoute une petite quantité de miel, est excellente contre le scorbut et la dysenterie.

Les baies d'épine-vinette préparées en gelée ou en sirop, ou même en limonade, sont rafraîchissantes et tempérantes.

On recommande ces préparations dans les fièvres typhoïdes, bilieuses, inflammatoires, contre les angines, les irritations d'intestins et les maladies des voies urinaires.

Érysipèle. — La maladie, aiguë et contagieuse, débute brusquement par un malaise, des vomissements, des maux de tête, la langue fortement chargée; puis la peau se tuméfie, se couvre de plaques rouges en relief, qui tendent à gagner les parties voisines. Ces plaques sont douloureuses à la pression; il existe de l'engorgement ganglionnaire.

Isoler le malade, le garantir du froid, purgatifs doux; boissons adoucissantes, quelquefois un vomitif, enduire les parties atteintes de cérat amidonné, faire des lotions à l'eau de son, de guimauve, de sureau. Craindre les topiques proposés, les « remèdes infaillibles ».

Éruption. — On nomme éruption la formation sur la peau de boutons, de taches ou de plaques plus ou moins rouges. Ce n'est pas une maladie, mais c'est un signe commun à différentes affections puisqu'il y a des éruptions dans l'eczéma, l'acné, la rougeole, la scarlatine, la petite vérole, etc.

Il faut donc en présence d'une éruption rechercher la maladie causale.

Si l'on est en présence d'une rougeur uniforme, localisée, il faut penser à un coup de soleil, à une brûlure; rechercher si on n'a pas appliqué à cette place un médicament. C'est ce qu'on appelle l'érythème.

Quand on a une infinité de petites taches, arrondies ou déchiquetées, se touchant plus ou moins par leurs bords, pouvant occuper tout le corps, il faut penser à une maladie générale : la rougeole, la scarlatine, une intoxication par des aliments avariés (charcuterie, marée), par un médicament (antipyrine, etc.). Si on a affaire à des plaques assez grosses et qu'elles démangent, il s'agit probablement d'un urticaire. Enfin, si on a une quantité de petites élevures, de petits boutons, cela peut être de l'acné, la petite vérole, etc. Il sera plus prudent de consulter un médecin.

Dans chaque cas, on traitera l'éruption différemment suivant la maladie. — Voir les différents articles.

Été (Hygiène de l'). — Le meilleur moyen de ne pas souffrir de la chaleur est de manger avec modération, d'éviter une nourriture substantielle et de choisir de préférence les légumes et les fruits.

Pendant les chaleurs excessives, l'hygiène commande de ne manger que la moitié de la nourriture que l'on a l'habitude de prendre en temps ordinaire. Du reste, à ce point de vue la nature est d'accord avec l'hygiène.

Il est rare, lorsqu'il fait très chaud, que l'on ait très faim.

On sait que notre estomac remplit les fonctions d'un véritable poêle. L'aliment s'y brûle pour servir à l'entretien de notre vie.

Or, autant l'hiver il est nécessaire de bien manger pour suffire à la combustion qui se fait dans notre organisme, autant l'été les aliments doivent être restreints parce que, cette combustion étant moins vive, il y a excès de combustible dans notre corps.

Si on mangeait beaucoup lorsqu'il fait chaud, le trop-plein, qui ne brûlerait pas à notre profit s'accumulerait dans le sang, y produirait une désorganisation et provoquerait des maladies.

Les précautions hygiéniques à prendre en cette saison sont des plus simples :

Pour éviter les maux de tête, les transports au cerveau, les insolations, il est prudent de se soustraire à l'ardeur du soleil, en portant de larges chapeaux de paille et des ombrelles.

Pour ne pas exciter la transpiration, on doit également éviter les exercices prolongés et les marches en plein soleil.

On a généralement tort de ne pas se garantir les yeux au moyen de lunettes ou de lorgnons garnis de verres bleus ou noirs. Rien n'altère la vue comme l'action directe du soleil, et aussi son reflet sur le sol, les murailles, les cailloux, etc.

Le meilleur moyen de ne pas avoir soif, c'est de ne jamais se désaltérer entre les repas. Plus on boit et plus on a chaud.

Éviter les boissons trop froides, les boissons glacées, frappées ; l'eau fraîche à 10 ou 12 degrés, rafraîchie à la cave ou par contact avec de la glace, est excellente.

Boire avec lenteur, par gorgées, le moins possible sans manger. Boire les boissons glacées avec un chalumeau.

Fuir les courants d'air si on a bu en transpiration.

Lorsqu'on a marché, attendre un quart d'heure avant de boire ; après avoir bu, attendre quelques minutes avant de se mettre en marche. Un caillou ou un noyau de prune dans la bouche atténuent la soif.

Étourdissements. — Menace de perte de connaissance.

Relèvent de causes multiples : coup de soleil, congestion cérébrale, troubles circulatoires du cerveau, anémie, dyspepsie, hystérie et épilepsie.

Rechercher la maladie causale et la soigner.

Excoriations. — C'est la destruction du derme avec rougeur, inflammation et quelquefois suppuration des couches superficielles de la peau.

Les excoriations sont dues à un frottement répété et rude; elles surviennent fréquemment à l'occasion du frottement de la peau contre elle-même au niveau des plis, chez les personnes replètes et les enfants.

Le meilleur moyen de remédier à cet inconvénient est, après lavage à l'eau amidonnée, de saupoudrer les parties atteintes avec un mélange composé de :

Amidon............................ 100 gr.
Eau de chêne....................... 100 —
Sous-nitrate de bismuth............ 100 —

Le tout réduit en une poudre impalpable.

Exercices physiques. — Les exercices physiques sont nécessaires au développement parfait de l'organisme. Ils fortifient, en effet, le système musculaire, activent la circulation, développent la poitrine, facilitent les excrétions et exercent une influence salutaire sur tout l'organisme. Fort en honneur chez les anciens, ils étaient depuis fort négligés; mais ils tendent actuellement à prendre de nouveau l'importance qu'ils méritent. Ils remplacent avantageusement la gymnastique qui s'exécute généralement dans des locaux fermés. Tout exercice physique est bon et les plus simples sont souvent les meilleurs, la marche par exemple. Quel que soit l'exercice auquel on se livre, il doit remplir deux conditions : être *fréquent*. Un exercice qui a lieu tous les mois n'a nulle action sur la santé, tandis que répété tous les jours ou tous les deux jours, les effets en sont excellents. De plus, il doit être *modéré*. La fatigue qui le suit doit être légère, sinon on arrive vite au surmenage, très mauvais dans l'adolescence. Rien n'est moins hygiénique qu'un exercice violent chez quelqu'un de non entraîné.

Éviter l'exercice au moins une heure après le repas.

Voici les principaux exercices :

La promenade : le plus naturel, le meilleur et le plus salutaire de tous, pourvu encore que l'on ne se promène que dans des endroits sains.

On préconise la promenade du matin comme apéritive et fortifiante. — Le pas gymnastique, en chantant en mesure, est excellent pour les enfants à poitrine étroite.

L'équitation : accélère la circulation du sang et favorise une légère transpiration.

La chasse : user avec modération.

Le cyclisme : ce sport moderne et de l'avenir; pourvu que l'on n'en fasse pas excès, ce qui arrive trop souvent.

Bicycle, Bicyclette (Hygiène du cycliste). — Toute personne doit avant de faire de la bicyclette, se soumettre à un examen médical, pour savoir si cet exercice peut lui être permis, s'il n'aura pas de fâcheux retentissement sur sa santé.

Je crois que les personnes atteintes de la maladie de Bright, de diabète, de certaines affections du cœur, d'angine de poitrine, d'épilepsie, et de quelques états particuliers chez la femme, feront bien de s'abstenir de cet exercice.

En tous cas même, si l'on vous permet la bicyclette, graduez l'exercice, et dès les premiers jours ne vous épuisez pas en vains efforts qui aboutiraient au surmenage et pourraient donner des syncopes, de l'essoufflement.

Les cyclistes vont souvent tête nue, et, par suite de la transpiration, la tête s'encrasse facilement; il serait bon de porter les cheveux courts et la tête couverte; en tout cas, un bon savonnage et une lotion à l'alcool camphré pour nettoyer cette partie du corps.

Les pieds, fournissant un travail continu, nécessitent des soins particuliers. Certains sujets ont une transpiration abondante, et il se produit une vraie macération de l'épiderme avec excoriations. Changer de bas fréquemment et, après chaque course, se laver les pieds avec une décoction d'écorce de chêne qui raffermira la peau et la rendra plus résistante ; les lotions à l'eau de Cologne sont aussi très bonnes.

Le frottement de la selle peut causer de l'érythème : au début de l'apprentissage ou de l'entraînement, se laver à l'eau de feuilles de noyer et se poudrer de poudre de riz ou de poudre d'amidon.

On doit mettre un mince tricot de laine en contact avec la peau.

La culotte, large et flottante, doit être peu serrée au-dessous de l'articulation des genoux.

Le soulier à talon est préférable au brodequin ; la semelle doit en être épaisse et légère.

Les bas doivent être en laine.

La casquette est la coiffure à préférer, son inconvénient est de ne pas abriter la tête contre le soleil, y adapter un couvre-nuque.

Le cycliste doit éviter les refroidissements.

Les jeux, tels que : l'escrime, la danse, la boxe, l'escarpolette, les quilles, les boules, le croquet, le foot-ball, le lawn-tennis, etc.

Le jardinage, pour les personnes replètes et les personnes âgées.

Lorsqu'après un exercice l'on transpire, prendre bien garde d'attraper froid.

Après quelques jours d'exercices suivis, il est bon de prendre un ou deux jours de repos.

Les gens sédentaires, bureaucrates, commerçants qui ne peuvent, à cause de leurs affaires, se livrer à quelque exercice, pourront le remplacer par des frictions, qui, accélérant la circulation du sang, provoquent la transpiration et atteignent le but visé.

F

Fièvre. — État morbide, caractérisé par une élévation de la chaleur du corps, l'accélération du mouvement circulatoire, trouble dans les fonctions, le pouls, le cœur battant plus vite; il existe de la transpiration.

Fièvre de lait. — Souvent au moment de la montée du lait, il y a un léger mouvement fébrile. Si la fièvre continue plusieurs jours, se méfier de quelque complication du côté des seins ou du ventre.

Fièvres éphémères. — Ce sont des fièvres qui n'ont aucune influence fâcheuse et qui se passent assez facilement, avec du repos, une demi-diète, des boissons rafraîchissantes, un léger purgatif, s'il y avait de l'embarras gastrique.

Fièvres intermittentes. — A trois périodes : le froid, le chaud, la transpiration; il y a des fièvres qui sont continuelles, d'autres qui reviennent tous les deux jours, tous les trois jours.

Donner des boissons chaudes, grog, thé, café; traiter par le sulfate de quinine. Demander au médecin pour la dose à prendre.

Fièvres rhumo-catarrhales. — Est une fièvre fréquente chez les enfants: elle est presque toujours causée par le froid humide; elle se passe quelquefois du jour au lendemain.

L'enfant se plaint de mal de tête, de frissons, de courbature;

il existe presque toujours du rhume de cerveau; le ventre est ballonné, douloureux.

Lorsque la fièvre n'est pas forte, repos au lit, infusion de bourrache; lorsqu'au contraire la fièvre est forte, employer le sulfate de quinine.

S'il y avait du délire, mettre des vésicatoires entre les épaules.

Fièvre typhoïde. — Les symptômes généraux sont d'abord le manque d'appétit, de sommeil, des frissons, des saignements de nez, soif ardente, diarrhée, mal de tête, courbature, vertiges; il y a quelquefois de l'angine, puis arrivent des taches rosées sur le ventre.

Le traitement varie suivant la forme de la maladie. On soutient le malade par du champagne; les soins de propreté doivent être excessifs: il faut laver le malade deux fois par jour avec une éponge trempée dans de l'eau additionnée d'eau-de-vie, alternant avec de l'eau mélangée de phénol; nettoyer la bouche avec de l'eau alcoolisée, changer de linge, de draps tous les soirs. En cas d'hémorragie intestinale, faire prendre de la glace.

Les purgatifs sont bons au commencement lorsqu'il y a constipation, mais s'il vient de la diarrhée, les éviter.

Si la peau est sèche, bains tièdes prolongés.

Si le pouls est accéléré, s'il existe beaucoup de fièvre, sulfate de quinine.

Si le ventre est douloureux, cataplasmes de farine de graine de lin, en permanence.

Lorsque la fièvre diminue, on peut donner du bouillon, de légers potages, mais on ne doit revenir à la nourriture substantielle que lorsque les selles ne sont plus liquides et que la langue a repris son aspect habituel. Cette maladie est éminemment contagieuse; elle est aussi épidémique; sa durée varie de vingt à quarante jours; la convalescence est très longue, les rechutes sont graves; il reste souvent des troubles cérébraux.

La présence du médecin est indispensable.

Fluxion. — Le meilleur moyen de s'en débarrasser est d'exposer la partie enflée à la vapeur d'une infusion bouillante de fleurs de mauve ou de sureau. On peut aussi conserver dans sa bouche ce liquide chaud. Tenir au chaud la partie atteinte. — Une fois la fluxion guérie, faire soigner la dent, cause de tout le mal.

Fluxion de poitrine. — C'est l'inflammation du poumon; lorsque les deux sont atteints, c'est la fluxion de poitrine double. Elle arrive presque toujours après un refroidissement et débute par des frissons avec malaises, mal de tête, fièvre, vomissement quelquefois; après, vient l'oppression, la toux, point de côté; les crachats viennent difficilement, ils sont rougeâtres, jaunâtres ou verdâtres. Tout d'abord les vésicatoires sont indiqués, le kermès en potion; l'extrait mou de quinquina pour donner des forces, de la limonade vineuse pour calmer la soif.

Foie. — *Congestion du foie.* — Augmentation du volume du foie et de l'abdomen, troubles digestifs intestinaux.

Cette maladie est généralement produite par l'abus des boissons alcooliques, les excès de table, les miasmes paludéens.

En ce dernier cas, user de sulfate de quinine; dans le premier cas, de purgatifs salins, d'eau de Vichy; régime alimentaire léger.

Hépatite. — La forme aiguë ne se produit guère que dans les pays chauds. On éprouve des vomissements, de violentes douleurs au côté droit, le foie augmente de volume à tel point qu'il déborde des fausses côtes et qu'il se produit un abcès. Le médecin doit être appelé pour déterminer le traitement.

L'hépatite chronique présente les mêmes symptômes, moins graves et sans abcès; on emploie les purgatifs, la teinture d'iode, un régime maigre, l'hydrothérapie, les eaux de Vals et de Vichy.

Foie (Hypertrophie du). — Le foie augmente de volume, sans

Inflammation ; suivre un régime maigre, les douches, le calomel, les eaux alcalines.

Fractures. — Lorsque l'os est cassé nettement en deux tronçons, c'est la fracture simple; en plusieurs endroits, la fracture multiple; lorsqu'il y a des esquilles et une plaie, c'est la fracture compliquée.

Lorsqu'un blessé est atteint de fracture, ce dont vous vous rendez compte soit par le témoignage du blessé lui-même qui a perçu un craquement ou une violente douleur, soit par la déformation que présente un membre, il faut avant de relever le malade découdre le pantalon ou l'habit du blessé afin de constater le siège exact de la blessure. Vous songerez alors à placer le blessé sur un lit ou sur un brancard (s'il doit être transporté) et pour ne pas aggraver les lésions, pendant qu'une ou deux personnes soulèvent le torse et les membres sains, un troisième aide s'occupe exclusivement de soutenir le membre malade *sans secousse et sans déplacer les fragments.* Une fois le blessé couché, vous redresserez alors la jambe ou le bras et vous le maintiendrez au besoin par des planchettes garnies de coton ou de coussins, ou par des lames de carton. Vous fixerez le tout par quelques tours de bande ou avec des mouchoirs pliés en écharpe.

Placez sur le membre des compresses d'eau froide.

S'il y a une plaie, retirez les débris de vêtements qui peuvent s'y trouver, lavez-la pour la débarrasser de la terre ou de la poussière, appliquez des compresses de sublimé.

La guérison d'une fracture au bras demande environ cinq semaines, celle d'une fracture à la jambe deux mois.

Fraises. — Les fraises sont rafraîchissantes et tempérantes; elles conviennent fort bien aux tempéraments sanguins et bilieux, mais seraient préjudiciables aux estomacs délicats et digérant mal.

On recommande ce fruit contre la jaunisse, les bronchites avec toux sèche. On les préconise encore contre les catarrhes pulmonaires, les inflammations de la poitrine, contre la goutte.

Le jus de fraise mélangé à de l'esprit de vin est recommandé comme étant un excellent remède contre la maladie de la pierre.

Les feuilles et racines de fraisiers sont diurétiques et astringentes. On les emploie en décoctions dans les diarrhées chroniques, contre les dysenteries, l'hématurie, dans les affections des voies urinaires, dans les fièvres quartes, etc.

Sirop de fraises :

```
Fraises pas trop mûres.............   1000 gr.
Sucre en poudre...................    1000 —
```

Faire bouillir dans une bassine en remuant.
Passer à l'aide d'un linge, mais en se gardant bien d'exprimer.
Ce sirop sert pour édulcorer les tisanes.

Frisson. — Le frisson est constitué par une violente sensation avec tremblement et claquement de dents. Il est l'avant-coureur de la fièvre. Il indique donc que la personne qui le ressent couve une maladie. Il convient de garder la chambre et même le lit. On donnera des tisanes tièdes.

Froid (Hygiène du). — Le froid est un puissant agent thérapeutique ; on l'emploie sous forme de glace, de bains froids, d'enveloppements froids dans les inflammations.

Le froid a différents effets sur le corps suivant son intensité. C'est un tonique quand il est modéré. Quand il est plus vif, il produit soit des accidents locaux (engelures, gerçures, gangrène), soit des accidents généraux (congestions, asphyxie).

Il est donc bon de faire de l'exercice en plein air, en hiver par un froid modéré. Pour se mettre à l'abri des accidents locaux, dans les températures plus basses, nous disposons de plusieurs moyens : l'exercice violent, enduire ou frotter d'huile les parties exposées au froid; se laver le visage à l'eau froide avant de sortir pour éviter les marbrures. Pour parer aux accidents généraux : prendre en se levant une cuillerée à bouche d'huile de foie de morue (on sait que c'est grâce à l'huile de poisson qu'ils absorbent que les Esquimaux supportent les plus basses températures); des boissons alcooliques; des vêtements de laine et flanelle; respirer par le nez.

Traitement des accidents :

Engelures (voir ce mot).

Gerçures (*idem*).

Engourdissement : lorsqu'un membre est fortement engourdi par le froid, il faut le plonger dans l'eau froide, puis augmenter peu à peu très lentement la chaleur de l'eau.

Congestion et asphyxie (voir ce dernier mot) : placer le malade dans une chambre froide dont on élèvera lentement la température; frictions et massages sur tout le corps avec de la neige, puis de l'eau froide, puis de l'alcool, puis des linges chauds. Boissons alcooliques dès que le malade pourra avaler; mouvements forcés.

Furoncles. — Le meilleur traitement pour faire aboutir le furoncle en voie d'évolution et pour calmer en même temps la douleur, consiste en l'application de petits cataplasmes de fécule ou d'amidon chauds et faits avec de l'eau phéniquée faible, 1 pour 100.

Pour calmer la douleur et hâter la guérison on peut aussi avoir recours au bistouri.

Une fois le furoncle mûr, il faut extraire le bourbillon et faire de petits pansements avec des compresses de toile trempées dans l'eau phéniquée.

On a proposé divers moyens pour faire avorter le furoncle. Ils ne réussissent que si celui-ci est pris tout au début.

Ce sont : 1° Les badigeonnages avec :

> Teinture d'iode...................................... 15 gr.
> Teinture d'arnica.................................... 15 —
> Alcool camphré...................................... 15 —

ou simplement avec la teinture d'iode. Avoir soin de ne pas empiéter sur la peau saine.

Boire de l'eau de goudron ou de l'eau de Vichy.

2° Les pulvérisations d'eau phéniquée tiède, trois fois par jour pendant dix minutes, constituent une médication excellente qui a été préconisée par le Dr Verneuil.

Un furoncle n'arrive jamais seul; donc, pour éviter une nombreuse postérité, il faut prendre pendant une dizaine de jours une infusion de tilleul tous les matins; ou encore un peu d'iodure de potassium; ou encore un purgatif; enfin on peut prendre aussi à l'intérieur du benzo-naphtol.

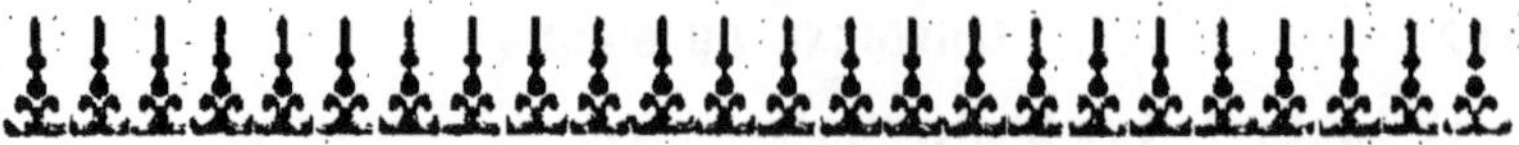

G

Gale. — Éruption cutanée occasionnée par la présence d'un insecte (famille *acarus*). La gale est caractérisée par des vésicules légèrement élevées au-dessus du niveau de la peau et remplies d'un liquide séreux. Ces vésicules siègent de préférence sur le dos de la main, à la base des doigts, sur le poignet, sur la poitrine. La gale peut s'attraper par une simple poignée de main ou même par une pièce d'argent venant d'un galeux.

Le mieux, si l'on habite Paris, est d'aller à l'hôpital Saint-Louis; en quelques heures l'on en sort guéri. On fait une friction générale de la peau au savon noir pendant une demi-heure, puis on met le malade au bain pendant une heure et enfin on le frictionne avec une pommade composée de :

```
Axonge............................... 8 parties.
Soufre sublimé....................... 2   —
Sous-carbonate de potasse............ 1   —
```

On change de linge, d'effets; tout ce qui peut être lessivé doit l'être, le reste détruit ou passé à la vapeur de soufre; deux jours après, chez soi, nouveau bain.

Ganglions. — Les ganglions engorgés qu'on observe souvent au cou des enfants, sont un signe de lymphatisme. Il faut le traitement interne de cette affection : sirop, iodure de fer, toniques, quinquina, phosphate de chaux, etc., etc.; en même temps on fait des frictions avec une pommade à l'iodure de potassium.

Toute plaie de la peau, surtout aux extrémités : au pied, à la jambe, au bras, à l'avant-bras, peut produire un gonflement des ganglions. Une écorchure au pied peut déterminer un engorgement ganglionnaire à l'aine. Dans ce cas, il faut désinfecter la petite plaie, et pour cela appliquer des pansements avec de la toile fine très propre, trempée dans l'eau phéniquée. Recouvrir d'un imperméable. Laisser 12 heures.

On appelle encore *ganglions* des kystes arrondis ou aplatis qui se trouvent ordinairement sur le poignet ou sur le dos de la main. On les guérit en les écrasant avec les pouces ou en les transperçant avec une aiguille longue et fine; cette dernière affection n'a rien à voir avec le lymphatisme.

Gangrène. — Lorsque la gangrène existe, ce que l'on reconnaît soit à la couleur noire de la partie atteinte, soit à l'odeur qu'elle dégage, il n'y a aucun moyen de sauver la partie atteinte; tout ce qu'on peut faire c'est d'éloigner les causes capables de faire gangrener les parties voisines. Les pansements doivent être fait avec l'acide phénique faible. La présence du médecin est indispensable.

Gargarismes. — Les gargarismes sont employés :

1° Pour la toilette ordinaire de la bouche; ce sont les eaux dentifrices (voir ce mot);

2° Pour les maladies de la bouche;

3° Pour les maladies de la gorge.

Dans le cas d'affections de la bouche (aphtes, inflammation des gencives, stomatites), on emploie les gargarismes suivants :

Borate de soude......................	8 gr.
Chlorate de potasse..................	8 —

```
Alun............................................  8 gr.
Eau ordinaire...................................  800 —
```

Sucrez avec du miel.

Prenez une cuillerée à café et promenez le liquide en tous sens dans votre bouche jusqu'à abondante salivation.

S'il y a maladie de gencive, tremper dans ce gargarisme une compresse d'ouate longue et appliquez-la entre la joue et la gencive.

Ou plus simplement : eau et sirop de mûres, eau d'orge avec du miel et quelques gouttes de vinaigre, décoction de feuilles de ronces avec un quart de miel rosat pour un verre d'eau.

Dans les inflammations de la gorge (angines, amygdalites, rhumes), on se sert d'un des gargarismes suivants :

```
1°   Acide phénique........................  10 gr.
     Chloroforme...........................   2 —
     Teinture de myrrhe....................  10 —
     Eau de Cologne........................ 100 —
     Eau distillée......................... 100 —
```

Une cuillère à café dans un verre d'eau plusieurs fois par jour.

Excellent contre les catarrhes qui commencent les rhumes de cerveau, etc.

2° Faire dissoudre 2 grammes d'acide phénique cristallisé dans 8 grammes d'alcool absolu, et ajouter 10 gouttes d'essence de menthe.

Mettre 10 gouttes de ce mélange dans un verre d'eau chaude et se gargariser matin et soir.

3° S'emploie aussi pour les aphtes. Se gargariser d'heure en heure avec une gorgée de liquide (ne pas avaler) :

```
Borate de soude.......................   5 gr.
Décoction d'orge...................... 200 —
Mellite de rose.......................  30 —
```

Recette du mellite de roses. — Le mellite des roses rouges, ou miel rosat, est un sirop préparé avec les roses rouges de Provins, du miel blanc, et de l'eau bouillante.

Il possède un très agréable parfum de roses et est très employé en médecine comme astringent :

    1°   Chlorate de potasse...................   20 gr.
          Miel rosat............................   100 —
          Eau pure.............................   250 —

Gastralgie. — C'est une maladie nerveuse de l'estomac ; elle offre toutes sortes de bizarreries, et tel estomac qui ne peut digérer le lait, accepte facilement les mets les plus lourds comme le jambon, la choucroute.

Les fruits, les gâteaux, les acides, les confitures sont généralement mauvais, de même les plats à sauce, les ragoûts, les pommes de terre, le vin pur, les liqueurs.

Les malaises causés par la gastralgie sont très variables ; les spasmes, les digestions difficiles, les douleurs au creux de l'estomac, les tiraillements, les borborygmes, les nausées, les vomissements, la constipation, tristesse, découragement, etc., etc.

Pendant l'accès, applications très chaudes au creux de l'estomac, quelques gouttes de laudanum (8 gouttes) dans un demi-verre d'eau sucrée à boire très lentement ou infusion de feuilles d'oranger prise froide. Les boissons froides réussissent généralement de même ; de petits morceaux de glace s'il y avait des vomissements. Si la crise se prolonge, grand bain tiède, potion à l'éther ou au chloroforme, vésicatoire volant au creux de l'estomac.

Ces accès se produisent généralement une heure après l'ingestion des aliments. La gastralgie est souvent causée par les chagrins, les émotions. État à surveiller et suivre un traitement méthodique qui consistera en un régime spécial principalement composé de viandes rôties, fruits cuits, lait.

Gastrite. — Inflammation de la muqueuse de l'estomac. L'abus des boissons spiritueuses, des aliments âcres, épicés, de mauvaise qualité ; la précipitation dans les repas, les coups sur l'estomac, certaines affections fébriles amènent la gastrite.

On commence par éprouver de la chaleur, une soif continuelle, de la fièvre, de l'insomnie. Lorsqu'on appuie sur l'estomac on augmente une douleur vive qui s'y fait sentir, la bouche est brûlante, la langue jaunâtre et rouge sur les bords et à la pointe ; il existe un sentiment de brûlure derrière le sternum. Dans la forme aiguë il y a des vomissements, des troubles circulatoires, respiratoires ; mettre de suite le malade à la diète, lui faire prendre des boissons gazeuses fraîches, de l'eau battue avec des blancs d'œufs, de la tisane de graine de lin ; manger des potages au riz, à la fécule ; régime lacté.

Gastrite chronique. — Succède souvent à la gastrite aiguë ou débute lentement ; les symptômes sont les mêmes avec moins d'acuité ; il y a un amaigrissement progressif ; avoir un régime léger ; pas de sauce, d'oseille, de ragoût ; les poissons, les viandes rôties, les légumes frais, l'emploi des eaux alcalines, les amers, la pepsine pour favoriser la digestion, l'opium contre les vomissements, la lenteur dans les repas constitueront le meilleur traitement.

Gencives. — Se gargariser avec de l'eau salée tous les jours est très bon ; se frotter les gencives plusieurs fois par jour avec la poudre suivante est excellent.

Poudre de quinquina......................	15 gr.
— de ratanhia......................	5 —
— de chlorate de potasse..........	3 —

Lorsque les gencives sont saignantes, se rincer la bouche avec de l'eau où l'on fait dissoudre un peu de bicarbonate de soude ; sucer quelques pastilles de chlorate de potasse, mâcher du cochléaria, ou se gargariser avec de l'eau de cochléaria ; mâcher du cresson est également excellent, c'est un remède à la portée de tout le monde.

Gencives. — Contre la mollesse et la décoloration des gencives voici la formule de Combe qu'on trouve excellente :

Teinture de pyrèthre................ 15 gr.
Teinture de gaïac...................⎫
   —   de myrrhe..............⎬ aā 4 —
   —   thébaïque....,..........⎭
   —   de coquelicot............. 6 —

Badigeonnages pour colorer matin et soir.

Ramollissement des gencives. — Extraire le jus d'une botte de cresson ; s'en gargariser deux ou trois fois par jour.

Gerçures (voir CREVASSES). — Quelquefois, pour guérir des gerçures rebelles, on est forcé d'avoir recours aux médicaments astringents, aux substances toxiques et même au fer rouge. On peut faire des applications fréquentes de collodion élastique.

Le premier contact est très douloureux mais les applications suivantes sont supportables.

Gerçures des enfants. — Employer le saindoux parfumé ou faire des onctions avec de l'eau-de-vie camphrée ou au jus de citron ou encore au vin tiède.

Gerçures des lèvres. — Faites fondre au bain-marie :

Cire blanche...................... 50 gr.
Huile d'amandes douces............. 100 —

Lorsque le mélange est à peu près refroidi, ajoutez 50 centigrammes de carmin délayé d'abord dans un peu d'huile d'amandes douces, puis 50 centigrammes d'huile volatile de roses.

Gerçures (lotion contre les). — Faites macérer pendant vingt-quatre heures 10 grammes de pépins de coings dans

80 grammes d'eau de roses, passez en pressant fortement dans un linge, ajoutez 160 grammes de glycérine et 10 grammes de teinture de benjoin.

Gerçures des mains. — Frottez soir et matin avec la composition suivante :

Vinaigre de vin blanc....................	30 gr.
Alcool............................	15 —
Eau de roses........................	15 —
Jus de citron.......................	10 —

Autre. — Étendez le soir sur les parties atteintes de l'huile fine et lavez-vous au réveil avec de l'eau bouillante.

Votre peau reprendra presque tout de suite sa souplesse habituelle.

Pâte pour les mains gercées. — Lavez dans l'eau 100 grammes de graisse de porc non salée; lavez ensuite avec de l'eau de roses, deux jaunes d'œufs frais et une cuillerée à soupe de miel.

Battre le tout et y mettre assez de farine de seigle pour faire une pâte épaisse dont on s'enduira les mains en se couchant.

Gerçures (Pour prévenir les). — Se frotter matin et soir avec un peu d'huile d'amandes douces qu'on enlève ensuite en se lavant les mains avec de la pâte d'amandes.

Gerçures rebelles des lèvres :

Beurre de cacao....................	10 gr.
Huile de ricin.....................	3 —
Huile de bouleau...................	2 gouttes.
Essence de badiane.................	5 —
Extrait de cachou..................	1 gr.

Pour appliquer trois fois par jour.

Gerçures du sein. — Lotions astringentes au tanin.

Glossite. — Inflammation de la langue; la salivation augmente, l'haleine devient fétide, l'organe est brûlant. La langue est volumineuse, et en quelques heures, quelquefois, ne peut être contenue dans la bouche. Il est de toute nécessité de faire appeler immédiatement son médecin avant toute médication, cette maladie ayant souvent une marche très rapide.

Goudron. — Le goudron étant un remède très usité; voici la recette des différentes préparations.

Pilules de goudron :

    Goudron.............................. 100 gr.
    Anis en poudre........ .... 10 —
    Magnésie en quantité suffisante.

Faire 100 pilules à prendre de 1 à 10 par jour.

Eau de goudron :

    Goudron.............................. 100 gr.
    Eau distillée........................ 3 litres.

A prendre dans la phtisie, la bronchite, la chlorose.

Sirop de goudron :

    Goudron.............................. 1 kilog.
    Eau.................................. 230 gr.

Maintenez le tout pendant vingt-quatre heures à une température de 60°; filtrez et faites dissoudre à froid 500 grammes de sucre. A prendre trois ou quatre cuillerées par jour dans les affections catarrhales, les bronchites, les maladies de vessie.

Goudron (Emploi du) pour les plaies rebelles. — Le goudron est un des meilleurs médicaments contre ces plaies persistantes et de mauvaise mine qu'ont fréquemment les vieillards. Étendre le goudron en couche mince sur un morceau de toile qu'on applique sur la plaie et que l'on renouvelle chaque jour.

L'inflammation ne tarde pas à disparaître et la cicatrisation vient promptement.

Gourmes. — Maladie des jeunes enfants, de nature eczémateuse; produit des croûtes épaisses qu'on détache par l'humidité en appliquant dessus de petits cataplasmes de farine de riz (ne pas faire usage de cataplasmes de farine de lin, trop irritants.)

Lorsque les croûtes sont tombées, faire des lotions avec la liqueur de Van Swieten, ou avec de l'eau de goudron, (plutôt la première); faire prendre à l'enfant des bains avec 100 grammes de sous-carbonate de soude. Dans les cas chroniques, employer la pommade :

            Précipité rouge................. 0 gr. 25
            Vaseline....................... 25 —

Généralement les gourmes proviennent d'un tempérament lymphatique et il faut suivre un traitement interne.

Goutte. — Cette maladie, souvent héréditaire, vient aussi de l'abus de boissons alcooliques, de la nourriture trop abondante. La goutte est produite par un excès d'urate de soude dans le sang et par le dépôt de ce sel dans les jointures. Elle est plus fréquente chez les hommes que chez les femmes; la goutte apparaît entre quarante et cinquante ans, mais dans le cas d'hérédité elle peut survenir beaucoup plus tôt.

La première manifestation de la maladie débute presque toujours brusquement, pendant la nuit, par une vive douleur à l'un des gros orteils; il y a rougeur et tuméfaction, le malade a un peu de fièvre.

Cette maladie devient presque toujours chronique; les accès se produisent à intervalles plus ou moins éloignés; il arrive fréquemment de la déformation des articulations et les complications sont à redouter. Pendant l'accès frictionner les parties malades avec un liniment calmant au chloroforme, baume Opodeldoch, cataplasmes laudanisés, repos absolu, diète, transpiration.

Ou encore mettez des cataplasmes de farine de lin, arrosés de laudanum, ou bien faites bouillir de la graine de lin avec des têtes de pavots (20 grammes par litre d'eau).

Lotions à l'huile de marrons d'Inde.

Suivre un régime sévère, se purger fréquemment, faire beaucoup d'exercices, prendre des eaux thermales, Vichy, Vittel (source bienfaisante), Contrexéville; éviter les alcools, les mets trop épicés, trop succulents, manger beaucoup de céleri, ce légume est, paraît-il, excellent pour la goutte.

Aliments défendus. — Extraits et jus de viandes, viandes noires saignantes, viandes fumées ou salées, mets très épicés, gibier faisandé, coquillages et crustacés, oseille, tomates, fruits acides, glaces.

Boissons défendues. — Vins à bouquet, en particulier les grands crus de Bourgogne; il suffit parfois de quelques verres de ces vins pour provoquer une crise de goutte ou de gravelle. — Vins spiritueux secs, porto, xérès, cognac, rhum, liqueurs, boissons glacées.

Aliments permis. — Pain : en manger peu. Choisir de préférence la croûte bien cuite ou le pain grillé. — Œufs, bœuf, mouton, veau, volailles, pigeon, lapin, charcuterie, porc frais (non fumé), foie gras, faisan, perdreau, poissons, légumes, fruits, laitages.

Boissons permises. — Eau pure (boisson très salutaire), vin rouge (vieux bordeaux), vin blanc léger, bière, cidre, café, thé, chocolat, vin de champagne.

Gravelle. — Il y a plusieurs sortes de gravelles, rouge, grise, blanche, jaune. La gravelle est une prédisposition rhumatismale.

Le traitement général consiste en bains tièdes, à prendre du vin blanc coupé d'eau minérale, à suivre le régime lacté, à manger peu de pain. Vittel, Contrexéville, Évian, donnent d'excellents résultats. Exercices physiques chaque jour, sauf l'équitation. Les aliments permis sont les mêmes que pour la goutte (voir ce mot).

Grippe. — La grippe se déclare habituellement par une grande prostration avec courbatures, douleurs dans la poitrine. Se coucher de suite, se faire transpirer et prendre 25 centigrammes de carbonate d'ammoniaque en quatre fois dans la journée. Si l'abattement est considérable, boire du vin chaud et sucré.

Cette maladie est parfois épidémique ; courbature, faiblesse générale, syncopes, enchifrènements, larmoiement, mal de gorge, voix rauque, quintes de toux douloureuses, d'abord sèches, puis humides, difficulté de respirer, nausées, vomissements, fièvre, mal de tête, surtout dans la région frontale.

Les secours d'urgence consistent en infusions très chaudes, de mauve, feuilles d'oranger, bourrache, violette ; fumigations de sureau sous le nez, sinapismes aux jambes et sur les côtés de la poitrine ; bains de pieds à la moutarde ou à la cendre (une poignée et un demi-verre de bon vinaigre), lavement au son. Pour dégager la poitrine, bains de mains dans l'eau bouillante, jusqu'à sueur entre les deux épaules.

Gymnastique. — La gymnastique fait partie des exercices physiques (voir ce mot). Comme eux, elle a pour but de développer le système musculaire, d'activer la circulation et la nutrition, en un mot de fortifier l'individu. Elle est inférieure aux exercices physiques, car elle s'exécute généralement dans des locaux fermés. Nous ne saurions trop la recommander cependant aux citadins qui n'ont pas la ressource des promenades et autres exercices, ainsi qu'aux chétifs et aux débiles qui peuvent avec moins de fatigue obtenir cependant un effet très salutaire. Nous n'avons pas à décrire les différents engins de gymnastique; dans chaque école, les exercices sont gradués pour l'élève mieux que nous ne saurions l'indiquer.

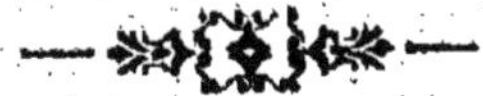

H

Habitation. — L'habitation entre pour une large part dans la conservation de la santé. On doit préférer les maisons exposées au soleil une grande partie de la journée; fuir autant que possible les cours sombres et humides où l'air ne se renouvelle pas. Les maisons entourées de grands arbres empêchant le soleil de pénétrer jusqu'aux fenêtres, ou les maisons toutes proches d'un cours d'eau, constamment imprégnées d'humidité, sont préjudiciables à la santé. Les appartements seront hauts de plafond; les fenêtres, larges, laisseront entrer à flot l'air et la lumière, ces agents importants de la santé. L'aération (voir ce mot) sera faite consciencieusement.

Que votre chambre à coucher ne soit pas encombrée de meubles et de tentures. N'y laissez pas de fleurs.

Préférez, comme moyen de chauffage, les cheminées aux poêles, toujours dangereux, si perfectionnés soient-ils.

Tout doit être parfaitement propre et lavé fréquemment. L'usage du plumeau est très mauvais : il change la poussière de place seulement; il faut donc se servir d'un torchon légèrement humide.

A la moindre odeur désagréable, faire examiner avec soin, l'état des tuyaux, des cabinets d'aisances et de la pierre à évier.

Maintenez ces endroits dans la plus minutieuse propreté par des lavages fréquents.

Brûlez de temps en temps, dans votre appartement, des clous odorants.

Hâle (*Pour se préserver du*). — Prendre de la crème de lait bien fraîche, y ajouter la même quantité en poids d'amandes douces, fouetter le tout pour mélanger intimement et parfumer de quelques gouttes d'essence au choix.

Enduire très légèrement, tous les soirs, les parties les plus exposées au hâle.

Haleine (*Fétidité de l'*). — Se rincer la bouche soir et matin avec quelques gorgées du mélange suivant :

Eau distillée de fenouil...................	1000 gr.
Hydrate de chloral..................	5 —
Borax..........................	2 —

Pastilles contre la mauvaise haleine :

Café en poudre......................	15 gr.
Charbon végétal......................	15 —
Sucre en poudre......................	15 —
Vanille..........................	10 —
Mucilage de gomme arabique, quantité suffisante.	

Hallucinations. — Trouble de perception; on voit un objet qui n'existe pas; il y a des hallucinations de la vue, de l'ouïe, du toucher.

Les hallucinations peuvent être produites par la faim, l'opium pris en trop grande quantité, le haschich, la belladone; purgatifs, mouches volantes derrière l'oreille; ne pas laisser le malade seul dans des lieux obscurs; nourriture substantielle, vins toniques, mais éviter l'opium excepté chez les alcooliques.

Elles constituent un des nombreux symptômes de l'aliénation mentale.

Hémoptysie. — Crachements de sang; peut provenir d'un refroidissement ou de la raréfaction de l'air, mais presque toujours, c'est un signe de tuberculose menaçante ou déclarée.

Le malade doit être couché la tête basse, il doit observer un silence absolu; appliquer des sinapismes aux jambes, prendre du perchlorure de fer, des boissons glacées. Appeler le médecin en toute hâte.

Hématémèse. — Vomissements de sang qui provient de l'estomac. Diète, repos absolu, boissons froides acidulées, prendre de la glace.

Ce symptôme, dans l'immense majorité des cas, a une gravité exceptionnelle : il indique presque toujours l'existence d'une ulcération de l'estomac (ulcère rond de l'estomac).

Hématurie. — Le malade urine du sang pur ou du sang mélangé avec de l'urine. Observer un repos absolu et prendre des quarts de lavements froids.

Symptôme également fort grave : se produit dans la gravelle, les néphrites ou inflammation des reins, dans les affections de la vessie et du canal de l'urètre. Nécessite toujours, comme l'hématémèse, l'appel du médecin qui reconnaîtra la cause, et instituera le traitement suivant les cas.

Hémorragie (voir BLESSURES). — Prenez du coton d'ortie blanche, appliquez sur la plaie; cela détermine une hémostase rapide; ou appliquez sur la plaie, après l'avoir lavée, un morceau d'amadou très propre. Recouvrez d'une compresse de toile et serrez avec une bande ou un mouchoir.

Hémorragie nasale. — L'hémorragie nasale ou épistaxis,

vulgairement saignement de nez, ne doit pas inquiéter si elle n'a lieu que goutte à goutte et peu abondamment ; mais si la perte de sang continue, devient considérable, si le sujet se trouve mal, il faut le mettre à l'air frais, la tête élevée et droite, couvrir le front et les tempes de linges trempés dans l'eau froide ou aiguisée d'éther, élever le bras du côté de la narine d'où le sang s'échappe. Si l'hémorragie persiste, introduire dans les deux fosses nasales une boulette volumineuse de coton hydrophile imbibé de perchlorure de fer normal. Introduire ces boulettes aussi profondément que possible, et combler les fosses nasales avec du coton hydrophile. Si ces moyens n'arrêtent pas l'hémorragie au bout d'une demi-heure, appeler le médecin. Placer des sinapismes entre les deux épaules. Une coutume populaire consiste à arrêter tout épistaxis en mettant une clef dans le dos du malade : l'effet n'est pas constant.

Hémorroïdes. — Sont produites par la dilatation des veines du rectum ; elles sont tantôt internes, tantôt externes ; elles peuvent saigner, on les nomme alors fluentes ; si elles ne saignent pas, on les nomme sèches, mais elles donnent presque toujours un peu de suintement muqueux ; elles peuvent disparaître d'elles-mêmes tout à fait ou pour un certain temps. Lorsqu'elles sont enflammées, elles sont très douloureuses.

Les hémorroïdes sont produites par les maladies du foie, la constipation, la vie assise sédentaire, l'hérédité, le rhumatisme.

Prendre des bains fréquents, des laxatifs légers, un lavement froid chaque matin.

Éviter les excès de table, les boissons échauffantes, ne pas prolonger le séjour au lit.

S'il existe des pertes de sang trop abondantes, prendre des lavements au ratanhia ; applications froides. Si elles sont très douloureuses, suppositoires opiacés.

Chez certains malades la perte de sang est tellement considérable qu'elle produit une anémie grave, et dans ces cas, la cure radicale des hémorroïdes, c'est-à-dire l'ablation au bistouri ou la brûlure au thermo-cautère, sont les seuls moyens de guérir.

Hernies. — Certains enfants ont des hernies en naissant; jusqu'à une dizaine d'années la hernie se guérit toujours, mais une fois quinze ans c'est bien rare.

Il faut porter des bandages, éviter les efforts, ne pas prendre de vomitifs, se tenir le ventre libre et consulter le chirurgien.

Herpès. — L'herpès est une maladie très commune; ce sont des éruptions de petites vésicules remplies de liquide qui se creusent et laissent à leurs places des ulcérations, des croûtes; cela dure plusieurs jours, donne un peu de fièvre. L'herpès se déclare surtout au bord des lèvres, aux ailes du nez.

Faire des lotions à l'eau boriquée, à l'eau blanche, percer les vésicules avec la pointe d'une aiguille et les humecter d'alcool. Appliquer de la pommade rosat.

Hiver (Hygiène de l'). — Ne jamais chauffer les chambres où l'on se tient à plus de 15 degrés, éviter l'humidité aux pieds; lorsqu'on sort d'un endroit chaud se mettre au cou un léger foulard; avoir une nourriture plus substantielle qu'en été. Dans le cas où les pieds seraient habituellement froids, mettre une pincée de moutarde dans ses bas ou ses chaussettes; ou le mieux est de s'envelopper les pieds avec du papier avant de mettre sa chaussure; ce mode est pratiqué en Russie. Ne pas sortir le matin avant d'avoir pris quelque chose de chaud, marcher et sortir tous les jours quel que soit l'état de la température.

Hoquet (Remèdes contre le). — Le hoquet est un inconvénient qui arrive sans cause déterminante.

On peut essayer pour le faire passer : de provoquer une peur vive, de prendre un peu de glace, de retenir sa respiration le plus longtemps possible.

Le meilleur moyen consiste à se boucher les oreilles en y enfonçant les doigts et à boire lentement un verre d'eau.

Saisir le poignet de la personne qui a le hoquet ; le pouce devra s'appuyer fortement à l'endroit du pouls et l'index pressera le dessus du poignet ; la circulation étant arrêtée ainsi un instant, le hoquet cessera.

Une application d'eau froide sur le lobe de l'oreille est aussi recommandée.

Houblon. — Le houblon est antiscrofuleux, tonique, vermifuge et fébrifuge.

On emploie les cônes en fusion de 15 à 25 grammes par litre d'eau, contre les faiblesses d'estomac, le scorbut, les scrofules, la goutte, les flueurs blanches, le carreau, les affections calculeuses, l'affaiblissement des voies digestives, la gale et en général contre toutes les maladies de peau.

On recommande encore l'infusion des feuilles et cônes de houblon dans les maux de gorge avec enrouement, dans les crachements de sang, dans les toux convulsives.

C'est encore un excellent remède pour les enfants pâles et bouffis, ayant peu d'appétit, mais dont les organes digestifs sont irrités ; leur faire prendre cette infusion mélangée à un sixième de vin.

Mêlée à un peu de vin, la décoction de cônes de houblon est encore un excellent fébrifuge que l'on doit prendre dès le commencement de l'automne.

Huile de camomille camphrée. — Faites chauffer pendant deux heures, au bain-marie couvert, une partie de fleurs séchées de camomille, une partie de camphre avec huit parties d'huile d'olives, passez ensuite ce mélange avec expression. Cette huile employée en frictions est excellente pour les douleurs de ventre et d'articulations.

Huile de foie de morue (Pour administrer l'). — On conseille le mélange suivant qui rend d'excellents services dans le cas où l'huile de foie de morue pure est mal supportée surtout chez les enfants ; on peut le préparer à domicile, il est peu coûteux et active la digestion de l'huile tout en dissimulant la saveur désagréable.

> Huile de foie de morue............... 125 gr.
> Sucre en poudre.................... 10 —
> Sel gris............\............... 5 —
> Rhum............................... 30 —

Agiter.

Autre moyen pour faire prendre l'huile de foie de morue. — Se pincer le nez en avalant la cuillerée et se rincer ensuite la bouche avec de l'eau tiède aromatisée d'esprit de menthe.

Huile de foie de morue (Préparation suppléant à l'action de l'). — Quelques malades refusent absolument de prendre de l'huile de foie de morue qui leur fait perdre l'appétit. Voici la formule dont le docteur Larmande se sert pour y suppléer :

> Glycérine pure.................... 300 gr.
> Teinture d'iode................... 30 gouttes.
> Iodure de potassium.............. 0 gr. 80.

Une cuillerée à bouche, un quart d'heure avant chaque repas ; l'appétit revient bientôt et la constipation, s'il y en a, cesse absolument.

Pour les enfants et les personnes délicates, on modifie un peu la formule :

> Glycérine...................... 250 gr.   ⎫
> Sirop de framboises............ 50 —   ⎭ 300 gr.

    Teinture d'iode........................   30 gouttes.
    Iodure de potassium.....................   30 centig.

On peut encore remplacer l'huile de foie de morue par la crème de lait qui possède quelques-unes de ses propriétés.

Huile de ricin (Pour faire prendre l'). — On passe quelques gouttes de cognac dans un verre à bordeaux, jusqu'à ce que les parois en soient humectées, on se mouille la bouche avec le même liquide ; une fois la liqueur rejetée, on verse l'huile dans le verre dont elle ne saurait mouiller les parois déjà humectées d'alcool, et on peut avaler l'huile en deux ou trois lippées sans que le palais en sente le goût : l'alcool forme enveloppe et dérobe complètement l'huile au sens du goût.

Huile de ricin (Manière d'enlever le goût à l'). — Il suffit de mélanger :

    Huile de ricin,.....................   250 parties.
    Sucre en poudre.....................   20   —
    Sel gris............................   10   —
    Rhum...............................   60   —

Bien mélanger.
Autre recette :

    Huile de ricin......................   30 gr.
    Sirop de rhubarbe...................   20   —
    Alcool..............................   15   —
    Essence de menthe...................   2 gouttes.

Secouer vivement la bouteille au moment d'avaler.
Ou bien exprimer la moitié du jus d'une orange au fond d'un verre, verser l'huile et presser doucement par-dessus la seconde moitié de l'orange.

Hydropisie (Remède contre l'). — Faites cuire au four une certaine quantité d'oignons blancs; lorsqu'ils sont bien cuits, pilez, passez au tamis et faites-en un cataplasme que l'on appliquera sur le ventre.

Une fois refroidi, il faudra le renouveler.

Les poireaux peuvent remplacer les oignons, étant aussi ammoniacaux. On fera boire en même temps une décoction d'oignons ou de poireaux. Ce traitement favorise la diurèse et dans quelques cas la transpiration cutanée et cela soulage d'autant le malade qui urine et transpire davantage.

Faire usage à l'intérieur de boissons diurétiques, telles que décoctions de queues de cerises, chiendent, pariétaire. Le traitement capital consiste à soigner l'organe qui est la cause de la maladie : veillez à votre cœur, à votre foie, à vos reins; voyez votre médecin sans tarder.

Hydrothérapie. — C'est une méthode thérapeutique qui donne d'excellents résultats, grâce aux modes nombreux suivant lesquels on peut l'employer. Elle favorise le fonctionnement de la peau, en enlevant les poussières qui la recouvrent et en la rendant plus résistante au froid. Il s'ajoute à cela une action nerveuse bienfaisante par l'irritation des nerfs cutanés. On peut obtenir aussi des effets calmants ou réfrigérants. Ceux-ci sont recherchés dans certaines maladies graves. Enfin, si on a soin de continuer l'hydrothérapie longtemps, on obtient une action tonique et reconstituante de premier ordre. Le système hydrothérapique varie avec le tempérament de l'individu.

On emploie soit l'eau chaude, soit plus souvent l'eau froide à 10 ou 12°; les séances doivent être courtes, d'une demi-minute à une minute.

Nous passerons en revue les modes d'hydrothérapie les plus usités.

L'affusion, le plus simple. On verse un seau d'eau sur le malade assis dans une baignoire. Il s'essuie vivement et fait un exercice de dix minutes pour amener une réaction. Convient surtout aux enfants avant huit ans. L'effet est peu intense. On peut l'employer chez les personnes affaiblies et chez les personnes à tempérament très sanguin.

Drap mouillé. Peut remplacer la douche, si l'on n'en a pas à sa disposition. Au sortir du lit, on vous enveloppe dans un drap mouillé et tordu de manière à l'exprimer; on vous frictionne; puis, quand le drap est chaud, on le remplace par un drap sec et on continue la friction un moment. On peut aussi étaler le drap mouillé sur une couverture, rouler le patient dedans et recouvrir de trois ou quatre couvertures jusqu'à transpiration. Ce dernier moyen est plutôt employé comme calmant dans les fièvres graves.

Douches chaudes ou tièdes. Effet sédatif très marqué. Donnent d'excellents résultats chez les femmes et surtout les femmes nerveuses qui retrouvent le calme et le sommeil.

Douches froides. Excitantes et toniques; à employer chez les lymphatiques, les scrofuleux, les goutteux, les déprimés, les malades atteints de fièvres intermittentes, etc. Doivent être continuées très longtemps. — Chaque douche doit être suivie d'une forte réaction. Il existe beaucoup de variétés de douches : douche écossaise, alternance des deux précédentes, plus excitante; douches en cercle, en lames, locales, n'ont d'intérêt que dans les établissements spéciaux.

Bains (voir ce mot). Les bains de mer, les bains de rivière, rentrent aussi dans les pratiques hydrothérapiques. Nous en avons parlé. Les premiers sont excellents comme toniques et reconstituants, mais ne doivent pas être trop prolongés.

Hypocondrie. — État d'esprit dans lequel on se croit atteint de maux imaginaires, ou on exagère la valeur de ceux qu'on peut avoir.

Arrive souvent aux personnes qui cessent subitement tout travail cérébral.

Les distractions, le bromure de potassium, l'exercice, l'hydrothérapie sont les moyens à employer.

Cependant l'hypocondrie peut aussi tenir à une lésion des viscères, surtout de l'estomac, ou encore à la chlorose. Dans ces cas, le traitement de ces affections sera l'adjuvant nécessaire du traitement moral.

Hystérie. — Affection nerveuse très commune, surtout chez les femmes, se traduisant par des signes très divers : les crises convulsives, les crises d'étouffement avec sensation de boule au larynx, des névralgies, des paralysies, etc., etc. Nous renvoyons à l'article NERFS (ATTAQUE DE) pour le traitement de l'attaque. Quant au traitement de la maladie, il consiste en repos moral, en hydrothérapie, exercices physiques, bromure de potassium à l'intérieur.

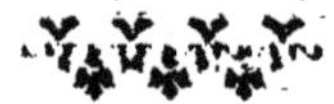

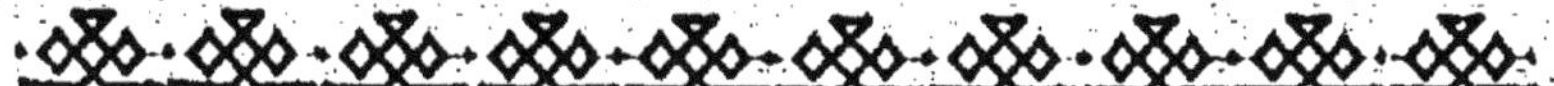

I

Ichtyose. — Maladie de la peau qui est couverte, sur une étendue variable, d'écailles épidermiques sèches, surtout en hiver; ces écailles se renouvellent incessamment.

Prendre des bains alcalins, faire des frictions à la glycérine, des onctions avec la pommade suivante.

Cérat soufré......................	20 gr.
Turbith minéral.................	1 —
Goudron.........................	4 —

Ictère. — Voir Jaunisse.

Incontinence d'urine. — Arrive souvent chez les jeunes enfants.

Les faire coucher avec un coussin dur sous le siège, faire prendre du bromure de potassium, faire de l'hydrothérapie. Chez l'adulte, l'incontinence réclame l'examen d'un médecin.

Indigestion. — Provoquée par un repas trop copieux ou par des mets que l'estomac rejette, par une forte émotion et caractérisée par un malaise général, des vomissements, de la diarrhée.

Infusion de thé, de camomille, lavements laudanisés; si l'on éprouve des coliques pendant les quelques jours qui suivent une

Indigestion, on doit se mettre à la diète et boire de l'eau minérale; au besoin, une purgation alcaline.

Indigestion des enfants à la mamelle. — Sont fréquentes chez les jeunes enfants et il faut y veiller soigneusement. Mettre un cataplasme sur le ventre, et faire prendre tous les quarts d'heure une cuillerée à café d'eau de chaux et d'eau de fleurs d'oranger par parties égales.

Indigestion (Pour prévenir l'). — Lorsqu'on sent qu'une digestion ne s'opère pas bien, prendre un verre d'eau sucrée avec un peu de vinaigre et faire des lotions et des frictions à l'alcool camphré sur l'estomac.

Inflammation. — État douloureux qui a pour symptômes la rougeur, la douleur, la tuméfaction, la chaleur de la peau. Elle survient la plupart du temps à la suite de coups, blessures, corps étrangers dans les tissus, comme au premier temps d'un abcès.

Les moyens à employer sont la diète, les boissons aqueuses, les calmants, les cataplasmes.

Inflammation de la bouche. — Se rincer la bouche une fois par jour avec de l'eau, un quart de litre, dans lequel vous mettez quatre grammes de teinture d'iode et 40 grammes d'hydrolat de cannelle.

Inflammation des paupières. — Faire des lotions à l'eau de roses et au vin blanc, ou à l'eau très chaude.

Autre recette. — Lorsque vous avez les paupières enflammées, ou les yeux injectés de sang, faites cuire une pomme de reinette grise, écrasez-la et faites-en un petit cataplasme dans une fine mousseline, appliquez sur l'œil et au bout de deux ou trois heures vous serez guéri.

Influenza. — Voir GRIPPE.

Infusion. — L'infusion se prépare en répandant sur une

substance médicamenteuse de l'eau bouillante ; on couvre le récipient ; on laisse cinq minutes et on peut l'employer.

L'infusion forte demande dix à douze minutes.

L'infusion faible cinq minutes.

La proportion est de 10 à 20 grammes de la substance pour
un litre d'eau ; les substances employées sont les plus diverses.
En voici quelques-unes :

Infusion de feuilles d'absinthe. — 6 grammes par litre
d'eau.

Infusion de feuilles d'acacia. — On vient à tort ou à raison,
dit P. Joigneaux, de préconiser sa belle grappe de fleurs blanches
comme un poison pour le ver solitaire (ténia).

Soyez sans inquiétude ; faites-en au besoin une forte infusion,
votre santé n'en souffrira pas.

Infusion d'ail. — Faites infuser deux ou trois gousses d'ail
dans du lait, ou dans du bouillon et donnez cette infusion aux
enfants affectés de vers.

L'infusion avec du vinaigre sert à se frictionner, dans les temps
d'épidémie.

Infusion de petite centaurée. — Une poignée de fleurs pour
un litre d'eau bouillante ; laisser infuser de dix à douze heures,
passer à la serviette, garder sans boucher.

Une tasse à thé de cette infusion froide avant chaque repas.

Infusion de racines de gentiane. — 10 grammes par litre
d'eau.

Infusion de bois de quassia amara. — 12 grammes par litre
d'eau ; très apéritive.

Infusion de quinquina. — 25 grammes par litre d'eau.

Insolation. — L'insolation est causée par l'excessive chaleur,
principalement quand le temps est lourd ; elle se produit plutôt
le second, le troisième et le quatrième jour d'une période chaude
que le premier.

Les insomnies, la fatigue, la surexcitation, les chambres à coucher trop étroites, l'abus des stimulants sont des causes prédisposantes. Les personnes travaillant au soleil, surtout de onze heures du matin à quatre heures de l'après-midi, sont plus sujettes à être attaquées par l'insolation.

Voici quelques-unes des précautions à prendre pour éviter cette maladie :

Si l'on travaille, il convient de porter un chapeau léger (non noir, cette couleur absorbant la chaleur) et de mettre sur la tête, au-dedans du chapeau, un linge humide ou une grande feuille verte. Il faut se découvrir fréquemment pour s'assurer que le linge reste humide. N'arrêtez pas la transpiration mais buvez autant d'eau que besoin sera pour la faciliter, la transpiration empêchant le corps de se surchauffer.

Si quelqu'un se trouve abattu par la chaleur, soit simplement indisposé, soit évanoui complètement, on doit, en attendant la venue du médecin, coucher le malade à l'ombre, dans un lieu frais, desserrer tous ses vêtements, faire boire de l'eau ou du café froid au malade ; verser de l'eau sur le corps et les membres et mettre sur la tête de la glace pilée enveloppée dans un linge. A défaut de glace on peut prendre un linge humide et verser continuellement de l'eau dessus.

Si le malade se trouve pâle et a le pouls faible, on lui fait respirer de l'ammoniaque pendant quelques secondes, ou avaler une cuillerée à café d'esprit aromatisé d'ammoniaque, mêlée à deux cuillerées d'eau avec un peu de sucre.

Insolations (Traitement en usage aux Indes des). — Les personnes qui transpirent habituellement et dont la peau pendant les grandes chaleurs devient sèche et chaude, sont prédisposées à l'insolation.

Voici le traitement suivi aux Indes :

On enlève immédiatement les habits à celui qui est atteint d'insolation, on l'étend sur le sol, on l'inonde fréquemment d'eau aussi froide que possible, on le place dans un courant d'air et on lui administre dans un bref délai 2 grammes de quinine. Il ne faut aucunement retarder ce traitement et bien se garder d'opérer une saignée qui tue presque toujours le malade.

Pour arrêter les insolations au début, on peut, dès que la douleur commence à se faire sentir, laver la tête avec de l'esprit de vin, de l'eau-de-vie ou toute autre substance alcoolique. L'insolation, même dans nos pays, a quelquefois des conséquences fort graves : elles produisent la méningite et tuent en une semaine.

En répétant ce lavage plusieurs fois de suite, le mal disparaît.

Insomnie. — Rien de plus pénible que cette infirmité ; en dehors des remèdes qui dépendent de la médecine, on préconise quelques remèdes de bonne femme qui réussissent à merveille.

Appliquer sur les yeux fermés un linge trempé dans de l'eau tiède ou même de l'eau chaude.

Ou encore : Saupoudrer un verre d'eau avec 5 centigrammes de camphre en poudre et ajouter trois gouttes d'éther sulfurique ; mélanger, prendre la moitié du verre ; si on se réveille la nuit, prendre le reste.

Intertrigo. — Inconvénient qui se produit pendant les fortes chaleurs chez les personnes et les enfants très gras. Il y a rougeur vive et une éruption de très petits boutons, aux points de frottement.

Laver fréquemment avec de l'eau boriquée, 1 gr. pour 100 gr., et poudrer d'amidon après avoir soigneusement séché.

Ivresse (voir ALCOOLISME). — L'ivresse peut causer la mort.

Faire d'abord vomir le malade, en lui mettant les doigts dans la bouche, lui faire boire un verre d'eau dans lequel vous mettez dix gouttes d'ammoniaque ; puis du thé ; enfin faire coucher le sujet.

J

Jambe (Hygiène de la). — La jambe peut se modifier comme toutes les parties du corps si on sait s'y prendre à temps : les exercices, les marches, la danse, donnent à la jambe la forme qu'elle doit avoir normalement.

La jambe ne doit pas être serrée par des jarretières, cela prédispose aux varices ; il vaut mieux employer la jarretelle.

Jaunisse (Traitement de la). — Faire pendant quatre semaines le traitement suivant : une fois les deux premières semaines, et deux fois chacune des deux autres, on prendra le purgatif :

         Nitre............................... 5 gr.
         Émétique............................ 5 —

Faites dissoudre dans un litre de bouillon aux herbes ou de bouillon de veau et buvez par verre de cinq en cinq minutes jusqu'à résultat.

Prendre deux pastilles de chlorate de potasse le premier jour, quatre le second, six le troisième, dix le cinquième.

Se reposer un jour et recommencer par deux.

Boire de l'eau de Vals, de Vichy à tous ses repas.

Deux heures de promenade par jour, ou autres exercices physiques non violents.

Tous les matins, boire 150 grammes de la tisane suivante.

Feuilles de chicorée..................	100 gr.	
— de fumeterre..................	100 —	
— de cresson..................	100 —	
— de laitue..................	100 —	

Le traitement terminé, on reprendra pendant deux mois son régime habituel, qui devra surtout se composer de viandes rôties et de légumes frais, presque pas de potage, quelques cuillerées de consommé au début du repas.

On continuera l'usage de l'eau de Vals et à la fin de chaque repas un petit verre de vin de gentiane dont voici une recette simple :

Vin vieux.......................	1000 gr.
Racines de gentiane coupées..........	25 —

Il suffit de mettre la racine de gentiane la veille dans le vin et on peut s'en servir le lendemain. Par la macération l'amertume augmente chaque jour : ce qui est très bon; la bouteille bue, on recommence avec de la gentiane fraîche.

Le régime complet doit durer un mois; on se repose deux mois et on s'y remet le troisième, si besoin est.

Dans le cas d'ictère chronique, on suivra le régime lacté et on fera une cure à Carlsbad, Saint-Gervais, Châtel-Guyon ou autres stations analogues.

Jus d'herbes. — Les herbes doivent être fraîches et tendres. Les piler dans un mortier, les mettre dans un linge, les presser. Verser le suc sur un filtre placé dans un entonnoir; on obtient ainsi le jus clarifié. Les jus d'herbes ne se préparent pas plus d'un jour à l'avance, la veille pour le lendemain; la filtration s'opère pendant la nuit.

Jus d'herbes amers et apéritifs :

    Fumeterre .... ⎫
    Chicorée sauvage.................. ⎬ parties égales.
    Pissenlit .... ⎭

Bons pour les affections biliaires.

Jus d'herbes amers et toniques. — Contre la débilité.

    Véronique......................... ⎫
    Petite centaurée.................. ⎬ parties égales.
    Trèfle d'eau...................... ⎭

Jus d'herbes antiscorbutiques :

    Cochléaria .... ⎫
    Cresson........................... ⎬ parties égales.

Jus d'herbes aromatiques. — Contre les faiblesses d'estomac.

    Sauge............................. ⎫
    Menthe .... ⎬ parties égales.
    Mélisse .... ⎭

Jus d'herbes rafraîchissants. —Bon pour combattre l'échauffement.

    Laitue .... ⎫
    Pourpier.......................... ⎬ parties égales.
    Scorsonère........................ ⎪
    Poirée .... ⎭

Jus de viande crue. — Enlever les parties musculaires d'un morceau de bœuf, hacher menu, piler dans un mortier de bois; presser cette viande à la serviette pour en extraire le jus. Ajouter du sucre et aromatiser avec quelques gouttes de cognac ou de kirsch.

Excellente alimentation pour des malades que tout répugne et qui font une grave maladie.

K

Kystes. — Tumeur formée par un sac sans ouverture dont la paroi est presque toujours membraneuse. Il y a les kystes séreux, sanguins, muqueux.

Ils affectent principalement la surface du corps; ils sont ordinairement indolores; on les guérit en les ouvrant et en cautérisant le sac, une fois vidé.

Ceux qui affectent le cuir chevelu se nomment « loupes ».

Le traitement chirurgical est le seul qui leur convienne.

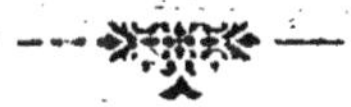

L

Lait d'amandes pour rendre la peau fraîche. — Piler dans un mortier des amandes douces pelées, 20 à 30 pour 25 centilitres d'eau, ajouter un morceau de sucre pour lier.

Lorsqu'on a obtenu une pâte bien fine, délayer peu à peu avec de l'eau. Passer le tout à travers une flanelle et aromatiser avec de l'eau de fleurs d'oranger.

Lait acétique. — Ce cosmétique très fin, très agréable, donne du ton à la peau, enlève toutes les rougeurs, dartres légères, donne à la peau une agréable fraîcheur et enlève toute odeur de transpiration.

Alcool à 90°......................	1000 gr.
Acide acétique cristallisable.........	200 —
Essence de bergamote...............	20 —
Essence de lavande.................	5 —
Essence de vanille.................	5 —
Musc...........................	50 centig.
Eau de roses.....................	2000 gr.

Pour lotions sur tout le corps.

Pour la toilette intime une cuillerée de lait pour quatre cuillerées d'eau.

Lait de chaux. — Il est toujours bon si on est éloigné d'une pharmacie d'avoir chez soi un lait de chaux, afin d'obtenir de suite en cas de brûlures un liniment oléo-calcaire (huile et eau de chaux). Pour le préparer on fait éteindre la chaux vive en l'humectant d'un peu d'eau et en y ajoutant ensuite une plus grande quantité de liquide quand elle est délayée; on conserve alors pour l'usage. On mélange l'huile et le lait de chaux à parties égales pour former le liniment oléo-calcaire.

Laits alimentaires. — Le lait est à la fois un aliment et un moyen thérapeutique. C'est un aliment complet, quoique dilué, et qui suffit à nourrir un individu. Comme moyen thérapeutique, on emploie le lait en remplacement des boissons alcooliques ou aqueuses, c'est le régime lacté partiel; ou encore on ne donne que du lait pour tout aliment, diète lactée.

Beaucoup de personnes se trouvent indisposées en buvant du lait. Cela provient presque toujours de l'ingestion trop rapide du liquide. Règle générale, il faut au moins trois minutes pour boire un verre de lait. Le lait trop vivement bu se transforme dans l'estomac en un amas de caillé dont la surface extérieure se trouve seule en contact avec le suc gastrique, tandis qu'en buvant le lait doucement il se coagule partiellement et, pénétré entièrement par le fluide digestif, se digère très bien.

Les principaux laits employés sont : le lait de vache, qui contient beaucoup de crème et de caséine; le lait d'ânesse, qui se rapproche par sa composition davantage du lait maternel, convient aux enfants pour lesquels il est plus facilement assimilable. Malheureusement son prix de revient est très élevé. Le lait de chèvre est employé surtout dans les cas de diarrhée chronique.

Le petit-lait dont on fait des cures est un adoucissant et un laxatif léger qui convient dans la constipation, la dyspepsie, les entérites chroniques.

Lait (Pour reconnaître la pureté du). — Prenez une aiguille d'acier bien nettoyée, plongez-la verticalement dans le lait et relevez-la de même.

Si le lait est pur, il restera une goutte à la pointe. Sinon le lait a été fortement baptisé.

Lait de poule. — Prendre un ou deux jaunes d'œufs bien frais, délayer dans un bol avec du sucre en poudre, verser dessus un verre d'eau bouillante ou de lait également bouillant. Ce dernier mode est préférable. Agiter.

Lait (Pour conserver le). — Le lait est tellement nécessaire à la nourriture des enfants et des malades qu'il est bon de connaître quelques moyens pour le conserver.

Mettez le lait en bouteilles bien bouchées, laissez-les au bain-marie pendant vingt-quatre heures; il diminue de moitié et l'eau contenue s'évapore par le bouchon; on cachète alors les bouteilles. Le lait peut ainsi se conserver très longtemps.

Lait virginal pour la toilette intime :

Teinture de benjoin.....................	25 gr.
Eau de roses.........................	250 —
Eau de mélilot.......................	225 —
Perchlorure de fer...................	50 —

Une grande cuillerée dans un demi-litre d'eau chaude pour lotions.

Larmoiement. — Il arrive fréquemment en hiver qu'on a les yeux qui pleurent, et rien n'est plus désagréable.

Mélanger une cuillerée à bouche de la solution ci-dessous dans une cuillerée d'eau chaude; y tremper des compresses de toile usée et bassiner les yeux cinq ou six fois par jour; éviter le vent et la poussière.

Eau distillée de bluets.................	200 gr.
Alcool de Montpellier.................	20 —
Hydrolat de laurier-cerise.............	10 —
Acide borique pur...............	8 —

A un âge avancé de la vie, on peut avoir aussi du larmoiement chronique. Il nécessite alors une opération chirurgicale.

Laryngites. — *Laryngite chronique.* — Succède fréquemment à la laryngite aiguë simple; la voix est presque perdue, il peut y avoir de la douleur et de la gêne pour avaler. Il faut ne pas boire de boissons alcooliques; les inhalations sulfureuses, les eaux d'Enghien sont recommandées; cautérisation au nitrate d'argent.

S'il y a de la douleur, on prendra du sirop de Tolu. Prendre à l'intérieur ou en pulvérisation une infusion de bourgeons de sapin ou de l'eau de goudron. — Consulter un médecin.

Laryngite striduleuse. — Est une affection propre aux jeunes enfants, dénommée aussi « faux croup »; elle fait le désespoir, la terreur des mères. Elle débute toujours la nuit vers une heure du matin : le visage du malade se congestionne; il arrive des accès de suffocation, de toux rauque; le petit malade semble près d'asphyxier. — Mettre un cataplasme sinapisé à la gorge ou une éponge imbibée d'eau très chaude; donner du sirop d'ipéca pour provoquer des vomissements; fumigations de vapeur d'eau additionnée d'un peu de teinture de benjoin.

Laryngite simple aiguë. — Elle est produite par un refroidissement ou la respiration de vapeurs ou de poussières irritantes. Il survient un enrouement, une toux rauque, un peu de fièvre; on éprouve un peu de souffrance à avaler.

Garder la chambre à une température modérée; boire une décoction de bourgeons de sapin sucrée avec du sirop de Tolu.

Des fumigations au sureau, à la guimauve, au goudron; des gargarismes à l'alun, à l'eau vinaigrée, au miel rosat; sucer des pastilles de chlorate de potasse. S'abstenir de parler.

Lavements. — Les lavements, beaucoup plus employés autrefois que de nos jours, restent cependant un précieux moyen thérapeutique comme évacuant, en remplacement des laxatifs ou des purgatifs qui fatiguent l'intestin, ou encore pour administrer certains remèdes que le malade ne peut avaler, ou enfin pour nourrir les malades dans les mêmes circonstances. Pour donner un lavement, faites coucher le malade sur le côté droit, jamais sur le ventre. Le malade doit avoir les cuisses à demi fléchies et retenir son haleine. Il faut avoir soin avant d'administrer le lavement de faire arriver le liquide jusqu'à l'extrémité de la canule. Pour cela, faites-en partir un petit jet en tenant la canule haute, droite et verticale. Les lavements se divisent en lavements simples, lavements médicamenteux, lavements nutritifs.

Le lavement simple, souvent insuffisant, se compose d'eau tiède; un litre environ à 32°-37°.

Les lavements médicamenteux ne contiennent que 200 à 500 grammes de liquide; il doivent toujours être administrés après un lavement évacuatif préalable.

Voici les principaux lavements médicamenteux :

Lavements antispasmodiques. — Le lavement suivant est employé avec succès dans les convulsions des enfants :

Muse...............................	0 gr. 20
Camphre............................	1 —
Hydrate de chloral.................	2 — 50
Eau distillée......................	150 —
Jaune d'œuf........................	1 —

On emploie aussi les lavements avec de l'assa fœtida (1 à 5 gr. pour 250 d'eau, avec un jaune d'œuf).

Les lavements avec du camphre sont plutôt antinévralgiques qu'antispasmodiques.

Lavement contre la dysenterie. — Délayer une cuillerée à bouche de camphre en poudre avec un jaune d'œuf, puis mélanger avec l'eau nécessaire pour un ou deux lavements.

Lavements émollients. — Amidon, délayer dans l'eau froide, puis mélanger à l'eau chaude; décoction de guimauve; graine de lin.

Lavements laxatifs. — Glycérine, miel commun, huile d'olive, huile de ricin (avoir soin de délayer l'huile au moyen d'un jaune d'œuf).

Lavements narcotiques. — Pavot, opium.

Lavements vermifuges. — A la glycérine, à l'huile de foie de morue, à la suie (contre les oxyures), au semen contra.

Lavements purgatifs. — Aloès, 0 gr. 10 à 0 gr. 20 pour un lavement.

Séné, 2 à 5 grammes.

Sulfate de soude, 15 à 20 grammes.

Lavements nutritifs. — Au bouillon, au jus de viande, aux jaunes d'œufs, aux peptones.

Légumes défendus aux malades et aux convalescents. — Cardons, champignons, choux, choux de Bruxelles, choux verts, concombres, haricots blancs, haricots mange-tout, oseille, rave, radis, salades crues, quelles qu'elles soient, tomates, truffes.

Légumes permis conditionnellement : brèdes, céleri, choux-fleurs, cresson, haricots verts, navets, pois verts, pommes de terre.

Légumes permis : artichauts, asperges, aubergines, carottes, chicorée cuite, épinards cuits, endives cuites, laitues cuites, romaines cuites, salsifis.

Limonades. — Sont des boissons acides ; servent comme désaltérants et comme tisane.

Une bonne limonade désaltérante est celle obtenue en exprimant deux citrons dans un litre d'eau, ou encore en ajoutant quelques grammes d'acide citrique pour un litre d'eau. Sucrez à volonté.

Comme tisane on se sert surtout de la limonade vineuse (eau et vin à parties égales ; sucrez).

Liqueurs. — *Liqueur de coings.* (Excellent contre la diarrhée des enfants.) — Prendre des coings murs, les couper en quatre, les râper sans en retirer la peau, exprimer cette pulpe pour en recueillir le suc.

Pour 800 grammes de suc, prendre 225 grammes d'eau-de-vie blanche à 22°, un peu de cannelle en écorce, 20 grammes d'amandes amères; laisser macérer six semaines, au soleil autant que possible.

Préparez un sirop à 30° avec un quart de sucre.

Liqueur contre les diarrhées, les douleurs des entrailles qui surviennent quelquefois après les repas, le choléra :

Alcool à 15°.....................	900 gr.
Racine d'angélique..............	30 —
Calamus aromaticus.............	2 —
Myrrhe.........................	2 —
Cannelle.......................	2 —
Aloès..........................	4 —
Clous de girofle................	4 —
Vanille........................	2 —
Camphre.......................	0 — 50
Noix muscade..................	0 — 25
Safran.........................	0 — 15

Mettez dans un litre; faites macérer au soleil pendant quelques jours, 7 à 8; vous ficelez le bouchon, bien entendu. Filtrez rapidement, laissez reposer 10 jours; passez et mélangez à un litre de sirop de sucre; filtrez, mettez en bouteille.

Liqueur stomachique pour faciliter les digestions paresseuses :

Semence d'angélique	39 gr.
— de coriandre..................	39 —
— d'anis	4 —
— de fenouil...................	4 —

Faites macérer huit jours dans un litre d'eau-de-vie; ajoutez 250 grammes de sucre dissous dans un peu d'eau.

Autre liqueur stomachique :

Cannelle.	25 gr.
Macis	15 —
Muscade	4 —
Girofle	4 —
Angélique	25 —
Alcool à 90°	2 litres.

Laissez macérer 15 jours.
Filtrez et ajoutez :

Eau distillée	3 litres.
Eau distillée de roses	2 litres 1/2
Sucre	6 kilog.

Un petit verre après chaque repas.

Liqueur stomachique. — Mettre dans un litre d'eau-de-vie à 22° une livre de sucre, une orange, un citron entiers; couvrir, laisser macérer trois semaines, au soleil, si c'est possible, enlever les fruits, laisser reposer encore trois semaines, filtrer, mettre en bouteilles, boucher.

Liqueur de thé :

Infusion de thé très forte	500 gr.
Vanille	5 —
Cognac vieux	1 bouteille.
Alcool à 90°	1 litre.
Sucre blanc en poudre	1000 gr.
Eau distillée	1000 —

Faites votre infusion de thé et ensuite filtrez. Ajoutez cognac, eau distillée; filtrez de nouveau. Ajoutez votre sucre et mettez en bouteilles dès qu'il sera fondu.

Liqueur de Van Swieten :

    Bichlorure de mercure............... 1 gr.
    Eau pure........................... 900 —
    Alcool à 98°

Est employée comme antiseptique (voir ce mot).

Loupe. — Tumeur existant sous la peau à laquelle elle adhère: mobile, ne fait éprouver qu'une douleur très supportable: contient une matière d'un blanc jaune, plus ou moins dure; la loupe peut être énorme, elle se place fréquemment à la tête.

Le seul traitement est l'excision par un chirurgien. La simple ouverture donne lieu à des suppurations interminables.

Lumbago. — Cette maladie survient généralement à la suite de fatigue, d'efforts, de surmenage, d'un refroidissement, de l'humidité: elle est caractérisée par une raideur de la région des reins s'accompagnant d'une très violente douleur au moindre mouvement de cette région. Sans être aucunement dangereuse, elle est extrêmement douloureuse, rend les mouvements difficiles et empêche même de se baisser. Il peut survenir de la fièvre: quelquefois la durée de ce malaise est de huit à dix jours.

Frictionner avec un morceau de flanelle imbibé de baume Opodeldoch, cataplasmes sinapisés, bains le matin et le soir.

Prendre un morceau de toile cirée, rouge et douce, assez long pour couvrir entièrement les reins, le placer par-dessus un gilet de flanelle. Une sueur abondante se produit et le malade est soulagé.

Un excellent remède consiste en frictions une ou deux fois par jour avec un morceau de flanelle imbibée d'essence de térébenthine, jusqu'à rougeur de la peau. Se souvenir que l'essence de térébenthine prend feu à distance et occasionne d'atroces brûlures.

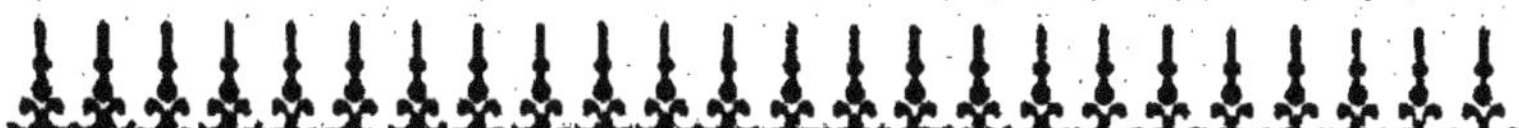

M

Mains (Blancheur des). — Savon en poudre, 60 grammes dans 200 grammes d'huile d'amandes douces ; ajoutez 200 grammes d'eau de Cologne, enduisez de ce mélange une paire de vieux gants larges que vous mettrez en vous couchant et garderez la nuit.

Mains (Hygiène des). — Tenir les mains extrêmement propres. Les ongles seront coupés arrondis ou carrés, éviter de déchausser l'ongle sur le côté, ce qui arrive si on les porte très pointus ; ils doivent être brossés à chaque lavage de mains. Ne pas faire usage de cure-ongles très pointus qui décollent l'ongle.

Il est bon l'hiver de passer un peu de glycérine dans ses mains quand on les lave. Les sécher soigneusement, se ganter pour aller au froid, ne pas s'exposer à un feu vif. Les enduire de glycérolé d'amidon avant de se coucher, lorsqu'elles sont gercées.

Ne pas serrer les poings en dormant, ne pas tenir la main fermée, l'étendre au contraire, afin que les phalanges ne prennent pas de plis accentués.

Les pâtes d'amandes et le son sont favorables aux mains.

Mains (Pour éviter la rudesse des). — Se servir matin et soir de la composition suivante :

Vinaigre de vin blanc......................	37 gr.
Alcool......................................	15 —
Eau de roses.	15 —
Jus de citron..............................	30 —

Mains (Transpiration des). — Se frotter les mains deux ou trois fois par jour avec la mixture suivante :

Eau de Cologne.............................	90 gr.
Teinture de belladone	5 —

Lotion contre la rougeur des mains. — Mélanger quatre parties de glycérine à cinq parties de jaunes d'œufs, ajouter de l'eau tiède pour délayer un peu de jus de citron; se frotter les mains avant de se coucher.

Mal blanc. — Voir PANARIS.

Mal de cœur. — Expression impropre : ce n'est pas le cœur. mais l'estomac qui est en jeu.

Ce symptôme est très fréquent et commun à beaucoup de maladies. Le plus souvent, il est le prélude d'une indigestion, en tout cas, d'une mauvaise digestion. Dans le premier cas, soignez la maladie causale; dans le second, faites garder la position horizontale au malade, essayez d'un petit verre d'une liqueur stomachique quelconque, ou encore d'une infusion aromatique (thé, violette, pensées).

Mal d'estomac. — Voir DYSPEPSIE, GASTRALGIE, INDIGESTION.

Mal de mer. — Est une sorte de vertige avec vomissements et faiblesse extrême, causés par les mouvements d'un bâtiment quelconque. Beaucoup de personnes y sont sujettes.

Les remèdes essayés contre cette affection sont très nombreux. Chacun d'eux a réussi à quelques personnes, et a échoué pour d'autres ; aucun n'est infaillible. Voici les principaux :

Prendre avant l'embarquement un gramme d'hydrate de chloral.

Autre. — Une fois embarqué, prendre trois gouttes de teinture de noix vomique sur un morceau de sucre. On peut répéter cette dose trois ou quatre fois par jour.

Autre. — Prendre deux cuillerées de la composition suivante au moment de s'embarquer et pareille dose si les vomissements surviennent : faire distiller 5 grammes d'acide chlorhydrique dans 75 grammes d'alcool ; mélanger avec un demi-litre d'eau ; ajouter du sirop de sucre et quelques gouttes d'essence de menthe.

Il est bon, en tout cas, de se serrer le ventre fortement avec une ceinture de flanelle.

Enfin les Américains emploient la méthode suivante :

Se reposer la veille du départ, afin que le système nerveux ne soit pas surexcité au moment de l'embarquement.

Se coucher avant que le navire lève l'ancre et garder la position horizontale pendant deux jours consécutifs, manger beaucoup à chaque repas, mais sans lever la tête ; de cette façon l'estomac ne perd pas l'habitude de digérer, on conserve ses forces tout en familiarisant le corps avec les mouvements du navire.

Malaises occasionnés par la chaleur (voir Insolation). — Il arrive souvent lorsqu'on rentre de promenade, par une chaude journée d'été, et qu'on séjourne dans une pièce trop fraîche, qu'on éprouve un malaise particulier, une sorte de vertige.

Il est bon alors de prendre un peu de café froid et de se laver avec de l'eau fraîche le visage et les mains ; le malaise disparaît immédiatement.

Maigreur. — Pour engraisser il faut beaucoup dormir ou du moins rester au lit; en un mot mettre en pratique l'axiome de notre vieux poète français, Régnier, qui n'est, du reste, nullement désagréable :

> Ah! que c'est chose douce et fort bien ordonnée,
> Dormir dedans un lit, la grasse matinée!...

Un bain chaud de trois quarts d'heure est utile tous les jours pour combattre la maigreur.

On forcera l'appétit, on le stimulera par des mets choisis.

Voici un régime qui donne, quatre-vingt-dix-neuf fois sur cent, un excellent résultat : prendre le matin, à midi et le soir. une cuillerée à bouche d'huile de foie de morue en y ajoutant une poignée de sel gris pulvérisé. Puis les tartines de Trousseau qui renferment pour 125 grammes de beurre frais, 3 grammes de chlorure de sodium, 10 centigrammes de bromure de potassium et 5 centigrammes d'iodure.

On prendra le matin comme premier déjeuner une tasse de chocolat avec des tartines de beurre. Le second déjeuner sera composé de mets que l'on défend aux obèses : porc, foie, pommes de terre, etc...

Mamelles (Affection des) (voir aussi SEIN, CREVASSES). — Névralgie de la mamelle. Douleur s'irradiant en tous sens; affection rare.

Prendre du sulfate de quinine, de l'antipyrine.

Mamelle (Contusion de la). — Si on craint une inflammation par suite de la violence du coup, appliquer des sangsues et faire des frictions avec de l'onguent napolitain, ou mieux, appliquer des compresses imbibées d'eau boriquée, recouvertes d'un taffetas gommé.

Mamelles (Lymphangite des). — Succède ordinairement à une crevasse (voir ce mot) ou à une gerçure. Se traduit par de la rougeur, de la petite plaie et par une traînée rouge qui de ce point se dirige vers l'aisselle. Douleur le long de ce trajet. Glandes dans l'aisselle. Appliquer de suite des compresses imbibées d'eau boriquée ou de sublimé à 1 p. 1000; recouvrir d'un taffetas gommé, supprimer l'allaitement de ce côté.

Peut se convertir en abcès.

Mamelles (Abcès des). — Succède à une lymphangite, ou se déclare plus profondément. Il se forme un noyau dur, douloureux, chaud et rouge; il y a des élancements, surtout la nuit. Le noyau grossit, l'abcès gagne et tend à s'ouvrir à la peau. Dès le début, il faut appeler un médecin, car l'abcès peut s'étendre et envahir tout le sein. On mettra des compresses d'eau boriquée, ou un cataplasme au début, mais dès que la peau est rouge, il faut inciser l'abcès.

Mamelon (Eczéma du). — Croûtes autour du mamelon avec suintement.

Éviter les frottements; cataplasmes de fécule de pommes de terre pour faire tomber les croûtes; pansements au vin aromatique, coupé d'égale quantité d'eau.

On enduire la région malade plusieurs fois par jour d'une légère couche de la pommade :

Oxyde de zinc......................... 3 gr.
Vaseline............................... 30 —

Manie. — Genre d'aliénation mentale, qui se traduit par de l'agitation, une irascibilité de caractère; peut aller jusqu'à la fureur; peut ne durer qu'un certain temps; elle est quelquefois provoquée par les chagrins, l'âge; elle affecte différentes formes.

Faire prendre trois ou quatre fois par jour une cuillerée à café du mélange suivant :

Sirop de capillaire.................... 125 gr.
Bromure de sodium..................... 5 —

Des lavements quotidiens avec de l'eau froide et un peu d'éther.

Marasme. — État d'épuisement profond avec faiblesse, langueur, tristesse. Succède habituellement à des affections graves ou chroniques.

Est souvent au-dessus des ressources de la thérapeutique; on peut essayer les reconstituants, l'hydrothérapie.

Marronnier d'Inde. — On préconise hautement l'écorce du marronnier d'Inde comme un puissant fébrifuge. On reconnaît en outre des vertus toniques et astringentes à l'écorce du marronnier d'Inde et on peut donner au malade une décoction de 15 ou 30 grammes de cette écorce dans le cas où les astringents sont indiqués, dans l'atonie des organes digestifs, dans les névroses de l'estomac.

Vin fébrifuge à l'écorce de marronnier d'Inde :

> Écorce de marronnier................ 30 gr.
> Vin blanc........................... 1 litre.

Masque (Pour éviter le). — S'enduire tous les soirs le visage d'une légère couche de glycérine pendant tout le temps de la grossesse.

Massage. — Pétrissement des chairs, excellent pour l'économie générale du corps, contre l'embonpoint, la constipation; certaines affections nerveuses de l'estomac guérissent très bien par le massage; les entorses et les fractures sont très améliorées par lui.

Médicaments dangereux. — Tous les principes actifs retirés des plantes : la belladone, l'atropine, l'alcoolature d'aconit, l'aconitine, la digitale et la digitaline, la morphine, l'opium, etc., sont dangereux et ne doivent être préparés que par des gens du métier. De plus pour la morphine, le danger est dans l'usage prolongé de cette substance qui conduit à la morphinomanie et à ses tristes résultats.

Le chloral est très à redouter.

Si on force un peu la dose, on obtient des arrêts de respiration et des morts subites.

Le chloroforme présente les mêmes dangers, mais ce n'est pas un remède populaire et on s'en défie.

L'éther est au contraire inoffensif dans la pratique, car, pour endormir avec de l'éther jusqu'à ce que l'on s'enivre, il faudrait un appareil spécial; pris par la bouche, il ne produirait que des effets désagréables, une certaine ivresse et des vomissements.

Méningite. — Inflammation des méninges du cerveau.

La première période de cette maladie qui atteint généralement les enfants, est caractérisée par un mal de tête violent, la fièvre, l'insomnie, manque d'appétit, tintements d'oreilles, frissons, surcroît de chaleur, délire, vomissements, constipation. La seconde période est la somnolence, la paralysie des yeux, un calme profond. La mort survient presque toujours à cette période.

Voir le médecin au plus vite.

Sangsues derrière l'oreille; glace sur la tête, sinapismes aux extrémités.

Couper les cheveux.

Faire prendre du calomel, sulfate de quinine, iodure de potassium.

Météorisme. — Ventre gonflé par la présence de gaz dans l'intestin. Prendre après les repas une infusion de menthe poivrée dans laquelle on mettra une cuillerée à café de poudre de charbon de peuplier ou, au commencement du repas, un paquet de magnésie calcinée et de craie préparée, par parties égales.

Meurtrissures. — Il arrive souvent que les enfants tombent sur le gravier, les cailloux, s'enlèvent la peau, se font des meurtrissures saignantes; pour les guérir rapidement, saupoudrer avec de la poudre de gomme arabique (voir Plaies; Ecchymoses).

Miel rosat. — On l'emploie en gargarismes, pour les ulcérations et les inflammations de la bouche.

Faire infuser 35 grammes de feuilles de roses dans 125 grammes d'eau et ajouter à l'infusion 250 grammes de miel.

Pour faire usage de ce miel, le mélanger avec un liquide approprié, dans les proportions de 1 ou 2 parties de miel, pour 5 à 6 parties de liquide.

Miel violat. — Comme le précédent en employant 50 grammes de fleurs de violettes et 150 grammes de miel pour 125 grammes d'eau.

Migraine (Moyen préventif de la). — Ajouter à un oreiller de crin, un tiers de baies de genévrier. Le parfum qui se dégage de ce coucher est agréable et rafraîchissant; on peut ajouter à ce traitement un massage quotidien avec de l'alcool de genièvre.

La migraine dépend presque toujours d'un état général de l'économie permanent ou passager; les travaux intellectuels, l'absence de sommeil, le surmenage, sont les causes fréquentes de cette incommodité; les affections de l'estomac, les diathèses dartreuse ou rhumatismale la provoquent également; aussi est-il préférable de suivre un traitement général approprié à la cause présumée; l'hydrothérapie rend de grands services.

Pendant l'attaque, garder le repos dans une chambre fraîche et obscure; applications d'eau fraîche ou vinaigrée sur la tête; prendre un gramme d'antipyrine ou plus, suivant les tempéraments; le bromure rend quelquefois des services.

La migraine revêt quelquefois le type périodique, revenant à dates fixes et s'accompagnant de vomissements. Même traite-

ment. On ordonne quelquefois la morphine, la caféine, l'aconitine, etc.

Miliaire (Fièvre). — Éruption de petites vésicules grosses
comme un grain de millet. Voir le médecin, car cette maladie
n'est souvent qu'un phénomène avant-coureur d'une maladie
plus grave.

En été, on voit quelquefois des épidémies de miliaire; elles
proviennent de ce que les enfants ont trop transpiré. Il suffit
de moins les couvrir et de quelques bains de son ou d'amidon
pour que tout rentre dans l'ordre.

Muguet. — Maladie fréquente chez les petits enfants faibles,
mal nourris, atteints de la gastro-entérite.

On reconnaît le muguet à une foule de petits points blanchâtres qui tapissent la bouche, la langue.

Appliquer avec un pinceau un des collutoires suivants :

Borate de soude et miel par parties égales, ou un quart de chlorate de potasse et trois quarts de miel, ou encore glycérine et
borate de soude par parties égales.

Si l'enfant est bien portant, le mal cède au bout de quelques
applications.

Si le muguet persiste au bout de deux ou trois jours, essayer
avec :

> Borax .... 15 gr.
> Miel.. 15 —

Dans les cas rebelles, barbouiller la bouche avec le crayon de
nitrate d'argent et faire teter ou boire l'enfant immédiatement
après l'application.

Mûrier noir. — On recommande comme étant un excellent
vermifuge et pouvant avantageusement remplacer la racine de
grenadier, l'écorce de la racine du mûrier.

Elle est, en outre, tonique et astringente.

Les mûres noires, avant leur complète maturité, s'emploient contre les diarrhées, les dysenteries, les crachements de sang.

En complète maturité, les mûres rafraîchissent le sang, calment la soif; écrasées dans de l'eau, elles offrent une boisson agréable et rafraîchissante.

Le sirop de mûres adoucit les âcretés de la gorge et de la poitrine. On s'en sert pour adoucir les tisanes et les gargarismes astringents, dont il augmente l'action.

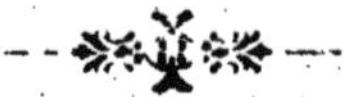

N

Navet. — Les racines de navet sont émollientes, adoucissantes et rafraîchissantes ; on les emploie avec succès dans la plupart des maladies inflammatoires. On fait usage de sa décoction contre la toux, l'enrouement, le catarrhe, contre les irritations des voies urinaires, en gargarisme contre l'angine.

Dans les affections de poitrine, on fait usage de décoction de navet prises chaudes avec du miel.

On préconise le navet cuit en cataplasmes contre les engelures, contre les démangeaisons et les inflammations.

Navet (Sirop de). — Prenez de bons navets que vous coupez par tranches ; déposez-les par lits dans un vase de terre jusqu'à ce qu'il soit plein.

On saupoudre de sucre chacun de ces lits et l'on ferme hermétiquement le pot qu'on dépose dans un four de boulanger sitôt la cuisson du pain finie.

On l'y laisse six heures, après quoi on passe le sirop à travers un linge clair, et on le met en bouteilles au frais.

A prendre par cuillerée à bouche, dans les irritations de rhumes opiniâtres, et pour calmer les bronches irritées.

Il est souverain contre la coqueluche des enfants.

Néphélion. — Taie de la cornée qui arrive généralement à la suite d'ophtalmies chroniques.

Faire de fréquents lavages à l'eau salée; les collyres astringents au sulfate de zinc sont très bons.

Néphrétique (Colique). — Ces coliques sont au rein ce que la colique hépatique est au foie; elles sont produites par la présence de petits graviers et donnent lieu à des crises de douleurs très fortes de reins et de ventre; quelquefois des vomissements; le soulagement ne se produit que lorsque les graviers sont tombés dans la vessie et généralement on éprouve alors une violente envie d'uriner.

Bains tièdes prolongés, boissons fraîches, diurétiques, eau de Contrexéville.

Si l'accès est trop fort, injection sous-cutanée de morphine.

Surveiller le régime, faire de l'exercice. Éviter l'oseille, la tomate, les haricots verts, les viandes noires et les vins généreux: une saison à Vittel ou à Contrexéville plusieurs années de suite.

Néphrite. — Inflammation du tissu du rein. La néphrite aiguë débute en général par une vive douleur, de la chaleur, de la pesanteur au niveau des reins; cette douleur se propage à l'aine, aux cuisses.

La face est gonflée, surtout les yeux, le matin au réveil; les urines plus rares renferment de l'albumine en quantité; les jambes sont enflées à la cheville, quelquefois sur toute leur étendue. La néphrite peut être produite par le froid humide, l'abus des boissons alcooliques, par un coup, une contusion; dans ce dernier cas, les urines renferment du sang. Elle peut se montrer comme complication d'une maladie grave, la scarlatine, variole, rougeole, fièvre typhoïde, etc.

Comme traitement à employer, bains généreux, diète lactée, quelquefois sangsues ou ventouses dans la région lombaire.

La néphrite peut devenir chronique. Il faut alors ajouter au régime lacté, l'iodure de potassium, le tanin, les purgatifs légers, l'eau de Pougues à prendre dans du lait.

Nerfs (Crise de). — Coucher le malade par terre, éloigner de lui les objets contre lesquels il pourrait se blesser; desserrer ses vêtements; qu'il n'y ait qu'une personne pour le surveiller; badigeonner les tempes avec un peu de vinaigre, faire respirer de l'éther; user de sévérité.

Nervosisme. — État morbide caractérisé par des troubles locaux ou généraux du système nerveux.

Cet état peut provenir de travail cérébral exagéré, de chagrins, d'excès; il provoque une sensibilité suraiguë, de l'exaltation.

Le nervosisme provient souvent d'un tempérament chlorotique et anémique.

Rechercher la cause et la supprimer.

Exercices, distractions, voyages; fer et quinquina si anémie; hydrothérapie; bains salés, bains de mer.

Opium et antispasmodiques si douleur.

Neurasthénie. — État nerveux constitué par l'exagération du nervosisme, de la susceptibilité nerveuse de l'individu et caractérisé par une fatigue, une lassitude constante, une tendance à la mélancolie, aux idées noires, à l'hypocondrie. Le malade est constamment préoccupé de sa santé, s'écoute beaucoup et s'inquiète pour le moindre bobo. Il existe des névralgies très variables, souvent intenses, des troubles de l'appétit, de l'insomnie.

Exercices, voyages, changement de régime, toniques, hydrothérapie à outrance, traitement moral. Si les troubles s'aggravent, ne pas hésiter à isoler le malade de toute sa famille d'une façon absolue.

Névralgie. — Une douleur vive, intermittente, sans chaleur ni rougeur, sans aucun gonflement et qui suit le trajet d'un nerf.

Les traitements qui réussissent à une personne deviennent sans effet pour une autre; quelquefois un traitement agit pendant quelque temps, puis reste sans effets.

Le sulfate de quinine, l'aconit, l'opium, les frictions au baume de Fioraventi, les compresses locales de chloroforme, badigeonnages à l'huile de menthe camphrée, les compresses d'essence de térébenthine, le bromure de potassium, les injections sous-cutanées de morphine, valériane, bains sulfureux; la teinture d'iode en badigeonnages, les toniques, les ferrugineux, l'hydrothérapie donnent chacun de bons résultats.

Enfin, en dernier ressort, résection du nerf.

Le liniment chloroformé s'emploie en frictions : on verse le contenu d'une cuillerée à café dans le creux de la main et on frictionne le point douloureux, environ pendant dix minutes, puis on recouvre d'ouate, de flanelle.

Cette friction doit avoir lieu matin et soir. Si la névralgie est rebelle, frictionner quatre fois par jour. Agir de même pour le baume Opodeldoch.

Le traitement local doit être accompagné d'un traitement intérieur; il faut se rendre compte du genre de névralgie.

La névralgie intermittente cède presque toujours aux préparations de sulfate de quinine.

Pour les névralgies continues, le bromure de potassium et le bromure d'ammonium à haute dose en viennent à bout et seront ordonnés par le médecin.

Enfin voici un remède simple qu'on pourra toujours essayer contre les névralgies accidentelles :

Le soir, faire un cataplasme de feuilles de mauves sèches ou fraîches, le poser chaud sur la partie malade.

Nez (hygiène du). — « Cela se voit comme le nez au milieu du visage, » dit-on communément. »

Il faut s'occuper dès le jeune âge du nez des enfants et empêcher les causes de déformation qui ont beaucoup d'effet sur les tissus mous. L'habitude qu'ont certains enfants de s'aplatir le nez contre les vitres ou d'avoir constamment un doigt dans le nez entraîne bientôt des déformations notables.

Il arrive souvent aussi que le nez des enfants soit dévié de la ligne médiane par l'habitude qu'ils ont de se coucher d'un même côté. Le remède est simple : repousser le nez de force et faire coucher l'enfant du côté opposé.

Lorsque les narines sont trop étroites ou de grandeur inégale, on doit les dilater avec des cylindres d'éponges préparées.

Nez rouge. — Traitement d'Unna.

Selon lui, le nez rouge a pour cause l'acné sébacée, avec dilatation vésiculaire.

Il prescrit à l'intérieur 50 centigrammes d'ichtyol et à l'extérieur des lotions avec la même substance ou une pommade ainsi composée :

Vaseline...	20 gr.
Poudre de riz.	5 —
Soufre........	2 —

Il conseille aussi les ponctions des trous dilatés, répétées deux fois par semaine. Les petites plaies produites devront être immédiatement recouvertes d'ouate humide. Pour les cas légers, il suffit de savonner très souvent avec le savon à l'ichtyol et à l'eau chaude.

Nævus. — Appelé vulgairement « tache de vin ». Par des applications de couches de collodion, on peut sinon les faire disparaître, du moins les atténuer. Le moyen qui réussit le plus souvent, surtout sur les grands nævus, est de vacciner sur l'endroit malade. On peut essayer aussi l'électricité, appliquée par un chirurgien.

Nostalgie, dite **Mal du pays**. — Pensée absorbante, continuelle de retourner au lieu où l'on est né; atteint souvent les voyageurs. Distraire la pensée; régime tonique; douches.

Nourrice (Choix d'une). — La nourrice ne doit être prise ni trop jeune ni trop âgée; de vingt-deux à vingt-huit ans. Son propre enfant doit être très bien portant. La constitution du corps est à regarder.

S'en rapporter toujours à son médecin.

C'est une erreur de croire qu'un nouveau nourrisson renouvelle le lait d'une nourrice; déjà huit mois de lactation sont un peu trop pour un nouveau-né : le lait est trop épais, trop substantiel, et d'une digestibilité difficile. Le mieux est donc, si on ne peut nourrir soi-même, un lait de trois à quatre mois.

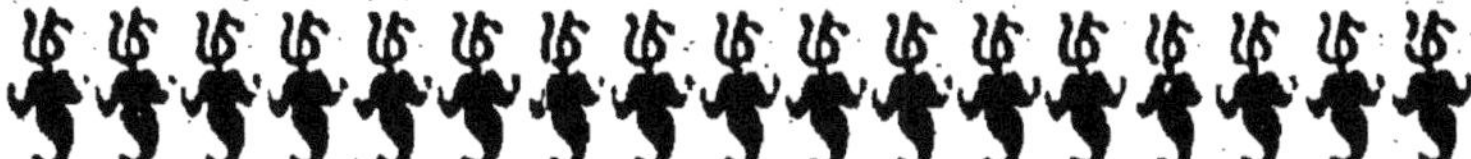

O

Obésité. — Cet état est absolument incompatible avec la beauté féminine, c'est son plus cruel ennemi ; il faut donc le combattre dès que les premiers symptômes apparaissent.

Sinon la figure perd ses lignes harmonieuses, son regard ouvert, la gorge est un amoncellement de bourrelets, le corps est difforme, le mouvement devient difficile et peu à peu on se confine dans une existence casanière.

Il convient de procéder graduellement dans la cure de l'obésité ; toute transition brusque peut être funeste à l'économie. Voici les principaux préceptes avec lesquels chacun se composera un régime à sa convenance :

Dormez peu, six heures suffisent ; restez au lit le temps de votre sommeil et pas plus. Pas de sieste après les repas.

Le matin, s'abstenir, si possible, de manger, sinon prendre du café noir ou du thé sans sucre avec du pain rôti.

A midi et le soir, choisir à discrétion parmi les mets suivants : bœuf rôti ou bouilli, côtelettes ou gigot de mouton, veau rôti, volaille rôtie ; gibier ; poissons : sole, saumon, truite, brochet, turbot, carpe, homard, langouste, huîtres, écrevisses ; légumes herbacés, asperges, oseille, tomates, etc., pommes frites ; fromages secs ; fruits secs ou acides (groseilles, framboises, oranges).

S'abstenir de corps gras : beurre, huile sous toutes leurs

formes; les féculents, les sucreries, la pâtisserie, le chocolat, les crèmes.

Le pain est permis jusqu'à 200 grammes.

Boissons : vin blanc, café noir, thé. Boire si possible à la fin du repas. Ne pas boire entre les repas.

Sortir de table ayant toujours un sentiment de faim, et diminuer peu à peu la dose de nourriture.

Exercice à pied ou à cheval; hydrothérapie : bains froids, bains de mer, massages, frictions sèches le soir.

On a usé aussi des purgatifs puissants ou des cures de sudation par les bains turcs.

En outre voici un régime qui n'offre aucun danger et qui donne d'excellents résultats.

Première semaine : un litre de lait par jour; trois portions d'aliments.

Seconde semaine : deux litres de lait; deux portions d'aliments.

Troisième semaine : trois litres de lait; une portion d'aliments.

Quatrième, cinquième et sixième semaines : quatre litres de lait et pas d'aliments.

On revient graduellement, en suivant ce traitement, à des proportions harmonieuses que l'on maintiendra par une sage répartition de recettes et de dépenses.

Obésité (*Remède contre l'*). — Absorber journellement, en plusieurs fois, une décoction de 20 grammes de *fucus vesiculosus* dans un litre d'eau; de plus, prendre avant chaque repas une pilule de 0 gr. 25 d'hydroalcoolat de fucus; le régime comporte peu de liquide, viandes rôties; beaucoup d'exercice au grand air.

Autre. — Faire macérer pendant huit jours du varech dans du vin blanc sec, et boire chaque jour pendant les repas deux verres de cette préparation, un le matin à déjeuner, un à dîner.

Œdème. — Gonflement des tissus; on n'éprouve ni douleur, ni chaleur; le gonflement cède sous le doigt et en conserve l'empreinte quelques instants. L'œdème est un symptôme de maladies de cœur, de chlorose, d'affection des reins.

Œdème des nouveau-nés. — Frictions avec la paume de la main, d'huile de camomille camphrée, de baume de Fioraventi, 10 grammes pour 100 grammes d'axonge; fumigations de baies de genévrier dans le berceau.

Raviver la circulation du sang, stimuler les forces, combattre le refroidissement.

Faire prendre des bains sinapisés.

Mettre du sable chaud aux pieds.

Massage.

Faire boire une cuillerée de lait, avec deux gouttes de teinture d'anis.

Ongles. — Voir MAINS.

Pâte pour polir les ongles :

Magnésie.............................	10 gr.
Carmin en poudre...................	0 — 25
Glycérine............................	5 —

Mélangez, amalgamez, de manière à avoir la consistance d'une pâte molle dans laquelle vous trempez la brosse à ongles.

Cette préparation donne un beau poli aux ongles.

Ongle incarné. — L'ongle du gros orteil semble rentrer par ses parties latérales sous les chairs qui forment un bourrelet rouge, enflammé, quelquefois saignant. Affection douloureuse même dans les cas bénins, provenant, soit de la chaussure mal faite, soit de la pression des doigts les uns sur les autres; on peut guérir en supprimant la cause. Dans les cas qui s'éternisent, avec vive souffrance et empêchent la marche, il est absolument nécessaire de faire l'arrachement de l'ongle, opération peu douloureuse, en raison de la facilité avec laquelle on insensibilise le gros orteil (glace et sel mélangés), injection de cocaïne, pulvérisations de chlore éthyle.

Les chirurgiens ne manquent pas de moyens.

Les ongles des autres doigts peuvent s'incarner également, mais le fait est plus rare. On peut calmer la douleur en appliquant un petit cataplasme sédatif, ou des compresses d'eau phéniquée.

En tout cas, lorsqu'on craint qu'un ongle ne vienne à s'incarner, on peut, après avoir pris un bain de pieds calmant, faire un lavage au vin chaud, essuyer soigneusement, soulever l'ongle délicatement et introduire entre la chair et lui un petit tampon d'ouate.

Ophtalmie. — Inflammation de l'œil. Souvent causée par la poussière, la réverbération du soleil, de la neige, les contusions. Baigner avec une solution de borax, tenir un bandeau sur l'œil; des cataplasmes de laitue, des compresses trempées dans un collyre au tanin (2 pour 100).

Le traitement est très variable.

Pour les ophtalmies purulentes, la présence du médecin est indispensable.

Ophtalmies des nouveau-nés. — Les nouveau-nés sont facilement atteints d'une ophtalmie purulente d'emblée, qui est le résultat le plus souvent des matières septiques pénétrant entre les paupières, à la sortie du sein de la mère. C'est là la cause la plus certaine : l'impression de l'air sur l'œil qu'on invoquait autrefois, paraît être une cause banale. Dans tous les cas, c'est une maladie grave, à marche rapide, pouvant amener en deux ou quatre jours la fonte purulente de l'œil ou des deux yeux, c'est-à-dire, la perte de la vue complète ou incomplète. Il convient donc de faire immédiatement des badigeonnages avec une solution très concentrée de nitrate d'argent, 1 gramme pour 20; mais ces badigeonnages ne peuvent être bien faits que par le médecin ou la sage-femme.

Cette maladie peut être très souvent évitée en lavant les yeux de l'enfant, à la naissance, avec une solution très faible de sublimé.

Ophtalmie chronique, à marche torpide. S'accompagne de rougeur de paupières, de douleur et de crainte de la lumière. Le plus souvent, ces ophtalmies sont d'origine lymphatique ; elles nécessitent les soins longs et prolongés de l'oculiste.

Oppression. — Tout obstacle à la respiration, à la circulation du sang peut donner de l'oppression. Ce n'est donc que le symptôme d'une maladie plus grave qu'il faut traiter. Quelquefois l'oppression est nerveuse et dans ce cas le bromure de potassium ou de sodium réussit.

Oreilles (Douleurs d'). — Contre les douleurs d'oreilles, provoquées par un coup d'air ou une inflammation très aiguë, on emploie de fréquentes injections de décoction de têtes de pavots. Pour cela, faire bouillir dans un demi-litre d'eau deux têtes de pavots, incliner la tête du côté où on ne souffre pas et laisser couler dans l'oreille malade une grande cuillerée de cette décoction. Dix minutes de ce bain local suffisent quelquefois pour enlever la douleur ; on peut le réitérer plusieurs fois par jour. On peut procéder de même avec de l'huile camphrée ; ou, ce qui vaut mieux encore, avec de la glycérine phéniquée : 1 gramme d'acide phénique pour 20 de glycérine.

Enfin on peut imbiber un morceau d'ouate avec du laudanum et l'introduire dans l'oreille.

Si la douleur persiste, appliquer une mouche de Milan derrière l'oreille.

Prenez : bains de pieds, tisanes sudorifiques.

Ou encore deux parties et demie de chloral camphré, dix parties d'huile d'amandes douces, seize parties et demie de glycérine pure. Mélangez intimement, conservez dans une bouteille bien bouchée.

Trempez dans le liniment un petit tampon d'ouate, introduisez-le aussi loin que possible dans l'oreille malade. Deux applications par jour; frictions derrière l'oreille avec la même substance. Soulagement immédiat.

Oreilles (hygiène des). — Il faut veiller à ce que les pavillons ne soient pas trop détachés de la tête; on peut, à l'aide de bandelettes serrées, mises pour dormir, recoller l'oreille, si on agit dès le jeune âge.

Les boucles d'oreilles déforment le lobule.

Éviter, en se lavant, de laisser de l'eau entrer et séjourner dans l'oreille. Ne pas se servir d'épingles ou d'instruments durs pour se curer les oreilles, ils blessent le conduit auditif, ou plus profondément le tympan.

Oreillons. — Gonflement qui se produit presque toujours des deux côtés de la tête, au-devant des oreilles, et qui est très douloureux.

Cette maladie n'atteint guère les enfants qui n'ont pas quinze ans.

Il y a de la fièvre, de l'agitation, de la douleur et de la difficulté pour ouvrir la bouche; cet état dure de cinq à huit jours.

Entretenir la chaleur; des cataplasmes, de la ouate; ou mieux des frictions avec un liniment belladoné. A l'intérieur un peu de quinine ou d'antipyrine. Isoler le malade, car cette maladie est très contagieuse. Le régime modéré en gardant la chambre est de rigueur, car souvent cette maladie se porte sur les parties génitales, et peut devenir l'occasion d'une maladie grave.

Otite. — Inflammation de la muqueuse de l'oreille. L'otite est aiguë ou chronique; l'otite aiguë est des plus douloureuses. Les symptômes principaux sont de la douleur avec élancements dans toute l'oreille, des maux de tête, des névralgies de voisinage. Cet état inflammatoire dure quelques jours et aboutit souvent à un abcès du conduit auditif avec suppuration externe.

Faire des injections d'huile phéniquée dans l'oreille et donner des calmants au malade (opium, chloral, eau de fleurs d'oranger).

Otite chronique. — Peu douloureuse et souvent dépendante d'une maladie générale; c'est au médecin à en rechercher la cause. On peut toujours, pour diminuer la suppuration, faire des lavages d'eau boriquée tiède, au moyen d'une seringue de verre et sans grande pression ou mieux introduire chaque matin, dans le conduit auditif, aussi profondément que possible mais sans violence, une mèche de gaze iodoformée.

Ozène. — Maladie des plus désagréables, à cause de l'odeur infecte qui sort par les narines; elle peut survenir à la suite du coryza chronique. Injection dans le nez avec un verre d'eau tiède dans laquelle on versera une cuillerée à café de la solution suivante :

<pre>
Sublimé .... 1 gr.
Eau distillée .... 50 —
</pre>

Ou grands lavages à l'eau boriquée. On se servira d'un bock ; on introduira la canule dans une narine qu'on fermera en pressant à côté de la canule, et on penchera la tête en avant; le liquide ressortira par l'autre narine.

Faire priser du sous-nitrate de bismuth.

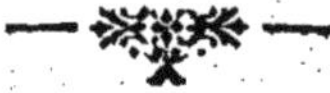

P

Panaris. — Le panaris est une maladie très fréquente ; elle résulte de l'inflammation aiguë d'un ou de plusieurs tissus qui forment le doigt.

Il existe en somme quatre variétés de panaris :

1º La tourniole, mal d'aventure (Panaris érysipélateux) ;

2º Le panaris qui affecte le tissu cellulaire, placé au-dessous de la peau (Panaris sous-épidermique) ;

3º Le panaris qui attaque la gaine des tendons (Panaris profond) ;

4º Le panaris qui amène l'inflammation du périoste et provoque la nécrose de l'os (Panaris sous-périosté).

Cette affection est causée par écorchure, coupure, piqûre, contusion ; mais surtout par toutes piqûres avec un instrument ayant séjourné dans des matières décomposées, sales ou irritantes. Les anatomistes, bouchers, charcutiers, etc., y sont particulièrement exposés.

Dans la première variété, l'inflammation est très superficielle. Le panaris débute par une petite rougeur augmentant peu à peu. Le doigt devient rouge et enflé et, au bout de quelques jours, l'épiderme se soulève et sécrète un liquide séro-purulent.

La seconde variété est le panaris sous-cutané ; c'est un véritable phlegmon avec tous ses symptômes habituels, fièvre, douleur très vive, chaleur, rougeur, tuméfaction ; le bras est engorgé, les ganglions de l'aisselle se tuméfient et le pus qui se forme s'étend sous la peau.

Pour la première variété, quelques cataplasmes et soins de propreté suffisent pour le guérir, pourtant on ne doit pas le négliger. Pour la seconde variété, repos complet du bras, position élevée de la main, cataplasmes, ou enveloppement par les compresses trempées dans la solution de sublimé ; bains locaux émollients, et surtout incision hâtive.

Le panaris de la gaine des tendons commence comme les premiers, mais les symptômes ont plus d'acuité ; le doigt tuméfié jusqu'au-dessous des deux premières phalanges est immobilisé par une légère flexion. Dans ce cas, le pus peut fuser dans la paume de la main et même dans l'avant-bras ; les tendons se mortifient fréquemment et le doigt devient si gênant que le malade demande à en être débarrassé.

La dernière série, panaris périostique, est encore plus grave puisqu'il nécessite l'extraction de la phalange nécrosée.

Inutile de dire que, dans ces deux derniers cas, la présence du médecin est indispensable.

Je recommande l'incision hâtive du panaris, car vu le peu d'élasticité de la peau du doigt, le mal ne peut s'étendre ; il ronge donc sur place, à l'intérieur, et alors fréquemment le panaris qui n'était que sous-cutané devient panaris de la gaine, la douleur augmente et la guérison est beaucoup plus longue.

Comme l'incision est assez douloureuse, si le malade est sensible, délicat, douillet, en un mot, il est bon d'anesthésier la partie malade avec un mélange de sel marin et de glace pilée par parties égales, pendant quelques minutes.

Lorsque le panaris a été largement ouvert, que le pus est bien sorti pendant deux jours, pratiquer des lavages à l'eau phéniquée quatre ou cinq fois par jour.

Paralysie. — Diminution ou abolition du mouvement. Le médecin peut seul en déterminer la cause.

Le traitement est : les purgatifs fréquents, le massage, l'électricité, les frictions, l'hydrothérapie.

Pâquerette. — Cette plante est un excellent vulnéraire. On la fait macérer dans du vin blanc lorsqu'elle est bien fraîche et l'on prend cette infusion pour dissiper les maux de tête, douleurs à la suite de coups, de chutes, de commotions au cerveau. On se sert de marguerites pilées avec l'armoise mélangées en cataplasmes contre les tumeurs scrofuleuses, qu'elles font dissoudre.

Pastilles. — Les pastilles sont un moyen pratique de prendre bien des médicaments. Elles sont composées de sucre et de gomme mélangés avec le médicament actif. Elles sont extrêmement nombreuses; voici les principales, celles que nous avons conseillées aux différents articles de cet ouvrage :

Pastilles de bi-carbonate de soude (Vals, Vichy, Darcet). — Dose de 6 à 8 (Codex). Chacune contient 0 gr., 025 de sel contre les aigreurs; facilitent la digestion.

Pastilles d'ipécacuana. — Chacune contient 0 gr., 012 (1/4 grain) d'ipécacuana (Codex). Expectorant; dose de 3 à 6.

Pastilles de kermès. — Chacune contient 1 centigramme de kermès (Codex). Incisif; dose de 3 à 4.

Pastilles de magnésie. — Chacune contient 20 centigrammes de magnésie (Codex); antiacide, de 5 à 10.

Pastilles à la menthe. — Après avoir légèrement mouillé du sucre en grain, on le met dans un poêlon et dès qu'il est un peu liquide on y ajoute quelques gouttes d'essence de menthe. On verse de l'eau en quantité suffisante pour faire une pâte dont on fait des pastilles de 1 gramme.

Il y a un autre procédé qui consiste à composer une pâte avec de la gomme arabique et trois quarts de sucre, à l'amincir à l'aide d'un rouleau en y mêlant de l'essence de menthe poivrée; à découper ensuite cette pâte à l'emporte-pièce et à la faire sécher dans une chambre traversée par un courant d'air.

Les pastilles à la menthe sont excitantes; elles conviennent souvent après les repas, pour activer la digestion, mais quand on en abuse, elles provoquent la toux et irritent l'estomac.

Pastilles du sérail. — Ces pastilles excellentes pour assainir l'air des appartements se vendent assez cher dans le commerce; cependant la fabrication en est bien peu coûteuse :

    Poudre de charbon...................... 150 gr.
    Encens............................... 20 —
    Cascarille pulvérisée.................. 20 —
    Benjoin............................... 20 —
    Myrrhe................................ 20 —
    Poudre de salpêtre.................... 13 —

Mêlez le tout et donnez-lui de la consistance à l'aide d'un mucilage de gomme adragante.

Divisez alors la masse en petits cônes et faites sécher.

Vous avez avec les quantités ci-dessus 200 pastilles du sérail pour 1 fr. 25 à 1 fr. 50.

Pastilles contre la soif :

    Acide oxalique en poudre.............. 1 gr.
    Sucre blanc........................... 250 —
    Eau distillée de zeste de citron........ 25 —
    Essence de citron..................... 8 gouttes.
    Gomme adragante...................... 260 gr.

Faites des pastilles de 0 gr. 65.

Pastilles de soufre. — Chacune contient 1 décigramme de soufre lavé (Codex). Pectoral; dose de 8 à 10.

Pastilles turques à l'usage des fumeurs :

    Sucre blanc........................... 500 gr.
    Acide citrique........................ 2 —

Essence de roses,	1 goutte.
Musc en grain	0 gr. 10
Essence de vétiver	0 — 25

Faire du tout une pâte qu'on lie avec quantité suffisante de gomme adragante dissoute dans l'eau; colorer avec de la laque.

Pâte d'amandes pour la toilette. — Ayez 500 grammes d'amandes amères, mettez-les dans un mortier de marbre après les avoir préalablement jetées dans l'eau chaude afin de les peler plus aisément.

Ajouter dans ce mortier :

Estragon	60 gr.
Savon	60 —
Miel	50 —

Piler ces ingrédients et les mettre dans une terrine qu'on place sur le feu. Remuer sans cesse et doucement avec une cuillère de bois, retirer du feu, mettre cette pâte en pots; elle est excellente pour blanchir et adoucir les mains.

Pâte d'amandes (autre recette). — Cette pâte dont on fait usage pour adoucir la peau des mains s'obtient de la façon suivante : débarrassez 200 grammes d'amandes amères de leurs pellicules en les passant dans l'eau bouillante. Pilez-les dans un mortier en ayant soin de les mouiller d'une petite quantité d'eau. Lorsque la pâte est très fine, ajoutez-y 60 grammes de farine de riz et 20 grammes de poudre d'iris. Dans une petite quantité d'eau de roses faites dissoudre 6 grammes de carbonate de potasse, incorporez cette solution dans la pâte; ajoutez-y peu à peu 10 gouttes d'essence de néroli. Conservez cette pâte dans un pot hermétiquement fermé.

Peau. — La peau joue un grand rôle dans la santé générale de l'individu. C'est, en effet, un émonctoire pour un grand nombre de substances, poisons ou autres, qui sont éliminées par la sueur.

La transpiration sert aussi à rafraîchir le corps, grâce à l'évaporation constante qui se fait sur toute la surface de la peau. On peut comparer ce phénomène à celui qui se passe à la surface des « alcarazas »; ce sont des vases poreux, en terre non vernie; l'eau de table qu'ils contiennent filtre à travers la paroi, et en s'évaporant à la surface externe refroidit le contenu.

La peau enfin est un manteau protecteur très important puisque par la contraction des fibres qu'elle contient, elle se resserre et protège dans une certaine mesure les organes profonds contre le froid. Il est donc utile d'avoir une peau qui fonctionne bien et d'observer quelques règles d'hygiène à cet égard. La plus grande propreté est de rigueur; l'idéal est de faire des ablutions ou des lotions quotidiennes, surtout dans la saison chaude. Mais il est nécessaire de se servir de savon qui dissout les graisses cutanées. En hiver ou lorsque la peau fonctionne mal, on peut activer sa vitalité de deux façons : l'hydrothérapie (principalement les douches), et les frictions sèches avec de la flanelle ou mieux un gant de crin.

Quant à la beauté plastique de la peau, voici quelques recettes souvent utiles.

Recette russe pour la beauté du teint.

Faire fermenter du son dans du lait et de l'eau, passer et se laver plusieurs fois par jour.

Massage pour adoucir la peau et lui enlever toute odeur :

Huile d'amandes amères................	10 gr.
Huile d'amandes douces	100 —
Baume de tolu......................	2 —
Essence de citron....................	2 gouttes.
Essence de capejat..................	2 —

Après un bain se faire masser tout le corps avec cette préparation.

Autre recette. — Prenez un quart de livre de mie de pain de seigle tout chaud, quatre blancs d'œufs frais, un demi-litre de vinaigre de vin, battez longuement tout ensemble, passez dans un linge fin en pressant.

Lavez le visage trois jours de suite.

Pelade. — Affection du cuir chevelu; les cheveux tombent avec une grande rapidité; la contagion est très grande.

Le traitement consiste à raser entièrement la tête, à la laver avec de l'eau de savon ou une forte décoction de bois de Panama, à faire des frictions avec le baume de Fioraventi dans lequel on a mis de la teinture de cantharides; matin et soir, un badigeonnage de la plaque avec un pinceau trempé dans le mélange suivant :

       Essence de térébenthine.............. 30 gr.
       Ammoniaque........................ 2 —

Maladie excessivement rebelle; sujette à des rechutes.

Pellicules. — Faire dissoudre dans un verre d'eau un dé de borax en poudre et se servir de cette solution tous les jours, pendant quelque temps. Brossez d'abord la tête à sec, puis trempez la brosse dans le mélange et brossez de nouveau.

Autre traitement. — Se laver la tête avec de l'eau de goudron filtrée, ou trois fois par semaine avec du savon de goudron.

Autre traitement. — Les lavages à la décoction de bois de Panama sont excellents contre les pellicules. Ils ont l'avantage de laver et de réchauffer le cuir chevelu et de sécher promptement.

Autre traitement. — Se laver la tête deux fois par semaine avec la lotion suivante :

       Baume de saponaire.................. 25 gr.
       Eau-de-vie.... .... 500 —

Faire macérer huit jours, passer, ajouter 5 grammes d'huile essentielle de romarin, filtrer.

Ou encore : une friction le matin avec un peu de la solution :

Chloral (Hydrate de)............... 10 gr.
Sublimé........................ 125 milligr.
Essence de citron............. ..... 5 gouttes.

Péritonite. — Inflammation de la membrane qui recouvre les intestins. La péritonite aiguë peut être provoquée par un coup, par le froid, par l'inflammation d'un organe voisin, etc. ; la péritonite est presque toujours d'origine puerpérale.

On ressent de violentes douleurs dans le ventre, on a des vomissements bilieux et verdâtres. Il y a de la fièvre, du ballonnement de ventre, de la constipation.

Faire des onctions avec de l'onguent mercuriel, une pilule de 0 gr. 01 d'opium toutes les deux heures dans la journée, cataplasmes laudanisés, sulfate de quinine pour combattre la fièvre, boissons glacées, champagne.

La péritonite chronique offre des alternatives de constipation et de diarrhée ; le malade éprouve des coliques sourdes ; il y a de l'amaigrissement, de l'œdème, du ballonnement ou de la rétraction du ventre. Même traitement dirigé par un médecin.

Pharmacie de famille. — A la campagne surtout, on est éloigné, bien souvent, du médecin et du pharmacien ; il est bon d'avoir chez soi les objets indispensables que voici :

De petites balances, bien sensibles, avec une certaine quantité de poids divisés jusqu'au centigramme.

Deux entonnoirs en verre.

Des seringues et irrigateurs, toujours en parfait état.

Une paire de ciseaux droits.

Une paire de ciseaux à pointe émoussée.

Une lampe à esprit de vin.

Un petit mortier avec son pilon.

Du coton hydrophile en paquets ficelés et de l'ouate ordinaire.

Des bandes de toile de 4 à 8 centimètres de large.

De la bourrache.

Du tilleul.

De la camomille.

Du thé noir.

De l'alcool de menthe.

De la teinture d'arnica.

De la teinture d'aconit.

De la farine de lin.

De l'eau-de-vie camphrée.

Du fer.

Du quinquina.

Du vieux linge à compresses, très propre.

Du miel.

De l'orge perlée.

De la gomme arabique.

Du laudanum.

Du sulfate de quinine.

Une ou deux bouteilles d'eau phéniquée à 2 p. 100;

— — — de sublimé à 1 p. 1000, ou, mieux, quelques paquets de 1 gramme de sublimé qu'on jettera chacun dans un litre d'eau au moment de s'en servir. (Pour activer la dissolution du sublimé, on peut le délayer d'abord dans quelques grammes d'alcool).

De la poudre d'acide borique.

De la vaseline boriquée.

Des sinapismes Rigollot.

De l'ammoniaque.

Du sirop de bromure de potassium.

Toutes ces choses doivent être étiquetées, soigneusement placées dans un lieu sec et dans une armoire fermant à clé, de manière à ce qu'elles ne soient pas à la disposition de tout le monde.

Phlébite. — Inflammation d'une veine. Ce sont presque toujours les veines de la moitié inférieure du ventre et celles des jambes qui sont atteintes. Les phlébites sont causées par une fatigue exagérée, les plaies, les fractures, les varices, etc., etc.

Elles sont caractérisées par un gonflement du membre, surtout sur le trajet des veines où l'on sent un cordon dur. Le membre est impotent et douloureux.

Il peut survenir des accidents infectieux, de la suppuration, douleurs vives, des arthrites variées ; un caillot de sang peut se détacher et aller obturer un des vaisseaux principaux du poumon. La mort immédiate en est souvent le résultat. Devant des complications aussi subites et aussi graves, il faut suivre rigoureusement le traitement qu'indiquera le médecin ; ce sera en tout cas le repos au lit, avec les jambes allongées et l'interdiction absolue de tout mouvement du membre atteint.

Repos horizontal, onctions au baume tranquille, cataplasmes de fécule de pommes de terre ; porter après un bas élastique.

Mais ce qu'il y a de mieux à faire est le repos horizontal absolu. A l'intérieur prendre des purgatifs légers.

Phlegmon. — Inflammation du tissu lamineux situé sous la peau entre les intervalles des organes ; siège surtout aux bras.

Le phlegmon peut être simple ou diffus.

Le phlegmon simple peut être causé par un coup, une plaie, une piqûre, la présence d'un corps étranger.

Il y a de la rougeur, de la chaleur, une douleur assez vive, une tuméfaction dure, circonscrite. Cataplasmes, diète, régime rafraîchissant, frictions à l'onguent napolitain. Les bains locaux du membre atteint dans une solution d'eau phéniquée ou de sublimé tiède, rendront les plus grands services. Si le mal suit son cours simplement, la tumeur s'amollit, s'ouvre et donne passage à du pus. A ce moment on emploiera les pansements avec des compresses de sublimé.

Si le phlegmon devient diffus, l'inflammation gagne les tissus environnants, il y a de l'œdème des parties voisines; il y a fièvre, malaise, maux de tête; lorsque le pus est formé et commence à s'infiltrer dans les tissus, faire de longues incisions multiples.

La présence du médecin est indispensable; surveiller attentivement l'écoulement sanguin, l'arrêter par la compression; si besoin est, aider à la sortie du pus; pansements antiseptiques.

Phlyctènes. — Ce sont des bulles qui se forment à la surface de la peau; elles sont constituées par de la sérosité qui soulève l'épiderme. Elles se montrent dans les fractures, les brûlures, certaines lymphangites et sont sans importance par rapport à l'affection causale.

Voir aussi Ampoules.

Phtisie. — Cette maladie est l'une des plus tristes qui affligent l'humanité.

En général le mot « Phtisie » veut dire sécheresse des tissus; un état d'amaigrissement, de langueur, d'épuisement, de consomption.

Pour le vulgaire, phtisie correspond à « maladie de poitrine ».

Tout le monde connaît l'aspect d'un phtisique. Au début cependant, le malade peut conserver un masque trompeur. Mais les symptômes sont là pour attirer l'attention : transpirations nocturnes, toux fréquente, expectoration tantôt sanguinolente, tantôt puriforme, verdâtre; essoufflement, points de côté fréquents, amaigrissement, faiblesse, quelquefois des troubles digestifs, de la diarrhée.

Il est peu de maladies où l'hygiène puisse rendre autant de

services que dans la phtisie; elle vaut plus à elle seule que tous les remèdes et toutes les « spécialités » dont on a l'habitude de gorger les malades. La cure d'air joue le plus grand rôle; on la fera soit dans le Midi en hiver, soit dans la montagne, de préférence pour cette dernière dans un des nombreux sanatoria qui existent actuellement à Davos, à Leysin, au Canigou, etc.

Il faut aguerrir le malade peu à peu et arriver à ce qu'il passe toute la journée au grand air, à l'abri du soleil trop chaud et que sa fenêtre reste au moins entr'ouverte pour la nuit. Nous ne pouvons nous étendre davantage sur ce point qui demanderait de longs développements.

Ensuite, il convient de suralimenter le malade; le beurre, les poissons, les œufs, la crème, les graisses légères, la poudre de viande, les jus de viande, les sucres, toutes viandes de digestion facile, les purées de légumes secs, doivent tenir une large part dans ses repas. L'alcool sous forme de grogs ou de fine champagne après le repas sera utile. Enfin recommandons l'huile de foie de morue blonde qui devrait être un aliment et non un remède pour le malade. Il faut absolument que celui-ci arrive à en prendre de grandes quantités, un demi-verre à un verre ordinaire par jour et plus si possible. Il existe bien des façons de la prendre, chaque malade cherchera celle qui lui convient. (Voir HUILE DE FOIE DE MORUE.)

La créosote a été préconisée sous maintes formes; elle est excellente, mais son emploi doit être réglé par un médecin, de même, du reste, que les médicaments suivants qui doivent être employés à certains moments, mais qui seraient inutiles ou nuisibles à d'autres : liqueur de Fowler, eucalyptol, antipyrine, tanin, glycérine, gaïacol, phosphates, iodoforme, iode, etc., etc.

Dans les familles où il y a eu des antécédents de cette affection, on doit élever les enfants avec une hygiène spéciale et on réussira généralement à éviter toute alerte.

Pied (Hygiène du). — Il faut se tailler les ongles en carré, à la grecque, non en rond, et si par hasard l'ongle avait des velléités de s'incarner, soulevez-le délicatement, et mettez un morceau d'ouate entre l'ongle et la peau.

Pour entretenir la roseur du talon, passer la pierre ponce tous les jours.

Une friction d'alcool est excellente pour les pieds, cela repose après une longue marche.

Les grands marcheurs ne doivent pas prendre des bains de pieds tous les jours; cela ramollit l'épiderme et le rend plus sensible aux froissements de la chaussure. Ils doivent se passer simplement sur les pieds une serviette mouillée.

Piqûres. — *Piqûres d'aiguilles.* — Lorsqu'on fait de la tapisserie avec des laines de Hambourg et qu'on se pique le doigt avec son aiguille, il faut y prendre garde, car beaucoup de ces laines sont teintes avec des matières éminemment toxiques.

Plonger le doigt piqué dans l'alcool camphré ou mieux encore, dans de l'alcool additionné d'un peu d'acide phénique.

Piqûres d'insectes (Eau pour protéger la peau contre ces piqûres) :

Acide acétique	2 gr.
Eucalyptol	1 —
Eau de Cologne	10 —
Teinture de fleurs de pyrèthre	20 —

Délayer dans cinq fois autant d'eau et appliquer sur les parties à protéger.

Piqûres de moustiques. — La meilleure eau sédative pour détruire l'effet des piqûres de moustiques se compose d'une solution d'alun, cinq douzièmes; de vinaigre aromatique, quatre douzièmes; de glycérine, trois douzièmes; on doit faire des applications jusqu'à complète guérison.

Piqûres venimeuses. — On peut sucer la plaie fortement, mais il faut s'assurer qu'on n'a pas de coupure ou de plaie dans la bouche, ce qui est difficile à affirmer. S'il s'agit d'une piqûre grave, comme la morsure d'une vipère, il faut lier fortement le membre entre la piqûre et le tronc, de façon à arrêter la circulation et pousser le courage, si possible, jusqu'à débrider largement la plaie en incisant avec un canif de façon à avoir une hémorragie qui lave la plaie.

Il arrive qu'on soit piqué par des guêpes ou autres insectes et qu'on n'a pas d'alcali volatil ou d'acide nitrique sous la main. Il suffit, pour atténuer la douleur et empêcher l'enflure, d'écraser une feuille d'oseille et de la placer sur la piqûre.

Pituite. — Maladie à laquelle les buveurs sont sujets; c'est un symptôme d'alcoolisme.

Ce sont des vomissements blancs, jaunâtres, verdâtres, peu abondants, qui se produisent le matin en se levant; le reste de la journée on ne s'en ressent pas. On a le tort de traiter légèrement cette maladie. Le régime seul peut en venir à bout; ne pas boire d'alcool, de vin; ne pas fumer; régime lacté.

Pityriasis. — Espèce de dartres légères, de petites taches rosées, jaunâtres; et comme on dit vulgairement « la peau frêle ». Le pityriasis vient aussi sur la tête.

Prendre des bains alcalins; faire des lotions à la liqueur de Van Swieten; ou même un badigeonnage de teinture d'iode sur la partie malade. Prendre des boissons amères, suivre un régime rafraîchissant, faire des lotions émollientes, des lotions alcalines sur le cuir chevelu.

Se nettoyer la tête avec une éponge et ne jamais faire usage du peigne fin.

Plaies. — Voir BLESSURES.

Pansement des plaies par la poudre d'aloès. — Ce mode de pansement est excessivement simple et ne se renouvelle qu'à de longs intervalles. Saupoudrer fortement la partie atteinte avec de la poudre d'aloès; elle s'agglutine par la seule chaleur de la main, tapisse la plaie d'une couche imperméable qui s'oppose au contact de l'air et calme la douleur assez rapidement.

Plantes médicinales. — Il est bon d'avoir sous la main les plantes suivantes : cerfeuil, cerises, coings, épine-vinette, émollients, fraises, houblon, lierre terrestre, marronnier, mûrier, navet, pâquerette, pommes de terre, prunier, tanaisie, vigne. (Voir ces mots.)

Plantes (*Dessiccation des plantes médicinales*). — Avoir soin de les faire sécher à l'ombre ou dans un four tiède. Les plantes et les fleurs séchées au soleil perdent tout à la fois leur arome, leur couleur et leurs propriétés bienfaisantes.

Plantes médicinales à récolter en juillet. — Feuilles et sommités d'*aigre-moine* pour gargarismes.

Petite centaurée : infusions pour fièvre intermittente.

Fleurs de mauve : pour infusion contre les rhumes.

Feuilles de mauves : pour cataplasmes.

Menthe : avec 6 ou 8 grammes de fleurs de menthe on prépare des infusions que l'on sucre et que l'on boit par petites tasses. On s'en sert contre l'asthme, la goutte, le manque d'appétit.

Les feuilles de potentille anserine : elles sont astringentes.

Cassis : pour faire une liqueur rafraîchissante.

Noix vertes : pour faire des confitures stomachiques.

Graines de persil : infusion pour fièvres intermittentes.

Plantes médicinales à récolter en août et en septembre. — Les *fleurs de bouillon blanc* : on les administre en infusions de 10 à 30 grammes de fleurs sèches. Elles sont pectorales, adoucissantes, antispasmodiques.

Les *cônes de houblon* s'emploient à la dose de 15 à 50 grammes. Ces infusions sont toniques, diurétiques, vermifuges, dépuratives et sédatives. Elles fortifient les organes digestifs affaiblis et donnent de l'appétit. Elles conviennent aux scrofuleux, dartreux, vermineux, et aux enfants pâles et anémiques. On met des cônes de houblon dans les oreilles pour provoquer le sommeil.

Les *fleurs de cresson de Para* : plantes de jardin qui sont très peu cultivées et devraient l'être davantage. Il suffit quelquefois de mâcher ces fleurs pour calmer les maux de dents.

Plantes pectorales. — Dans les maladies de poitrine, les rhumes, les catarrhes, on emploie en tisane les racines et fleurs de guimauve, les fleurs de violettes, de coquelicots, de tussilage, de bourrache ; le lichen, la marjolaine ou origan, le serpolet, le millepertuis.

Pleurésie. — La pleurésie est l'inflammation de la plèvre, c'est-à-dire de la membrane qui entoure le poumon. Il existe plusieurs formes de pleurésie ; dans la forme simple, le malade se plaint de malaise vague, de frissons répétés, d'abattement ; puis survient un point de côté tenace, gênant la respiration. Une petite toux sèche, fréquente rend plus pénible encore ce point de côté. La fièvre se montre le soir surtout, et la respiration devient de plus en plus gênée ; cela tient à l'accumulation d'eau dans la plèvre. Le malade sera condamné à garder le lit dans une pièce à température douce et égale ; on fera sur la poitrine des badigeonnages de teinture d'iode, ou on appliquera un vésicatoire ou des ventouses. Le malade prendra quelques purgatifs, des tisanes de queues de cerises ou de bourrache, un peu d'iodure de potas sium avant les repas (50 centigr. à 1 gr.). Si la suffocation augmente on aura recours à la ponction de la poitrine pour évacuer l'eau qui y est contenue. Le médecin décidera du reste de l'opportunité de l'opération. Cette forme guérit en 20 à 30 jours. Quelquefois on a affaire à des formes plus graves, la pleurésie purulente par exemple, qui consiste en un épanchement de pus dans la plèvre ; il faut toujours dans ces cas une intervention chirurgicale. On craindra cette forme quand on verra une fièvre très intense le soir, des sueurs très abondantes, une inappétence absolue, des frissons, de la diarrhée, la mine terreuse de l'individu.

Enfin la pleurésie peut devenir chronique ; la malade ressent des douleurs vagues dans la poitrine, une petite toux sèche, des mouvements fébriles irréguliers : vésicatoires, cautères, pointes de feu. Prendre du tanin, du lait en abondance.

Pneumonie. — Cette maladie est causée la plupart du temps par un refroidissement, ou se montre dans le cours d'une maladie antérieure. C'est l'inflammation du tissu pulmonaire. Elle débute par un brusque et long frisson, un point de côté, une forte fièvre, mal de tête, une toux quinteuse incessante, il y a des crachats couleur rouille. Le malade est très oppressé, obligé de relever le tronc sur son lit pour respirer ; la figure est vultueuse. Ventouses, vésicatoires, diète, tisanes calmantes et adoucissantes, sulfate de quinine, caféine, température douce.

Si le malade entre dans la voie de la guérison, la fièvre cesse, les symptômes diminuent. Très grave pour les vieillards et les enfants. La durée de cette maladie est huit à dix jours suivant l'âge.

La présence du médecin est indispensable.

Pneumonie des enfants. — Succède habituellement à une bronchite. Suivant l'âge, le traitement varie. On emploie des sangsues, les potions au kermès, les vomitifs, les infusions de feuilles de digitale, les vésicatoires; ne pas laisser les très jeunes enfants dans le lit, les prendre sur les bras.

Plus que jamais et sans tarder il faut avoir recours au médecin.

Pommades. — Les pommades sont des préparations pharmaceutiques réservées à l'usage externe. Elles sont constituées par de la graisse qu'on mélange intimement à une substance active. Elles sont moins employées de nos jours quoiqu'elles aient encore une grande vogue. Nous donnerons la formule de quelques pommades assez importantes.

Pommade antidartreuse.

Précipité blanc..............................	1 gr.
Beurre de cacao...........................	30 —
Beurre du Pérou...........................	4 —

Pommade antinévralgique. — Enduire la partie douloureuse avec la préparation suivante :

Vaseline.................................	60 gr.
Menthe..................................	5 —
Cocaïne.................................	2 —
Chloral.................................	1 —

Pommade antipelliculaire :

Huile de ricin...........................	15 gr.
Moelle de bœuf..........................	25 —
Fleur de soufre..........................	1 —

Quelques gouttes d'une essence parfumée à votre choix.

Pommade contre la calvitie :

Moelle de bœuf..........................	60 gr.
Extrait de quinquina......................	8 —
Teinture de cantharides...................	4 —

Suc de citron.........................	4 gr.
Essence de cédrat.....................	1 —
Essence de bergamote..................	10 gouttes.

Pommade camphrée. — Faites fondre 100 grammes d'axonge au bain-marie, incorporez-y tout doucement 30 grammes de camphre en poudre, en agitant ce mélange jusqu'à complet refroidissement et mettez en pots.

Pommade pour les cheveux. — Voici la recette préconisée par la médecine populaire :

Moelle de bœuf fondue au bain-marie......	500 gr.
Teinture de ratanhia....................	20 —
Teinture de benjoin....................	30 —
Huile d'amandes douces très fraîches......	200 —
Teinture de musc.......................	10 gouttes.

Mélangez le tout au bain-marie; retirez du feu et remuez doucement avec une spatule, ajoutez les 10 gouttes de musc lorsque le mélange commence à prendre la consistance d'une pommade.

Pommade au quinquina pour les cheveux. — Prenez 125 grammes de graisse de porc épurée et fraîche, deux petites cuillerées de quinquina en poudre; mélangez ces ingrédients à l'aide d'une cuillère d'argent.

Mettez en pots.

Simple et excellente.

Pommade contre les engelures :

Acide phénique.....................	2 gr.
Extrait de Saturne.................	4 —

Pommade pour les lèvres :

Axonge épurée.....................	120 gr.
Huile d'amandes douces..............	60 —
Cire blanche.......................	90 —

Faites fondre au bain-marie, triturez avec soin, ajoutez 28 gouttes d'essence de roses, colorez si vous voulez avec du carmin.

Poudres dentifrices. — Tous les charbons bien pulvérisés peuvent servir, mais nous recommandons la chaux camphrée et cette poudre :

>   Charbon finement pulvérisé
>   Poudre de quinquina

mélangés par parties égales.

Autre poudre. — Achetez chez le marchand de couleurs du noir de fumée, mettez-le dans un récipient assez grand pour le laver à grande eau ; laissez reposer ; jetez l'eau, recueillez le charbon qui est déposé au fond et mettez-le, encore humide, dans un pot de porcelaine.

Poudre pour les plaies rebelles :

>   Acide phénique...................... 5 gr.
>   Plâtre.............................. 1000 —

Mélangez bien, saupoudrez la plaie et faites prendre à l'intérieur du sirop d'acide phénique.

Poudre pour arrêter le sang. — Mélangez :

>   Colophane.......................... 60 gr.
>   Gomme arabique..................... 35 —
>   Charbon............................ 15 —

Mêlez en poudre très fine que vous appliquerez sur les surfaces saignantes. Cette préparation est très efficace dans les petites hémorragies.

Printemps. — *Hygiène du printemps.* — Éviter les brusques changements de température; maintenir l'équilibre des fonctions, modérer les fluxions qui ont lieu sur les muqueuses, sur la peau et sur les os. La recrudescence des maladies de la peau au printemps justifie les traitements dépuratifs que l'on fait; une purgation est utile.

Diminuer la nourriture substantielle de l'hiver, la quantité de viandes noires, de vin, d'alcool, faire usage de légumes verts, de laitage, des premiers fruits.

Ne pas quitter trop tôt les vêtements chauds.

Prunier. — Les prunes de Damas sont les seules dont on se serve en médecine; séchées, ce sont celles que l'on appelle couramment « pruneaux ». Elles constituent dans cet état un aliment léger et agréable, un purgatif bénin. Le jus de pruneaux, c'est-à-dire l'eau dans laquelle on les a fait cuire, est un purgatif pour certaines personnes.

On peut ajouter aux pruneaux pendant leur cuisson environ 10 grammes de séné renfermé dans un nouet; cela donne un léger purgatif que l'on recommande surtout aux personnes délicates, aux enfants, aux femmes, et qu'on emploie aussi dans les irritations intestinales.

Prurigo. — Petits boutons rouges se développant surtout sur les membres, quelquefois depuis l'enfance, et occasionnant de vives démangeaisons. Provient quelquefois de la négligence, de la malpropreté; se produit généralement chez les vieillards et les sujets faibles. Bains fréquents, frictions à l'alcool camphré, à l'eau alcoolisée ou éthérée; purgatifs répétés. Les pilules d'acide phénique donnent quelquefois de bons résultats.

Prurit. — Démangeaisons qui surviennent avec certaines affections de la peau, mais qui peuvent se produire sans cause d'elles-mêmes, en dehors de toute éruption.

Faire des lotions très chaudes avec du sublimé au millième, faire des onctions avec de la vaseline.

Prendre, à l'intérieur, de 50 centigrammes à 1 gramme d'antipyrine.

Voir DÉMANGEAISONS.

Psoriasis. — Éruption cutanée chronique; ce sont des plaques blanchâtres formées d'écailles épidermiques, qui s'en vont en lamelles, en poussière blanchâtre; cette maladie peut être héréditaire. Elle est très difficile à guérir, sujette à des rechutes; pour arriver à la guérison, il faut un traitement de plusieurs mois.

Le régime a une grande importance; pas d'alcools, de café, de poissons, de viande de porc; des bains à l'amidon, de Barèges; des fumigations; des frictions de glycérolé d'amidon, à l'huile de cade.

Arsenic, dépuratifs à l'intérieur.

Plusieurs saisons à Barèges. .

Punaisie. — Nom qu'on donne vulgairement à l'ozène. Odeur insupportable qui vient du nez et qui provient souvent de la mauvaise conformation de cet organe, d'un coryza chronique ou d'un tempérament lymphatique.

Les injections à l'eau phéniquée, les insufflations de camphre; l'huile de foie de morue à l'intérieur; les toniques sous toutes les formes sont les remèdes à appliquer. — Voir aussi OZÈNE.

Purgatifs. — Sont très nombreux; on emploie tantôt des substances simples, telles que certains sels minéraux, des huiles, tantôt des compositions, des associations, comme dans certaines pilules.

On divise les purgatifs en purgatifs doux ou laxatifs, purgatifs moyens et purgatifs forts.

Voici les purgatifs les plus employés :

1° Laxatifs : miel, pruneaux, raisins, épine-vinette, manne, casse, tamarin;

2° Purgatifs moyens : émétique, sulfate de magnésie, sulfate de soude, tartrate de soude, eaux de Sedlitz, de Pullna, etc., magnésie calcinée, citrate de magnésie, rhubarbe, séné, nerprun, huile de ricin, thé de Smyrne;

3° Purgatifs forts : huile de croton, coloquinte, gomme gutte, scammonée, jalap, aloès.

Voici un purgatif moyen peu désagréable à prendre :

<pre>
Sel de Sedlitz......................   60 gr.
Sucre...............................   120 —
Eau bouillie........................   500 —
</pre>

Jetez cette eau sur le sel et le sucre, mais goutte à goutte; lorsque les substances sont bien fondues, ajoutez un citron bien épluché et coupé en tranches. Boire un verre de ce liquide de demi-heure en demi-heure, à jeun bien entendu.

La limonade de citrate de magnésie est très bien supportée. Tous les pharmaciens la préparent.

Pustule maligne ou Charbon. — Cette affection virulente, à tendance gangreneuse, survient à la suite de l'inoculation d'un virus spécial appelé charbon; il est transmis par la piqûre de mouches, d'insectes qui se sont posés sur la dépouille d'animaux en putréfraction; le sang, la chair, la peau d'animaux atteints de la maladie charbonneuse peuvent la transmettre, s'il existe une petite plaie, une simple écorchure des téguments.

La piqûre offre l'aspect d'une morsure de puce, puis apparaît une vésicule dont le tour est rougeâtre ou noirâtre; la douleur augmente, la vésicule se rompt, et laisse voir une tache bleuâtre livide, le mal est jusqu'alors localisé; l'incubation dure à peu près une semaine; puis la gangrène se répand, les symptômes morbides amenant promptement la fin se déclarent.

Il faut inciser la pustule en croix et profondément; cautériser la plaie au fer rouge, et faire un pansement avec des compresses trempées dans une solution de sublimé au millième; à l'intérieur, prendre des toniques, du quinquina, du café, du thé, du bon vin, champagne, sulfate de quinine.

Pyrosis. — Sorte de dyspepsie qui se traduit par une brûlure derrière le sternum, à la gorge, à l'estomac, avec nausées, renvois, faim canine, vomissements d'eau.

Prendre du bicarbonate de soude, de l'eau de Vichy, s'abstenir d'alcools. Le régime lacté est souvent bienfaisant. On obtiendra aussi de bons résultats, en prenant cinq minutes avant le second déjeuner et le dîner, un des cachets suivants :

Phosphate de chaux.....................⎫
Salol ....⎬ 3 grammes.
Pepsine................................⎪
Bi-carbonate de soude.................⎭

Mêlez et divisez en 30 cachets.

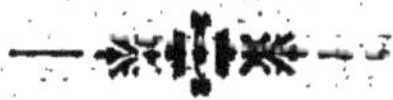

Q

Quarte (Fièvre). — Accès de fièvre revenant tous les quatre jours.

C'est une des formes les plus tenaces de la fièvre intermittente.

Le sulfate de quinine est l'anti par excellence de toutes les fièvres intermittentes.

Quinquina. — Le quinquina est le roi des toniques, ainsi que l'avaient déclaré les médecins de la vieille école. Ils en connaissaient et recueillaient les plus merveilleux résultats dans tous les cas où l'organisme était affaibli par la maladie.

Si le quinquina a un peu perdu de sa faveur d'autrefois auprès du corps médical de notre époque, c'est que les préparations actuelles sont presque toutes défectueuses et faites avec des quinquinas inférieurs.

Les extraits de quinquina faits avec des bois de bonne provenance ont une action tonique et reconstituante, et sont préférables à la coca, à la kola, qui ont souvent une action trop excitante sur le système nerveux central (moelle et cerveau).

Une excellente préparation, qui permet de se procurer immédiatement un verre de quinquina parfait, est la solution du D' Watelet. Une cuillerée à soupe de cette solution mélangée à

un vin quelconque (bordeaux, malaga, lunel) donne instantané-
ment un excellent vin médicamenteux.

Le quinquina se prescrit aussi sous forme de sirop et de
tisane, mais plus rarement que le vin.

La tisane de quinquina se prépare en faisant macérer à froid
dans un litre d'eau 60 grammes de quinquina gris, ou 30 grammes
de quinquina jaune pendant quarante-huit heures ; on prendra
un verre ou deux par jour.

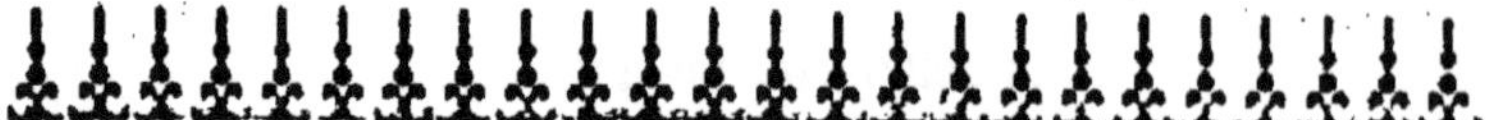

R

Rachitisme. — C'est une maladie des os qui se ramollissent, qui se déforment; les jambes ainsi que les bras se nouent, l'épine dorsale se dévie.

Elle est particulière à l'enfance, et la mauvaise nourriture, les conditions hygiéniques défavorables, la misère, l'humidité, en sont les causes principales.

Comme traitement local : on essaie de redresser les membres à l'aide d'appareils spéciaux ; comme traitement interne : l'huile de foie de morue, l'iodure de potassium, le phosphate de chaux surtout. Exercices au grand air, soleil, séjour au bord de la mer, bonne nourriture, vins généreux, gymnastique, douches.

Rage. — Maladie qui se développe chez certains animaux, tels que le chien, le loup, le chat, le renard; le plus souvent c'est chez le chien qu'elle se manifeste.

Voici les symptômes de la rage chez les chiens.

Il convient ici de détruire une erreur, celle qui veut que l'animal atteint de la rage ait horreur de l'eau et ne boive pas. Les premiers temps, l'animal obéit encore et ne cherche pas à mordre; il mange, boit comme à l'ordinaire, seulement, il devient triste, sombre, commence à baver; le symptôme le plus concluant est une espèce d'aboiement, de hurlement, ayant quelque rapport avec le chant du coq. Puis il s'agite, change de place, court de côté et d'autre, sans chercher à mordre. Il avale les corps étrangers les plus divers : sable, paille, bois. Il vomit et salive; alors surviennent les accès de rage où il pousse des hurlements lugubres, rauques, et s'élance devant lui, et mord, et poursuit les bêtes et les gens qu'il voit. Enfin survient la période d'affaissement qui se termine par la mort.

La rage chez une personne mordue se manifeste dans un temps plus ou moins long, selon les tempéraments; elle peut ne se déclarer qu'au bout de six mois ou plus même encore; en tous cas, elle ne dépasse jamais une année.

Le malade traverse trois périodes : au début, c'est la tristesse qui domine; dans la deuxième période ou période d'excitation, il est pris d'accès douloureux, de contractures des muscles du pharynx et de la bouche, d'anxiété de la respiration, d'une grande tristesse. Ces crises se renouvellent et sont si pénibles que le malade se prive de nourriture et de boissons de peur que le moindre mouvement ne les réveille. Enfin, épuisé et abattu, il ne tarde pas à succomber.

Faire prendre du chloral; faire saigner la plaie le plus possible, la sucer, la cautériser avec un morceau de fer rougi à blanc, la laver à l'eau mélangée d'ammoniaque, faire une ligature au-dessus de la plaie, aller de suite à l'Institut Pasteur, pour recevoir les injections du sérum antirabique.

A défaut de fer rouge pour cautériser, on peut employer la pâte de Vienne, le beurre d'antimoine, le chlorure de zinc, l'acide acétique cristallisé.

A propos de cautérisation, celles à l'alcool, à l'alcali, à la teinture d'arnica sont insuffisantes et inefficaces.

Il existe une sorte de rage nerveuse qui arrive à des personnes qui n'ont jamais été mordues. La maladie n'est pas mortelle; suivre un régime antinerveux.

Raisins. — Les raisins mûrs et frais sont nourrissants et légèrement purgatifs.

Mangé avec abondance, le raisin produit d'excellents effets sur les engorgements des viscères abdominaux, les maladies cutanées chroniques, l'hypochondrie, l'hystérie, les affections de la vessie, les hémorragies, les diarrhées, les dysenteries.

Pris avec excès, ils peuvent aussi amener la colique, la dysenterie, la diarrhée.

Les raisins secs, plus sucrés que les frais, sont émollients, béchiques et relâchants. On les prescrit en décoction contre les catarrhes et les inflammations des organes de la respiration.

On emploie le marc de raisin à 30 degrés en bains où l'on plonge la partie malade une heure ou deux, dans les cas de sciatique, ankylose, paralysie, rhumatisme, rétraction musculaire, faiblesse des membres, etc.

Reconstituants. — Huile de morue; ferrugineux; quinquinas; kola, coca; bains de mer, arsenic, liqueur de Fowler, gouttes amères, strychnine, etc.

Révulsifs. — Vésicatoires; sétons; cautères; sinapismes; vomitifs, teinture d'iode, pointes de feu, etc.

Rhumatisme. — Cette maladie, qui est causée fréquemment par le froid, l'humidité, est aussi héréditaire; c'est une inflammation du système fibro-nerveux. Elle affecte les tendons, les muscles, les jointures, le cœur, la vessie, l'estomac, les bronches, la plèvre, en un mot, tout l'organisme.

Le rhumatisme articulaire se déclare, presque toujours, à la suite d'un refroidissement, lorsque le corps est en transpiration. Le malade a des malaises, de la fièvre; l'urine contient du sable rouge; puis, un jour ou deux après, une ou plusieurs articulations se prennent, elles sont tuméfiées, sensibles; il y a de vives douleurs, les mouvements sont pénibles, la transpiration est très abondante. Il y a toujours à craindre les complications cardiaques.

Le premier soin est de purger le malade, puis, le traitement au sulfate de quinine, au salicylate de soude (4 grammes dans une potion), l'enveloppement des articulations malades dans une couche d'ouate; voir le médecin.

Rhumatismes (Nouveau mode d'emploi de l'acide salicylique contre les). — On applique sur les articulations douloureuses des compresses imbibées d'une solution aqueuse de salicylate de soude, 8 p. 100 ; eau distillée, 500 gouttes; salicylate de soude, 18 grammes. Pour éviter l'acidité on neutralise la liqueur avec une ou deux gouttes d'ammoniaque. Le salicylate est absorbé assez rapidement, puisqu'on constate sa présence dans l'urine douze ou quinze heures après.

Rhumatismes (Liniment contre les) :

Huile de jusquiame..........................	60 gr.
Extrait de belladone......................	4 —
Chloroforme.............................	4 —

Passer sur les parties atteintes un pinceau de blaireau trempé dans ce liniment, mettre de la ouate et recouvrir de toile gommée.

Rhumatisme chronique. — Succède souvent au rhumatisme aigu; les douleurs varient, s'accentuent aux changements de température.

Bains de vapeur, bains sulfureux, boissons diurétiques, sudorifiques; purgatifs; régime assez doux; peu de vin, pas d'alcool, de liqueurs; éviter les mets excitants, gibiers faisandés, truffes; épices.

Sont nuisibles : les bains, les douches, l'eau en général pour les rhumatisants.

L'eau de Vichy prise aux repas est bonne pour cet état.

L'iodure de potassium réussit assez souvent dans les rhumatismes chroniques.

Rhumatismes (Nouveau remède contre les). — Un médecin anglais a préconisé dernièrement le céleri comme remède contre les rhumatismes. Voici comment il l'emploie.

Coupez le céleri en morceaux; faites-le bouillir jusqu'à ce qu'il soit mou, et boire alors l'eau dans laquelle il a bouilli. Il faut en outre du lait avec un peu de farine et de la noix muscade. Mettre le tout dans une casserole avec du céleri bouilli, des tranches de pain, et le manger.

Rhume (Remèdes contre le). — Voir BRONCHITE.

Voici un remède dont on garantit l'efficacité absolue. Prenez :

> Eau-de-vie supérieure, 3 cuillerées à bouche.
> Sirop de capillaire   3   —   —

Mêlez et versez dessus une grande tasse d'infusion chaude de fleurs de violettes.

Prendre le tout, en une fois, avant de se mettre au lit, et reprendre la même potion deux ou trois soirs de suite.

Rides (Pâte pour faire disparaltres les). — Battez trois blancs d'œufs avec 15 grammes d'huile d'amandes douces et une cuillerée à bouche d'eau de laurier-cerise. Lorsque ce mélange est bien opéré, ajoutez-y 10 grammes d'alun en poudre fine; étendez le tout sur un masque de mousseline placé au-dessus d'un réchaud d'eau bouillante; laissez la pâte s'épaissir et couvrez-vous le visage de ce masque avant de vous coucher.

Autre recette. — Exprimez le jus d'un certain nombre d'oignons de lis blanc, ajoutez-y 70 grammes de miel de première qualité et 40 grammes de cire vierge fondue au bain-marie.

Mélangez bien le tout et frottez légèrement matin et soir les endroits susceptibles de se rider.

Rides (Eau contre les) :

Eau de roses................	200 gr.
Lait d'amandes épais........	50 —
Sulfate d'alumine.......... .	4 —

Faire dissoudre et filtrer. Onctions tous les soirs.

Rides (Nouveau remède contre les). — Faire des lotions avec la lanoline, graisse que l'on retire de la laine des moutons et qui, une fois bien épurée, sert à faire des pommades.

Roséole. — C'est une toute petite rougeole, bénigne, qui dure trois à cinq jours, au plus; il peut y avoir un peu de fièvre.

Cette maladie, ou plutôt ce malaise, est contagieuse et épidémique.

Le traitement consiste simplement à garder la chambre, à prendre quelques boissons sudorifiques.

Ne pas confondre cette roséole avec une éruption analogue qui survient après avoir pris certains médicaments : iodure de potassium, antipyrine, etc. La roséole est un des signes les plus certains de la syphilis; elle apparaît ordinairement vers le quarantième jour; quelquefois elle est plus précoce.

Rougeole. — On croit généralement que la rougeole est peu dangereuse. En elle-même, oui, mais il peut y avoir des complications et des suites graves, et les rougeoles négligées deviennent souvent mortelles.

Il y a des malaises précurseurs, de la fièvre, mal à la gorge, de la toux, du larmoiement, rhume de cerveau, mal à la tête, somnolence; de petites taches rouges apparaissent vers le troisième ou quatrième jour et tous les phénomènes précédents vont en s'aggravant.

Le traitement est surtout hygiénique : tenir le malade dans une température douce, pas trop chaude, la diète, des sirops pectoraux dans les cas bénins; dans les cas graves, faire venir le médecin.

On emploie les sinapismes si la tête est congestionnée, le sirop diacode et d'aconit; boissons fraîches acidulées.

Prendre bien garde aux accidents pulmonaires; il y a presque toujours de la bronchite, alors suivre le traitement nécessaire; faire de même pour les angines.

La rougeole est peut-être la maladie infantile la plus répandue. C'est un tort de croire qu'elle est toujours bénigne et qu'il est nécessaire que tous les enfants l'aient.

Elle est très contagieuse, et les sujets faibles, délicats, dans de mauvaises conditions hygiéniques, en meurent fréquemment.

La rougeole est très rare avant l'âge d'un an. Elle est moins fréquente et moins grave à mesure que l'enfant avance en âge.

On ne saurait le répéter trop : la rougeole est une maladie dont on doit toujours s'occuper, contrairement à l'opinion à peu près générale; outre les angines diphtéritiques, les broncho-pneumonies qui prennent un caractère de gravité extraordinaire, il y a des accidents d'avenir; le terrain est tout préparé, et, pour peu qu'il y ait une prédisposition à la tuberculose, elle se développe à la suite des rougeoles.

Rougeurs (Lotions contre les) :

Essence d'amandes amères............	20 gouttes.
Alcool rectifié......................	100 gr.
Jus de cresson filtré...............	100 —

Versez quelques gouttes de cette préparation dans un peu d'eau que l'on emploiera en lotions deux fois par jour et que l'on laissera sécher sur la peau. Cette préparation se conserve très bien dans un flacon bouché à l'émeri.

Rougeurs du nez. — Lorsque la rougeur du nez est habituelle, pour la faire disparaître, dissoudre 2 grammes de borax dans 15 grammes d'eau de roses et autant de fleurs d'orangers et humecter le nez trois ou quatre fois par jour.

Règle générale, lorsqu'on a des rougeurs, il faut éviter les alcools, le vin pur, avoir une alimentation peu animalisée.

Rougeurs de printemps. — Souvent, au printemps, on a des rougeurs, des boutons au visage; un excellent remède est de faire une infusion avec de la *fleur* d'épinards et de s'en laver le visage plusieurs fois par jour; prendre un purgatif.

Rougeurs du visage. — Il existe des personnes auxquelles il monte au visage une rougeur ardente suivie de démangeaisons. Voici pour les calmer un remède fort simple :

Faire bouillir dans de l'eau une forte poignée de cerfeuil; passer au tamis et se laver avec cette eau refroidie.

Rousseur (Taches de). *Lotion contre les taches de rousseur.* — Faire bouillir du gruau dans de l'eau pendant quelques minutes, passer à travers un linge fin, ajouter quelques gouttes d'eau de Cologne, et se laver le visage, deux ou trois fois par jour.

S

Saignement du nez. — Voir Hémorragie ou Hémorragie nasale, déjà traitées.

Salivation. — Consulter le médecin sur les causes, qui sont multiples.

On emploie souvent le chlorate de potasse.

Salubrité des intérieurs (Moyen pour reconnaître la). — On fait ramollir dans l'eau une tablette de gélatine, puis on l'étend avec les doigts sur une plaque de verre préalablement graissée jusqu'à ce qu'on ait obtenu une feuille très mince et parfaitement unie. On la laisse sécher à l'air; on en rogne les bords et on la découpe en petites plaquettes que l'on conserve en un endroit bien sec.

Promenée lentement le long d'un mur qu'on suppose humide, une de ces plaquettes se relève en se recoquillant aussitôt, s'il l'est réellement.

Sangsues (Pour poser les). — Laver d'abord soigneusement le point sur lequel on veut appliquer les sangsues avec eau bouillie et de préférence eau sucrée. On les place dans un verre à liqueur que l'on applique sur la partie à traiter en le renversant; on ne relève le verre que lorsque les sangsues sont prises; ou encore roulez-les dans une carte à jouer et posez l'extrémité qui correspond à la bouche au point où la sangsue doit être appliquée.

Si les petites plaies saignent plus longtemps qu'il ne faut, arrêter le sang avec un morceau d'amadou imbibé de perchlorure de fer.

Pour faire dégorger les sangsues, leur mettre du sel sur le dos et les placer dans un bocal rempli d'eau fraîche. Les sangsues peuvent servir jusqu'à trois fois, mais il faut laisser quinze jours d'intervalle entre chaque emploi.

On stimule les sangsues en rinçant le verre où on les met avec du vin et en le laissant égoutter.

Les sangsues tombent d'elles-mêmes lorsqu'elles sont repues. En cas de résistance, les asperger d'eau salée, les saupoudrer de tabac. Ne *jamais* arracher les sangsues, car cela provoque souvent de petits clous très douloureux.

Après la chute des sangsues, faire des lotions chaudes pour favoriser l'écoulement du sang.

Scarlatine. — Maladie contagieuse, fébrile, qui attaque principalement les enfants en bas âge et qui débute assez brusquement par des frissons, mal de tête, mal de gorge, mal de cœur, vomissements, mal de reins.

Vers le deuxième jour, plus rarement le troisième, apparaissent de petits points rouges, surtout à la racine des membres, se transformant en larges plaques qui s'étendent sur tout le corps; vers le neuvième jour, il se fait une desquamation de l'épiderme qui se détache en lamelles et en pellicules. Si, pendant cette période qui dure plusieurs semaines, le malade éprouve le moindre froid, il peut survenir une albuminurie toujours grave.

J'engage toutes les mères à surveiller attentivement un enfant présentant les symptômes décrits plus hauts et surtout à bien examiner la gorge de l'enfant; si les bords de la langue sont pointillés de rouge, ou si la langue est comme vernie, c'est un signe presque certain et il faut appeler le médecin de suite.

Quelquefois la scarlatine est si bénigne qu'on la prend pour un simple mal de gorge, et cette erreur peut coûter la vie.

La scarlatine est toujours sérieuse, non seulement par elle-même, mais par les complications qui peuvent survenir : l'hydropisie, l'albuminurie, l'angine couenneuse, les rhumatismes, surtout très accentués aux pieds et aux mains, et consécutivement une maladie de cœur.

Tenir le malade dans une température douce et imposer, même avant l'arrivée du médecin, le régime lacté : du lait, rien que du lait pour liquide et aliments. Ce traitement par le lait est accepté par tous les médecins. Les autres médications comme : lotions fraîches répétées de 2 à 6 fois par jour, boissons acidulées; sulfate de quinine; gargarismes avec une infusion de feuilles de ronces additionnée de miel rosat; lavages fréquents de la bouche à l'eau boriquée, ne sont que des adjuvants, des auxiliaires de la médication lactée.

Pour les complications, suivre le traitement qui convient à chacune d'elles.

La scarlatine laisse souvent après elle une anémie profonde.

Les malades atteints de scarlatine doivent être rigoureusemen isolés et garder la chambre au moins six semaines.

Sciatique. — Névralgie ou inflammation du nerf sciatique. Le malade ressent une douleur vive qui part de la fesse, s'étend en arrière le long de la cuisse, suit la jambe en dehors et en arrière, et se termine au pied. La douleur est sourde, continue, et subit de temps à autre des exacerbations, surtout dans les mouvements où la jambe s'allonge et pendant la nuit.

La sciatique est tenace, sujette à récidiver, et souvent le membre s'amaigrit, s'atrophie.

Dans les cas légers, quelques badigeonnages à la teinture d'iode le long du trajet douloureux, ou des pointes de feu, ou une pulvérisation de chlorure de méthyle, soulagent. Si la douleur persiste, avoir recours au sulfate de quinine; mettre un vésicatoire en lanière le long du nerf, essayer l'iodure et le bromure de potassium ou des capsules d'essence de térébenthine; prendre de l'exercice malgré la douleur et tenter, dans les cas tenaces et douloureux, les bains et douches locales de vapeur.

Scorbut. — Maladie qui attaque principalement les marins, les habitants des villes assiégées, lorsqu'ils sont privés longtemps d'une nourriture fraîche, de végétaux, et que les viandes de conserve forment la base de leur alimentation.

Les malades ont le teint jaune, les gencives sont molles, blafardes, saignantes; les dents se déchaussent, l'haleine est fétide, la peau se couvre d'ecchymoses, puis surviennent des hémorragies des muqueuses, de l'œdème, de la salivation, de la douleur dans les jointures, une grande tristesse, abattement, faiblesse excessive et le malade ne tarde pas à succomber, si on ne se hâte de le soigner.

Le traitement doit être surtout hygiénique. Le malade doit habiter un lieu sec et salubre, porter des vêtements chauds, suivre un bon régime : fruits acides, légumes verts, radis, cochléaria, cresson, oignons antiscorbutiques, amers, ferrugineux, la gentiane, le quinquina.

A la mer, jus de citron et pommes de terre qu'on a généralement sous la main.

Pour les hémorragies, le perchlorure de fer; contre l'œdème, des frictions alcooliques; sur les gencives, des badigeonnages de teinture d'iode ou de jus de citron.

Scrofules. — Appelées vulgairement « humeurs froides », « écrouelles ».

Cette maladie laisse des cicatrices indélébiles sur la nature desquelles on ne se méprend pas en général. Il faut savoir pourtant que certaines cicatrices, placées dans la région du cou, ne sont pas forcément des ganglions suppurés : une mauvaise dent, un abcès dentaire mal soigné qui détruit le périoste de l'os maxillaire inférieur, amène des abcès à la peau des régions du cou et de la joue, laissant des cicatrices affreuses, non scrofuleuses, très préjudiciables à la personne qui en est porteur, car le public ne connaît que les humeurs froides.

Ce sont les ganglions du cou, de l'aisselle qui s'enflamment lentement, se ramollissent après quelquefois 2 ou 3 mois et en fin de compte suppurent indéfiniment.

La scrofule se montre principalement pendant la croissance des enfants; elle peut être héréditaire, mais elle n'est pas contagieuse.

Les causes principales sont : l'habitation de lieux humides, privés de soleil, comme les rez-de-chaussée, la mauvaise alimentation, le défaut de vie en plein air, la misère et l'appauvrissement du sang.

Le traitement est surtout hygiénique. Air pur, chaud, sec, fréquemment renouvelé; rester au soleil, avoir des vêtements chauds, bonne nourriture, vin généreux, vin de quinquina, bains de mer ou bains salés, bains sulfureux, hydrothérapie. Les amers, les ferrugineux, l'eau de la Bourboule, le sirop d'iodure de fer, les préparations de phosphate de chaux en été, l'huile de foie de morue, l'arsenic en hiver constituent le traitement médical proprement dit; on peut y joindre la décoction suivante :

Sommités fleuries de houblon.........	une pincée.
Racines de garance...................	6 gr.
Feuilles de noyer....................	3 feuilles.
Eau.................................	1500 gr.

Faire bouillir jusqu'à réduction d'un tiers, ajouter à la collature refroidie une cuillerée à café de teinture de Mars.

Prendre cette boisson en quatre verres par jour, deux le matin, deux le soir.

S'il survient des accidents, fistules, ulcères, carie, recourir aux conseils d'un chirurgien.

Lorsqu'on s'aperçoit qu'un enfant a quelques signes de lymphatisme, il ne faut pas attendre qu'il soit malade pour le soigner; le phosphate de chaux ou l'huile de foie de morue sont les meilleurs médicaments.

Seigle. — Les grains rôtis de seigle constituent une sorte de café; avec le gruau de seigle on fait des potages, des bouillies qui entretiennent la liberté intestinale.

Du seigle bouilli dans l'eau donne une tisane laxative et rafraîchissante.

La farine de seigle, employée en cataplasmes, est un excellent maturatif.

Seins (Hygiène des). — Pour conserver la fermeté des seins, se lotionner tous les jours avec de l'eau froide additionnée d'eau de Cologne.

On emploie aussi une décoction de sureau.

Seins (Poudre pour les) :

Farine de riz..............................	50 gr.
Farine de marrons d'Inde...............	50 —
Poudre d'amandes amères..............	50 —
Poudre d'iris..............................	25 —
Magnésie calcinée.......................	5 —
Essence de bois de Rhodes.............	—

Voir : CREVASSES, GERÇURES, LYMPHANGITE.

Sel volatil anglais contre les évanouissements. — Remplissez un flacon avec du carbonate d'ammoniaque transparent, puis comblez les interstices avec le liquide suivant :

Ammoniaque liquide concentré........	125 gr.
Essence de bergamote................	125 —
— de lavande..................	25 gouttes.
— de roses...................	10 —
— de cannelle................	10 —
— de girofle.................	10 —

Sevrage. — Le sevrage se fera entre neuf et quinze mois. Il faut éviter autant que possible de le faire pendant les mois d'été et pendant les poussées des dents. On peut choisir le repos assez long qui existe entre la poussée des premières molaires et celle des canines. Le sevrage doit être graduel : un brusque changement dans les habitudes de l'enfant pourrait amener une entérite. Ce sevrage graduel sera d'autant plus aisé que depuis le sixième mois on aura ajouté à l'allaitement par le sein, d'abord du lait de vache coupé, puis de légers potages au tapioca, à l'arrow-root, à la croûte de pain tamisée, aux biscottes, aux farines d'orge ou d'avoine. Quatre à cinq cuillerées par repas sont suffisantes au début. On séparera à la date fixée l'enfant de la nourrice, et une autre personne lui donnera pendant le jour en remplacement des tétées les petits repas mentionnés. Pendant la nuit, on donnera de l'eau sucrée au lieu de lait. Au bout de quelques jours on peut confier l'enfant à l'ancienne nourrice. Si l'enfant réclamait absolument le sein, on pourrait, pour lui faire perdre toute envie de téter, badigeonner le bout du sein avec une solution d'aloès ou de coloquinte.

Sirops. — Les sirops étant très employés dans l'alimentation des malades et des convalescents, il est bon d'en donner quelques recettes.

Sirop alcalin pour les arthritiques :

  Sirop de saponaire...................... 500 gr.
  Bicarbonate de soude.................... 15 —

Cuillerée à bouche matin et soir.

Sirop de baume de Tolu :

  Baume de Tolu........................ 50 gr.
  Eau pure............................. 500 —

Faites digérer le baume au bain-marie pendant douze heures, en ayant soin d'agiter de temps en temps. Filtrez la liqueur, ajoutez-y le double de son poids de sucre très blanc que vous ferez dissoudre à une très douce chaleur en vase clos; filtrez au papier; de 32 à 64 grammes dans les tisanes ou les potions.

Sirop boraté contre le catarrhe laryngé :

  Borax................................ 15 gr.
  Sirop de sucre....................... 300 —

Une cuillerée à café, 7, 8 ou 10 fois par jour, en ayant soin de ne pas boire immédiatement après.

Sirop de bourgeons de sapins. — Faire tremper pendant douze à quinze heures deux poignées de bourgeons de sapin dans 125 grammes d'alcool à 60°; verser ensuite dans un litre d'eau bouillante; laisser infuser encore dix heures; passer à travers une flanelle; ajouter une livre et demie de sucre par demi-litre, boucher la bouteille, ficeler et mettre à cuire au bain-marie jusqu'à ce que le sirop soit très épais et très transparent.

Reverser dans une bassine, écumer, filtrer de nouveau et mettre en bouteilles.

Sirop de capillaire. — Prendre deux fortes poignées de

capillaire, les laver, les mettre à tremper dans un litre d'eau bouillante placé sur le côté du feu pendant trois heures, filtrer, ajouter un kilog. de sucre, faire cuire à 32°, filtrer de nouveau, ajouter 75 grammes de fleurs d'oranger; laisser refroidir, mettre en bouteilles et boucher deux jours après.

Sirop de chicorée. — Sirop purgatif qu'il est difficile de bien préparer. Faites bouillir, pendant 20 minutes, 30 grammes de racines de chicorée dans 160 grammes d'eau; vers la fin de l'opération, ajoutez 30 grammes de rhubarbe incisée très menu; passez, sucrez avec 380 grammes de sucre; clarifiez le sirop. On le donne principalement aux jeunes enfants par petites cuillerées (8 grammes environ) en le mêlant avec une égale quantité d'huile d'amandes douces.

Sirop de gomme. — Prendre une livre de gomme arabique blanche, la laver, l'écraser, la faire fondre à froid dans un demi-litre d'eau, remuer fréquemment et passer à travers un linge.

Faire fondre huit livres de sucre dans deux litres d'eau tiède, faire bouillir, écumer, mettre la gomme, faire rebouillir, écumer de nouveau, et cuire à 32 degrés, laisser refroidir et mettre en bouteilles.

Sirop de guimauve. — Prendre 125 grammes de racines de guimauve, la couper en petits dés, la fendre, la laver, faire tremper vingt-quatre heures dans un litre d'eau bouillante, passer à travers un linge.

Cuire quatre livres de sucre, ajouter l'eau de guimauve, cuire à 32 degrés, laisser refroidir, mettre en bouteilles.

Sirop diacode. — Faire cuire doucement pendant douze heures une rose de tête de pavots dont on retire les grains, faire évaporer la liqueur en bain-marie jusqu'à réduction de moitié, laisser déposer, passer, ajouter deux kilogrammes de sucre blanc et faire cuire jusqu'à consistance de sirop.

On prend ledit sirop à la dose de 16 à 32 grammes.

Sirop pectoral contre la toux :

Lait nouvellement trait et réduit de moitié
    par ébullition........................... 1500 gr.
Sucre blanc............................... 1000 —
Eau de laurier-cerise...................... 200 —

Une cuillerée ou deux pendant les accès.
Sirop de quinquina :

Eau...................................... 500 gr.
Racines de gentiane....................... 10 —
Écorce de quinquina rouge................. 30 —

(bien entendu, le quinquina brisé en morceaux). Faire bouillir
doucement jusqu'à réduction du cinquième, filtrer à travers un
linge ; mettre un poids égal de sucre, faire cuire à 32°, laisser
refroidir, mettre en bouteilles.

Sirop de violettes. — Je crois utile de donner la recette de ce
sirop précieux dans tous les ménages en beaucoup de circonstances.

Pour une livre de pétales frais, mettez 1 kilogramme de sucre,
5 fois leur poids d'eau, laissez macérer trois heures et passez à
travers un linge.

Versez alors, sur les violettes, assez d'eau bouillante pour
avoir, avec les fleurs et l'eau, un poids de 1 kilog. 800.

Laissez infuser douze heures ; filtrez ; ajoutez du sucre suivant
goût.

Sobriété (De la). — Il est impossible d'établir une base d'alimentation à laquelle il ne faille déroger ; la nourriture, en effet,
doit se baser sur cinq choses : l'état de santé de la personne, son
tempérament, son âge, le climat et la saison. En outre, chacun
doit obéir, non à la tendance du palais pour tel ou tel objet,
mais à la raison et à ses forces.

Il est aisé de reconnaître si l'on a fait quelque abus, soit dans le manger, soit dans le boire : l'excès amène une lourdeur, un gonflement, une plénitude de l'estomac; l'esprit devient incapable de s'appliquer à quelque travail. Au contraire, lorsque, après le repas, on se sent la tête libre, le corps dispos, l'esprit gai, cela est une preuve que l'on n'a pas trop mangé.

De l'avis de tous les médecins, un point capital pour la santé est de toujours sortir de table avec un reste d'appétit.

Il est très nuisible pour l'estomac de manger à des heures déréglées ou de manger trop rapidement; il ne faut pas non plus manger sans appétit.

Soif. — *Pastilles contre la soif :*

Acide oxalique en poudre...............	4 gr.
Sucre blanc	210 —
Eau distillée de zeste de citron.........	25 —
Essence de citron...................	8 gouttes
Gomme adragante..................	200 gr.

Faites des pastilles de 03 centigrammes.

Sommeil. — Ne pas se coucher de suite après un repas, surtout s'il a été copieux.

Il n'est pas bon, principalement pour les vieillards, de se coucher trop horizontalement; il faut que la tête soit plus élevée que les pieds. Le côté droit est préférable pour se coucher.

Quand on se couche sur le côté gauche, le foie pèse sur l'estomac, la circulation du sang peut s'en ressentir, le sommeil peut être troublé, les rêves désagréables.

Le coucher sur le ventre gêne la respiration.

Le sommeil de nuit est infiniment préférable au sommeil de jour, et ceux qui se couchent tôt pour se lever avec le jour jouissent d'une santé meilleure que les habitués des veilles. Ce précepte est surtout important dans l'adolescence, il faut l'appliquer rigoureusement. Sept heures pour un adulte, huit pour un enfant sont suffisantes en moyenne, à part de grandes fatigues.

Souci. — Cette plante possède des vertus sudorifiques antispasmodiques, fébrifuges et emménagogues. Son infusion est excellente pour pousser les sueurs, les urines, les menstrues, guérir la jaunisse, la fièvre, les pâles couleurs.

Elle est administrée en cas d'atonie chez la femme, et mélangée à la décoction de houblon contre les affections scrofuleuses.

Le jus de souci, mêlé à un peu de vin, est souverain contre les maux de tête et de dents. Le souci des champs est préférable à celui des jardins.

Sourcils (Hygiène des). — Il faut, pour entretenir l'intégrité et la beauté des sourcils, passer dessus, chaque matin, une brosse douce imprégnée d'eau et d'eau de Cologne, ou de glycérine, d'alcool et d'eau. Lorsque les sourcils ont le poil rétif qui leur donne un aspect hérissé, passez-y, le soir, un peu d'eau gommée.

Si les sourcils s'entre-croisent au-dessus du nez, signe de jalousie, dit-on, cela donne une expression de dureté; il importe donc d'employer une pâte épilatoire quelconque pour remédier à cet inconvénient; des lavages au thé fort, répétés fréquemment, finissent par brunir les sourcils.

Stérilisation du lait. — Il est préférable que l'enfant qu'on allaite artificiellement prenne du lait cru venant d'être trait. Ces conditions qui peuvent se rencontrer dans les campagnes n'existent pas dans les grandes villes où on a le lait longtemps après la traite et où la santé des animaux échappe au contrôle. C'est pourquoi le lait stérilisé est employé de préférence, car il met à l'abri des causes d'infection que ce liquide rencontre depuis l'animal jusqu'à l'enfant. Le moyen le plus simple est l'ébullition.

On achète le lait une fois par jour en hiver, deux fois en été; on le fait bouillir et on le verse dans un vase de verre passé aussi à l'eau bouillante. On bouche soigneusement et on le garde au frais. Cette méthode a l'inconvénient de nécessiter l'ouverture du récipient à chaque repas. Aussi M. Budin a-t-il proposé de remplir un certain nombre de petits flacons contenant la valeur d'une tetée (elle varie avec l'âge). Ces flacons sont placés au bain-marie et on amène le lait à l'ébullition. Ils sont garnis d'un embout de caoutchouc qui est muni d'une fente faisant valvule; celle-ci laisse bien échapper la vapeur au moment où le lait bout, mais empêche absolument, par l'accolement de ses lèvres, l'air extérieur de rentrer dans le flacon pendant le refroidissement. On peut se procurer ces flacons dans le commerce.

Stomachiques. (Voir aussi LIQUEURS.) — Les principales plantes stomachiques employées en infusion, décoction, macération ou liqueurs, sont les suivantes :

Angélique, badiane, camomille, centaurée, coca, colombo, coriandre, genévrier, menthe, quassia amara, noyer, thé, verveine.

Suette. — Maladie éruptive épidémique; le malade a de la fièvre, son corps se recouvre de petites vésicules; sueur abondante, mal de tête et douleurs en remuant la mâchoire.

Ne pas trop couvrir le malade, aérer sa chambre, le changer de linge; s'il y a des troubles du côté de l'estomac, le faire vomir, puis le purger. Si le mal de tête est violent, sangsues derrière les oreilles; sulfate de quinine pour combattre la fièvre; boissons délayantes, plutôt fraîches que chaudes, alimenter le malade de bonne heure, du vin coupé d'eau, du bouillon, de la gelée de viande.

Sueurs fétides (voir BROMIDROSE). — Bains salés; bains à l'eau phéniquée; changer de linge tous les jours.

Sueur des mains. — Se frotter les mains avec de l'alun en poudre mélangé d'un peu de poudre de bismuth.

Sueur des pieds. — Bains de pieds, moitié eau, moitié eau phéniquée, onctions soir et matin avec de la pommade à l'oxyde de zinc.

Sueur des pieds (désinfection de la). — Faire des lavages avec une solution de chloral au centième et envelopper dans une serviette qui en est imbibée.

Poudre contre la sueur des pieds :

Acide salicylique......................	3 gr.
Amidon.............................	10 —
Talc..............................	87 —

Saupoudrer les pieds le soir après un bain de pieds; on peut employer simplement la poudre de sous-nitrate de bismuth.

Surmenage. — Le surmenage est un épuisement de l'organisme à la suite de travaux physiques ou intellectuels dépassant les forces de l'individu. Il est caractérisé par une lassitude, une fatigue extrême, une inaptitude plus ou moins absolue pour tout travail, une courbature généralisée, de la somnolence avec inappétence.

Repos physique et moral absolu, loin de tout bruit; repos au lit prolongé, bains aromatiques, frictions à l'alcool. Nourriture légère, bouillon, jus de viandes, peptone; exciter l'appétit par quelques amers : quinquina, noix vomique; toniques : kola, coca, café. Augmenter progressivement la nourriture.

Sycosis. — Affection de la peau qui consiste en petites pustules se montrant au menton ou à la lèvre supérieure.

Faire des applications de pommade soufrée.

Syncope. — Évanouissement, perte subite de connaissance, de sentiment; l'action du cœur a cessé plus ou moins complètement; de même la respiration; la pâleur est extrême, les extrémités sont gelées.

Enlever tout ce qui peut être contraire à la respiration ; ne pas être trop de monde autour du malade, le coucher sur le dos la tête aussi basse que possible, relever les jambes à angle droit, lui jeter de l'eau froide au visage, lui frapper dans les mains, lui faire respirer de l'éther, du vinaigre, de l'ammo- moniaque, frictionner les tempes à l'alcool, au vinaigre. Si la syncope se prolonge, lavement vinaigré.

Lorsque le malade a repris connaissance, ne pas lui permettre de se lever immédiatement et lui faire prendre un cordial.

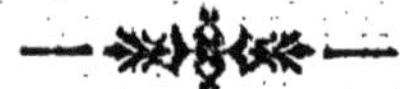

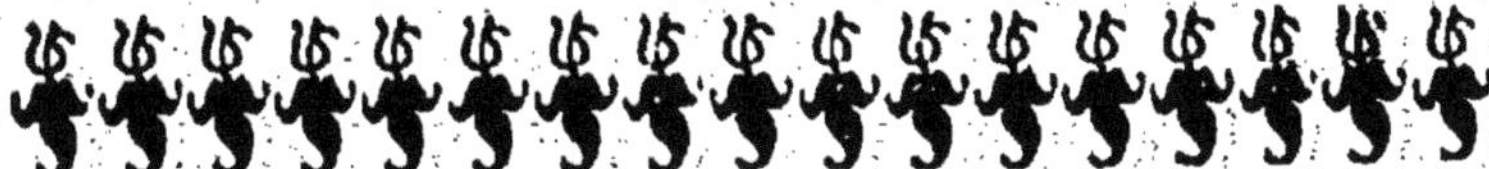

T

Tabac. — Plante originaire de l'Amérique d'où elle a été rapportée par Christophe Colomb. Il doit ses propriétés à un alcaloïde qui existe dans les feuilles, la nicotine. Les feuilles sèches contiennent plus de nicotine que le tabac livré à la consommation, lequel a subi différentes préparations. — La nicotine est un poison violent. Pris à haute dose, le tabac provoque donc des accidents graves : nausées, vomissements, céphalalgie intense, faiblesse générale, trouble dans les idées et paralysie, palpitations de cœur et troubles persistants de la vue. A petite dose, il est loin de causer tous les méfaits que lui reprochent ses détracteurs. C'est un sédatif narcotique qui produit un état de langueur générale. Son usage prolongé entraînerait un affaiblissement de la mémoire surtout marqué pour les noms propres ; les avis sont très partagés et les accidents n'arrivent probablement que chez des individus déjà prédisposés.

Le tabac a été employé en thérapeutique surtout en lavements.

Pastilles turques à l'usage des fumeurs pour enlever l'odeur du tabac :

Sucre blanc...........................	500 gr.
Acide citrique........................	2 —
Essence de roses......................	1 goutte

    Musc en grain........................ 0 gr. 10
    Essence de vétiver .... 0 — 25

Faire du tout une pâte qu'on lie avec quantité suffisante de gomme adragante dissoute dans l'eau; colorer avec de la laque; diviser en pastilles.

Taches de rousseur. — On peut facilement les guérir en les touchant avec de l'eau oxygénée; il se produit une desquamation de la peau qui les enlève sans retour.

Autre traitement. — Mettre sur le visage pendant quelques minutes de la farine de gruau après le lavage matinal. Les lavages au jus de fraises sont aussi recommandés.

Autre. — Les personnes dont la peau se tache sous l'influence du soleil et du grand air, celles principalement dont le séjour au bord de la mer brunit le teint, feront bien de se laver la figure et les mains deux ou trois fois par jour avec une décoction de fleurs de tilleul ou avec la composition suivante :

    Eau distillée de cochlearia ou de roses..... 230 gr.
    Borax.. 1 —
    Teinture de benjoin........................... 1 —

Autre. — Faire dissoudre dans un demi-litre d'eau distillée 10 grammes de sel ammoniac et y ajouter 25 grammes d'eau de Cologne pour lavage deux fois par jour.

Autre. — Mélanger :

    Sel de soude........................... 2 gr.
    Esprit de lavande...................... 2 —
    Eau de pluie........................... 200 —

Humecter le visage deux ou trois fois par jour.

Taffetas d'Angleterre. — Il existe du taffetas d'Angleterre rose et noir ; le rose est préférable, car le noir est coloré de noir de fumée.

Taffetas gommé. — Très employé en chirurgie. Ne pas le confondre avec le précédent. C'est un taffetas enduit de cire, il ne colle par conséquent pas et n'a pas pour but de maintenir rapprochées les deux lèvres d'une coupure ; il est destiné à jouer le rôle d'imperméable et à empêcher l'évaporation et la dessiccation trop rapide des compresses qu'on place sur une plaie. On se sert dans le même but de caoutchouc laminé, ou de makintosh qui est de la soie caoutchoutée.

Taille (Hygiène de la). Il faut s'occuper de la taille des jeunes filles dès l'âge de sept ans, leur faire un corset montant haut dans le dos, assez baleiné pour les faire tenir droites et qui les maintienne sans les serrer.

On doit mettre un corset en se levant, mais non le serrer de suite au point habituel ; se tenir très droit et, en écrivant, ne pas dévier de la position normale. Les femmes qui, pour gagner quelques centimètres de ceinture, s'étranglent dans leurs corsets, ont grand tort : la taille perd de sa souplesse et il peut arriver des accidents du côté du cœur, du foie, de l'estomac ; le rein flottant, si fréquent, n'a presque jamais d'autre cause. A l'âge adulte, quand la taille est formée, on doit préférer un corset bas qui laisse toute liberté à la poitrine pour respirer.

Tanaisie. — La tanaisie est réputée sudorifique, vermifuge, emménagogue, stomachique, et antispasmodique carminative.

Mais pour que tous ses effets se produisent et qu'ils amènent d'heureux résultats, il faut que les organes malades soient dans un état d'affaiblissement sans irritation et sans inflammation.

Elle convient encore en infusion dans la suppression des règles, dans les pâles couleurs, contre les fleurs blanches, la gastralgie et autres affections nerveuses.

Mais c'est surtout comme vermifuge que l'on vante la tanaisie. On fait usage de sa décoction en lavements contre les vers ascarides.

Les cataplasmes de feuilles de tanaisie sont excellents, appliqués sur le bas-ventre, contre les vers lombrics dont ils amènent la prompte évacuation.

On la donne aux enfants mêlée au sirop de violettes.

Teigne. — C'est une maladie contagieuse du cuir chevelu caractérisée par des croûtes jaunes traversées par un cheveu; l'endroit atteint reste chauve.

Couper les cheveux aussi ras que possible et appliquer sur la tête un cataplasme de farine de lin; le laisser huit heures, puis faire des onctions avec de l'huile de cade sur les points malades. Laver chaque jour avec du phénol; et matin et soir faire des onctions avec une pommade au précipité blanc. Il convient dans certains cas de pratiquer l'épilation des endroits malades. Un médecin seul doit décider.

Teint (Blancheur du). — *Teint des enfants.* — Si on veut qu'un enfant ait un teint d'une blancheur éclatante, « une chair de noisette » comme on dit à Vienne, faire boire à la nourrice dès le premier jour beaucoup de houblon et se servir pour la toilette et les bains de l'enfant d'une infusion de la même plante.

Teint (Hygiène du). — Il faut, pour ménager le teint, éviter le froid, la chaleur excessive ainsi que les changements de température. L'air chaud est nuisible aux blondes, l'air froid aux brunes. La brise de mer hâle le teint.

Les émotions, les mauvaises digestions, la trop bonne chère, les vêtements trop serrés, les veilles prolongées sont nuisibles au teint.

Le meilleur conservateur du teint est le cold-cream ou le

beurre; on se lotionne ensuite le visage à l'eau tiède additionnée d'un peu de teinture de benjoin.

Température du corps humain. — (Observations de M. Reclus).

Chez les personnes en bonne santé la main gauche est plus chaude que la main droite. L'expérience est facile à faire.

Mettez un thermomètre dans chaque main, le thermomètre de droite s'arrêtera à 32°,2, tandis que le thermomètre de gauche s'arrêtera à 33°,3.

Nous avons tous une fièvre normale qui commence le matin et finit le soir, se traduisant par une élévation thermique d'un degré environ. Pendant la nuit, à partir du moment où on se couche jusqu'au réveil, la température s'abaisse. Le matin elle s'élève lentement.

Cette élévation augmente après les repas et arrive au maximum vers quatre heures de l'après-midi par suite de l'activité nerveuse générale qui se manifeste dans la journée. L'abaissement commence dans la soirée, malgré le repas du soir; il se prononce de plus en plus et va en augmentant jusqu'à quatre heures du matin.

Pour prendre un exemple, dans une période de vingt-quatre heures nous trouvons :

3 heures du matin......................	36°,7
8 heures —	37°
1 heure après midi......................	37°,1
6 heures du soir......................	37°,7
8 — —	37°,4
11 — —	36°,0

Ni l'exercice musculaire, ni la digestion n'empêchent cette variation de se produire, et le refroidissement périodique qui commence avant le sommeil et va en diminuant à partir de 5 à 6 heures du matin est indépendant du sommeil.

Cependant ces différences entre la température diurne et celle de la nuit sont complètement inverses chez les boulangers, chez les mineurs, chez tous les ouvriers qui travaillent la nuit et chez les personnes qui font du jour la nuit.

Tænia. — Le tænia ou ver solitaire se rencontre quelquefois chez les enfants, mais surtout chez les adultes. Il est plus commun dans certains pays, notamment en Suisse. Il existe plusieurs variétés : le *tænia solium*, le *tænia mediocanellata*, le *tænia bohriocéphale*.

Le traitement consiste à faire prendre des préparations tænifuges, dont les plus connues sont la racine de grenadier, le kousso, les graines de courge, l'extrait de fougère mâle.

Quel que soit le médicament employé, il convient, lorsqu'on veut faire rendre le tænia, d'astreindre le malade à n'absorber que du lait la veille de la prise des médicaments.

Le lendemain, rapidement, en l'espace d'une heure ou deux au plus, quinze, vingt capsules d'extrait de fougère sont avalées et, immédiatement une heure après la dernière capsule, on administre un purgatif énergique.

Eau-de-vie allemande...... ...., 30 gr.

pour adulte.

Tétanos. — Sorte de crampe, rigidité des muscles qui, lorsqu'elle gagne les muscles de l'appareil respiratoire, cause presque toujours la mort.

Le tétanos peut être provoqué par un refroidissement subit, mais ce cas ne se produit guère que dans les pays chauds ; il arrive le plus souvent à la suite de plaie, de blessure. La maladie dure une huitaine de jours après l'accident et se manifeste tout de suite par la contraction des muscles de la mâchoire qui ne s'ouvre que difficilement.

Laisser le malade dans le plus grand repos, éviter tout bruit autour de lui.

Faire prendre du chloral, du bromure, des injections hypodermiques de chlorhydrate de morphine.

Bains de vapeur; provoquer la salivation, affusions froides; inhalation de chloroforme, d'éther.

Voir le médecin au plus vite.

Thé (voir Boissons). — Ne jamais donner à un malade que du thé noir; les thés jaunes, verts, pointés de blanc sont nuisibles. Une forte cuillerée à café pour une tasse d'eau bouillante.

Thé de bœuf. — Prendre un morceau de bœuf tout à fait maigre, sans os, le hacher même, y ajouter son poids d'eau froide, laisser chauffer, bouillir deux minutes, passer en pressant. Ce thé est excellent pour les malades et pour les convalescents.

Tisanes. — Nous avons signalé à propos de chaque affection s'il y avait lieu d'employer une tisane et quelle elle devait être; voici les tisanes principales :

Tisane d'absinthe. — 5 grammes dans un litre d'eau bouillante; pour rétablir la circulation du sang : infusion.

Tisane adoucissante de bouillon blanc. — 5 grammes à infuser dans un litre d'eau. Avoir soin d'abord de laver le lichen à l'eau bouillante pendant quelques minutes et de jeter cette première eau trop amère.

Tisane adoucissante des espèces. — Feuilles de capillaire, de scolopendre, hysope, lierre terrestre, capsules de pavots blancs pour semences, par parties égales; 30 grammes en tout pour un litre d'eau.

Tisane adoucissante de lichen. — Faire bouillir 10 grammes dans un litre d'eau.

Tisane adoucissante de mauve. — Faire infuser 10 grammes dans un litre d'eau.

Tisane adoucissante de bourgeons de sapin. — Faire bouillir de 8 à 10 grammes par litre d'eau.

Tisane d'armoise. — 10 grammes par litre d'eau. Même usage.

Tisane de bourrache. — Infusion de 12 grammes dans un litre d'eau. Pour faire transpirer.

Tisane de centaurée. — 25 grammes par litre d'eau.

Tisane de café contre les empoisonnements par l'opium. — Faites infuser 50 grammes de café torréfié dans 500 grammes d'eau, passez et ajoutez 50 grammes d'eau-de-vie.

Tisane de camomille. — 5 grammes par litre d'eau (infusion); sudorifique, avec quatre têtes de fleurs par tasse d'infusion.

La camomille est rangée parmi les tisanes sudorifiques et en même temps parmi les tisanes digestives et aromatiques.

Tisane de chicorée sauvage. — Mettez les feuilles dans une théière; versez dessus de l'eau bouillante, faites infuser, sucrez; faites boire à jeun.

Tisane de chiendent. — 25 grammes par litre d'eau (décoction); rafraîchissante, sudorifique.

Tisane de feuilles et de fleurs d'oranger. — Infusion de 20 grammes par litre d'eau (calmante).

Orangeade froide. — Faire un verre d'eau sucrée et exprimer dedans le jus d'une orange ou d'une demi-orange, selon que vous voulez la boisson plus ou moins acidulée.

Tisane à l'oranger ou orangeade. — Jeter dans un litre d'eau bouillante deux oranges coupées (avec le zeste) en rondelles; du sucre selon goût; couvrir et boire froid.

(Les tisanes au citron, dites « limonades », se font de même).

Tisane de gruau d'avoine. — Adoucissante et nutritive; elle convient aux enfants. Faites bouillir deux cuillerées à bouche de gruau d'avoine dans un litre d'eau; passez, sucrez.

Tisane de guimauve (rafraîchissante). — 25 grammes par litre d'eau; employez les feuilles en infusion.

Tisane d'asperges (diurétique). — 500 grammes de racines d'asperges dans 2 litres d'eau; faire réduire de moitié.

Tisane de mélisse. — Infusion de 10 grammes par litre d'eau (calmante).

Tisane de menthe. — Même proportion; même usage.

Tisane de mousse de Corse (Décoction vermifuge). — Faire bouillir de 5 à 20 grammes dans un litre d'eau, selon l'âge, jusqu'à réduction de moitié.

Tisane pour les nerfs. — Faites bouillir de l'eau et jetez dedans une forte poignée de racines de valériane; l'infusion doit être très prolongée.

Tisane de pavots (narcotique). — Faire bouillir 20 grammes dans un litre d'eau.

Tisane de plantain. — Faites bouillir une poignée de la plante fraîche entière, feuilles et racines, dans un litre d'eau et buvez la tisane froide.

Excellente contre la diarrhée, la dysenterie, les crachements et pertes de sang.

Tisane purgative à la mauve :

Séné	25 gr.
Mauve	45 —
Eau bouillante	200 —

Tisane purgative au séné :

Feuilles de séné	10 gr.
Rhubarbe	5 —
Mauve	60 —
Eau bouillante	200 —

Tisane des quatre fleurs. — Fleurs de guimauve, mauve, coquelicots, violettes, tussilage, pied de chat, bouillon blanc, par parties égales, 30 grammes en tout pour un litre d'eau.

Tisane rafraîchissante aux framboises. — Épluchez, lavez

deux poignées de framboises, pressez-les à travers un linge, délayez avec un peu d'eau, sucrez à volonté et ajoutez le jus d'un citron.

Tisane de réglisse (rafraîchissante, diurétique). — Mettre 10 grammes pour un litre d'eau bouillante. — Décoction.

Tisane contre le rhume :

    Racines de guimauve coupées fendues....... 10 gr.
    Bois de réglisse........................... 10 —
    Sucre candi................................ 10 —

Faire bouillir vingt minutes et boire souvent chaud.

Tisane de rue. — 5 grammes par litre d'eau bouillante; plus puissante que les autres tisanes pour ramener la circulation du sang à certaines époques.

Tisane des espèces sudorifiques :

    Bois de gaïac........................... 30 gr.
    Racines de salsepareille .... ⎰
    Séné.................................... ⎱ 15 —
    Sassafras .... ⎰
    Réglisse............................... ⎱ 5 —

En décoction dans un litre d'eau; réduire par l'ébullition à 500 gr.

Tisane de tilleul. — Mêmes proportions, même usage.

Tisane de trèfle d'eau. — Faire infuser 10 grammes dans un litre d'eau (contre la toux).

Tisane de valériane. — Infusion; 12 grammes pour un litre d'eau.

Il ne faut user de cette tisane qu'avec la plus grande précaution et d'après le conseil d'un médecin.

Tisane vermifuge de semen contra. — 10 grammes infusés dans un quart d'eau bouillante; prendre le tout à jeun.

Tisane de violettes. — Mêmes proportions; même usage.

Toniques. — Les principaux toniques sont : le cacao, le cachou, café, colombo, fer, gentiane, houblon, huile de foie de morue, kola, noix vomique, noyer, quassia amara, quinine, quinquina, sauge, strychnine.

Torticolis. — Est une contraction des muscles, très douloureuse; provient presque toujours d'une fausse position prise en dormant. Frictionner avec de l'alcool camphré toute la partie douloureuse plusieurs fois par jour pendant dix minutes.

Tenir le cou au chaud. Si le torticolis persiste, mettre sur la nuque un vésicatoire.

Tour de reins. — C'est le nom commun du lumbago; suivre le même traitement; application de compresses imbibées d'essence de térébenthine, en prenant la précaution de ne pas approcher la flamme d'une bougie, qui ferait prendre feu à l'essence, et occasionnerait une brûlure plus grave que le mal qu'on veut combattre.

Voir Lumbago.

Tourniole. — Panaris bénin qui fait le tour de l'ongle.
Bains locaux, cataplasmes. — Voir Panaris.

Transpiration (pour faire disparaître l'odeur de la). — Mettez deux fortes cuillerées à café d'esprit d'ammoniaque aromatisé dans un bassin d'eau et lavez-vous soigneusement.

Voir Sueur.

Trichine. — C'est une sorte de ver dont la pullulation dans l'économie donne lieu à une grave maladie appelée trichinose. L'individu est pris de vomissements, de douleurs diverses, surtout au creux de l'estomac, de sueurs, de défaillance, de gêne de la respiration. Les douleurs dans tous les muscles deviennent

Insupportables. Les malades peuvent guérir après quatre et cinq semaines de ces accidents, mais souvent ils succombent.

Les trichines sont introduites dans l'organisme humain par la viande du porc où elles vivent en parasites. Il convient donc de ne pas manger de porc imparfaitement cuit, ou, en tout cas, insuffisamment salé. Le seul traitement consiste en vermifuges et évacuants le plus tôt possible. Quand apparaîtront les douleurs, les toniques et les antinévralgiques.

Tuberculose. — La tuberculose est une maladie constitutionnelle qui est très variable dans ses manifestations.

Elle peut apparaître dans tous les organes; sa manifestation la plus commune est la phtisie (voir ce mot).

Elle est plus fréquente chez les enfants à la suite de la coqueluche, la rougeole, la bronchite.

Le traitement est la créosote à haute dose, les toniques, le quinquina, une alimentation aromatisée.

Pour les enfants issus de tuberculeux il faut, comme moyen préventif, user de l'hydrothérapie, sorties tous les jours, faire la cure d'air, gymnastique; se préserver du froid, de l'humidité.

La tuberculose est héréditaire; aussi doit-on, quand il y a des antécédents, ne négliger aucun moyen pour modifier, pour transformer l'état constitutionnel; car, une fois déclarée, la maladie pardonne rarement.

Tumeur blanche. — Localisation de la tuberculose sur une articulation.

Se voit surtout dans la seconde enfance et dans l'adolescence.

Son lieu de prédilection est le genou, mais elle frappe aussi le cou-de-pied, le coude, le poignet et toutes les petites articulations des mains et des pieds.

Débute par de vagues douleurs qu'on attribue souvent au rhumatisme; puis survient un gonflement entre les surfaces osseuses, comblant les dépressions, nivelant les saillies, déformant absolument la partie atteinte qui paraît distendue et comme boursouflée. Ces nouveaux tissus sont mous, et au niveau des extrémités osseuses il y a des points très douloureux.

A cette période, la tumeur blanche peut guérir. Mais souvent elle augmente ; la douleur, la gêne dans les mouvements, s'accentuent.

Le membre devient impotent ; il se forme des abcès qui s'ouvrent et déversent du pus ; les os peuvent se luxer l'un sur l'autre.

Dans la première période, on appliquera des révulsifs, teinture d'iode, pointes de feu, injections de chlorure de zinc, en immobilisant le membre. En même temps, un traitement général très sérieux : grand air, si possible au bord de la mer, arsenic et surtout huile de foie de morue à hautes doses, exercices physiques, suralimentation.

Dans la période d'abcès, une intervention chirurgicale seule peut sauver le malade.

Tympanite. — Gonflement du ventre produit par la présence d'une quantité de gaz dans les intestins et dans l'estomac. La tympanite sans inflammation se traite en s'abstenant de manger des farineux et en prenant des boissons chaudes préparées avec de l'anis, de l'angélique, de la mélisse, de la camomille ; quelquefois de la glace sur le ventre ; prendre avant chaque repas, dans deux grandes cuillerées d'eau sucrée, une cuillerée à café du mélange suivant :

Magnésie carbonatée........... } $\bar{a}a$ 30 grammes.
Poudre de charbon de peuplier. }

Typhus. — Maladie excessivement contagieuse qui se développe dans les agglomérations d'individus. Le malade a des petites taches sur le corps, une fièvre ardente continuelle, de la stupeur, mal de tête; quelquefois il survient un délire furieux, de la diarrhée presque toujours.

Le malade sera tenu dans une chambre à température douce; on lui fera toutes les trois heures, si la fièvre est élevée, un rapide lavage à l'eau froide légèrement vinaigrée ou phéniquée. On lui fera prendre des limonades acidulées, des toniques, alcool, thé noir fort, lait, champagne. Lavements avec quelques gouttes d'eau phéniquée.

Désinfecter les matières, les linges, la chambre.

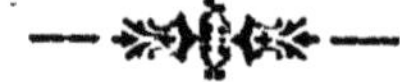

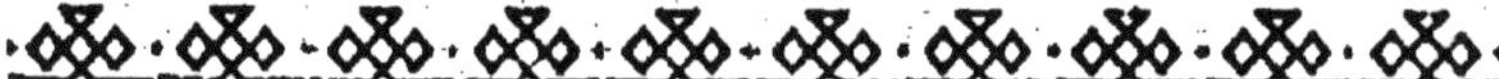

U

Ulcère. — On appelle ulcère une plaie peu profonde qui ne se ferme pas et qui a un écoulement, un suintement.

L'ulcère simple existe le plus souvent aux jambes; il est presque toujours dû à des varices et souvent très rebelle au traitement. Il faut en tout cas garder le repos, les jambes allongées sur une chaise longue, ne pas marcher; faire des pansements au vin aromatique, ou à l'eau boriquée, au sublimé coupé d'eau. On a préconisé aussi les enveloppements deux fois par jour avec des compresses imbibées d'eau très chaude. Quelquefois les pansements à l'emplâtre de Vigo réussissent.

Enfin, en désespoir de cause, on peut recourir à l'opération chirurgicale de la greffe qui donne de bons résultats.

Une fois la plaie cicatrisée, il est absolument indispensable de porter des bas-varices pour prévenir le retour de l'ulcération, repos, pansement au vin aromatique émollient; en cas de gangrène, lavages antiseptiques, cautérisations.

L'*ulcère de l'estomac*, maladie très grave qui donne lieu à des douleurs aiguës, à des vomissements de sang, à des selles mélangées de sang, se traite par le régime lacté; on combat la douleur avec de la morphine.

L'acidité de ces ulcères se combat avec de la magnésie, l'eau de chaux, l'eau de Vichy.

Urines. — Lorsqu'on a eu de la fièvre, de la transpiration, les urines contiennent moins d'eau, sont rares et plus chargées. Quelquefois aussi elles contiennent autant d'eau, mais elles ont plus de sels ; alors elles déposent en refroidissant et sont troubles. Les personnes ne prenant pas beaucoup d'exercices ou ayant une nourriture trop succulente, ont des urines qui déposent une sorte de sable fin, de petits graviers.

Les urines nuageuses contenant des glaires sont signe de catarrhe de la vessie.

Lorsque les urines restent longtemps dans la vessie, elles peuvent devenir fétides, ammoniacales.

Les personnes nerveuses ont surtout les urines blanches, abondantes.

L'urine où il y a de l'albumine donne lieu, généralement au moment de l'émission, à une mousse persistante.

Urticaire. — La peau se couvre de plaques rouges, saillantes, qui occasionnent des démangeaisons insupportables comme lorsqu'on est piqué par des orties. L'urticaire dure généralement peu ; quelquefois, du jour au lendemain, il n'en reste plus trace, mais elle peut se reproduire fréquemment et même devenir chronique. Chez certains tempéraments elle survient à la suite d'ingestion de poisson, de crustacés, de moules en particulier, de fraises, de veau.

Pour l'urticaire passager, un léger purgatif et un bain de son suffisent. L'urticaire lié à une indigestion demande seulement un vomitif, si l'aliment qui en est cause est encore dans l'estomac, ou bien lavement purgatif; boire du thé, de la camomille.

Urticaire chronique. — Suivre un régime des plus sévères, éviter les alcools, le vin, les salaisons, les assaisonnements épicés, la viande de porc, le gibier, les poissons, les crustacés; faire des lotions à l'eau vinaigrée, prendre des bains fréquents; boissons adoucissantes, purgatifs légers de temps en temps.

La quinine, la belladone et l'antipyrine donnent souvent de bons résultats. Voici le traitement qu'ordonnait le Dr Noël Guéneau de Mussy :

Poudre de jaborandi...........
Extrait de gaïac............... } aā 10 centig.
Benzoate de lithine............ 20 centig.

pour une pilule; en prendre 3 par jour.
Bains sulfureux tous les deux jours.

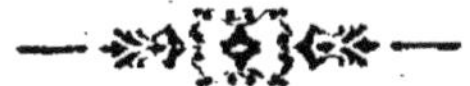

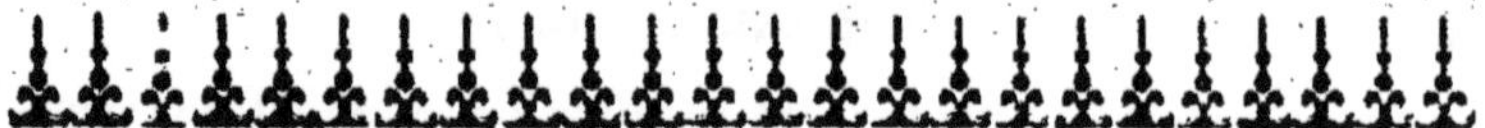

V

Vaccine. — Maladie pustuleuse particulière aux vaches et que l'on inocule pour préserver de la variole.

Tous les huit ou dix ans il est bon de recourir de nouveau à la vaccination.

Pour vacciner, on prend sur la pointe d'un lancette le virus d'un bouton arrivé au septième ou au huitième jour et on l'introduit sous l'épiderme du bras en plusieurs endroits.

On ne se sert plus de vaccin pris sur un sujet humain, c'est le vaccin de génisse qu'on préfère, avec raison, pour éviter la transmission de germes morbides.

La variole étant de tous les âges, il est bon de vacciner l'enfant très jeune; on peut le faire dès les premiers jours.

Les saisons ont une influence sur la vaccine; en été, elle réussit plus vite qu'en hiver, la saison la plus favorable est le printemps.

Il existe des sujets réfractaires à la vaccine. Chez les vieillards et les femmes, il est bon de prendre un bain et de se mettre un cataplasme à l'endroit que l'on va vacciner.

Chez les enfants de faible constitution, frotter la peau avec une serviette un peu rude.

Les trois premiers jours on n'aperçoit rien, et l'absence même de la piqûre est presque toujours l'indice d'une vaccine franche: dans les fausses vaccines, dès le lendemain de l'inoculation avec la lancette, un point rouge apparaît qui va s'agrandissant jusqu'au sixième jour pour sécher ensuite ; dans la vaccine vraie, le point rouge n'apparaît que vers le sixième jour, surtout pendant la saison froide ; en été, le point est quelquefois très net vers le quatrième jour.

Le septième jour la vésicule est complète. Vers le huitième, un peu d'engorgement de l'aisselle, de la fièvre, de la sécheresse de la peau ; vers le dixième, il se forme une croûte qui tombe le quinzième ou le dix-huitième jour ; il reste une cicatrice indélébile.

Il n'y a aucune précaution à prendre pour le sujet vacciné sauf, pourtant, d'éviter le froid et de maintenir en place une compresse de toile fine enduite de vaseline boriquée.

Valériane. — Les valérianes sont des espèces la plupart herbacées ou vivaces, à feuilles opposées, sans stipules, généralement blanches ou rougeâtres. Elles ont en général une odeur *sui generis* qui les fait employer comme médicaments.

La racine de valériane est prescrite sous forme de poudre, d'hydrolat, d'infusion, de teinture alcoolique et éthérée, de sirop, d'électuaires, etc., seule ou mêlée à d'autres médications.

Les doses des diverses formes médicamenteuses varient beaucoup.

Varech. — Les animaux, chevaux et bœufs, qui consomment le varech frais, ne présentent aucun trouble fonctionnel. Chez l'homme, son administration provoque une augmentation d'appétit, l'accélération de la digestion et la diurèse. Son action est celle des altérants : on l'attribue aux sels alcalins et surtout aux iodures qui entrent dans sa composition. Son emploi prolongé produit l'amaigrissement et la résorption de la graisse. On l'a prescrit en poudre, en extrait et en décoction, et même en cigarettes. La poudre s'administre à la dose quotidienne de 1 gramme.

Varices. — Dilatation d'une veine par l'accumulation du sang. Elle présente un gonflement noirâtre ou bleuâtre et des dilatations serpentines.

Les jambes en sont presque toujours le siége. Les varices arrivent même à former d'énormes paquets à la face interne des jambes et gênent alors considérablement la marche.

Lorsque les varices sont douloureuses, le premier soin à prendre est de faire étendre le malade, sinon dans son lit, au moins sur une chaise longue, en tout cas, les jambes allongées et plus hautes que le bassin, de manière à faciliter la circulation du sang; puis, lotionner doucement la partie malade avec de l'alcool camphré affaibli; recouvrir d'un bas enduit de cérat camphré composé d'axonge, de cent grammes de saindoux, de vingt grammes de cire jaune et de trente grammes de camphre en poudre. On peut employer aussi le goudron en badigeonnages après un bain local. Le tout doit être enveloppé de taffetas ciré pour préserver les vêtements du contact des corps gras; repos absolu.

Tisane de chiendent, de salsepareille.

Dès que le gonflement douloureux commence à diminuer, baigner la jambe dans de l'eau de goudron dans laquelle on verse un litre d'eau sédative et une forte décoction de sureau.

Lorsque les varices sont enflammées, la jambe augmente rapidement de volume; souvent un des points de la jambe s'ulcère et produit l'ulcère variqueux, plaie très longue à guérir et qui demande pour traitement le repos absolu du membre, et l'application en permanence de cataplasmes de fécule à froid. Les cataplasmes ont la meilleure action sur les ulcères, qu'il faut bien se garder de traiter avec les pommades généralement employées, à l'oxyde de zinc, au précipité blanc, etc. Le corps gras de la pommade rancit au contact de la peau, augmente l'inflammation et les dimensions de l'ulcère sont plus fréquentes; le fond devient d'une coloration bleue livide; l'ulcère a ce qu'on appelle un mauvais aspect, et de graves complications peuvent survenir.

Le seul traitement rationnel des varices non ulcérées consiste à supprimer la jarretière et à porter constamment (sauf la nuit) un bas-varices. On prévient ainsi l'accroissement et l'ulcération.

Cela peut sembler gênant dans les premiers jours, mais on s'y habitue vite. Le bas ne doit pas blesser la jambe ni le cou-de-pied; il doit conserver sa tension élastique; on l'appliquera le matin au saut du lit et on ne le quittera qu'en se couchant. C'est le seul moyen de prévenir deux graves complications des varices : la rupture et l'ulcère. Lorsqu'une rupture se déclare, on a affaire à une hémorragie souvent difficile à arrêter : coucher le malade à plat, relever la jambe avec un coussin, appliquer des compresses d'eau très chaude sur le point saignant et les renouveler toutes les cinq minutes. Dès que l'hémorragie tend à diminuer, appliquer un morceau d'amadou sur la plaie, envelopper tout le membre d'une épaisse couche d'ouate ordinaire et serrer énergiquement le tout avec une bande de toile. On doit commencer à serrer la bande au niveau du cou-de-pied et la compression ne doit pas aller jusqu'à arrêter la circulation du pied, ce dont on est informé par les fourmillements dont se plaint le malade.

Quant à l'ulcère de jambe, autre complication rebelle et pénible des varices, nous avons indiqué son traitement à l'article *Ulcère*.

Les personnes sujettes aux varices trouveront un réel avantage à faire usage des douches froides quotidiennes et des frictions avec un gant de crin, le soir; cela active la circulation, fortifie les muscles et les vaisseaux et redonne du ton à l'organisme.

Varicelle. — Petite vérole volante, forme très bénigne de la variole. Il se produit une éruption de petites vésicules remplies d'eau, il y a un peu de fièvre, de malaise.

Quelques jours à la chambre, nourriture légère, poudre d'amidon, purgatifs légers. Mauve en larmes, de 20 à 30 gr. suivant l'âge de l'enfant.

Ne doit pas être négligée malgré sa bénignité, car elle peut se compliquer d'affections pulmonaires plus sérieuses.

Variole (Petite vérole). — Maladie contagieuse qui débute toujours par les cinq symptômes suivants : frisson violent, maux de tête, fièvre, vomissements, douleurs de reins, quelquefois d'une violence si grande qu'elle arrache des cris au malade.

Vers le quatrième jour, on distingue sur la peau, principalement sur le ventre et la poitrine, de petites taches rouges pareilles à des piqûres de puces; elles se transforment en papules, petites élevures rouges, puis en pustules remplies de sérosité épaisse, sorte de pus; ces pustules présentent une dépression au centre; les boutons suppurent vers le septième jour.

Vers le dixième jour, les pustules commencent à sécher.

Lorsque la variole n'est que varioloïde, c'est-à-dire une variole légère et simple, elle guérit presque toujours. Dans d'autres cas, les pustules sont très nombreuses et peuvent même arriver à se toucher toutes, la vie est alors en danger.

Dans tous les cas, les complications sont à craindre et il est bon de faire appeler le médecin dès la première atteinte du mal.

Il peut se produire de la diarrhée, de la pneumonie, de l'angine, de la pleurésie, des ulcérations de la cornée.

Éviter surtout le froid.

Diète complète pendant la première période éruptive, boissons sudorifiques tièdes, antipyrine ou quinine contre la fièvre.

Température douce sans être trop chaude, séjour au lit, sans être trop couvert. On fera sur la figure des pulvérisations d'eau mélangée de liqueur de Van Swieten ou des badigeonnages de glycérine au sublimé.

Si les pustules occupent les paupières, faire de fréquents

lavages à l'eau boriquée et maintenir des compresses imbibées de la même solution sur les paupières.

S'il existe des pustules dans la bouche, se gargariser fréquemment avec un liquide astringent, enduire les lèvres d'une légère couche de vaseline boriquée.

Lorsque le malade a de la constipation, laxatifs légers ; dans le cas d'agitation, sirop diacode, opium.

Pour calmer les démangeaisons, onctions à l'huile d'amandes douces.

Éloigner toutes les personnes qui ne sont pas appelées à soigner le malade.

La contagion est encore plus à craindre lorsque les croûtes tombent ; elle peut se faire par les linges, les objets de toilette, de literie. Une désinfection complète de tout ce qui a été en rapport avec le malade, linges ou chambre, s'impose. (Voir DÉSINFECTION.)

Les rechutes sont presque toujours fort graves.

Lorsque la fièvre est tombée et que les croûtes sont desséchées, on peut faire lever le malade.

Dans la variole noire, forme presque toujours mortelle de cette maladie, les points sont violacés.

Rien ne peut préserver les cicatrices de variole au visage, lorsque les boutons ont suppuré ; on peut, tout au plus, atténuer ces traces en employant des badigeonnages d'ichtyol en pommades, ou encore la pommade suivante.

Pommade contre les traces de variole :

Acide phénique...............	1 gr. 50 centig.
Glycérine	1 gr. 50 centig.
Pommade d'oxyde de zinc......	20 gr.

On en étend tous les jours sur la face et les mains. Au moment de la convalescence, la pommade desséchée sur les croûtes tombe comme un emplâtre moulé sur la face.

Le collodion étendu en couche sur la figure empêche, dit-on, les cicatrices de se produire, mais cette application est extrêmement douloureuse.

Vénéneux (Champignons). — Les exemples d'empoisonnement par les champignons ne sont que trop fréquents; c'est donc une erreur de prétendre, avec plusieurs auteurs, qu'on peut manger indistinctement toutes les espèces. Sans doute il n'y a pas de ligne de démarcation bien tranchée entre ce qu'on appelle les bons et les mauvais champignons; quelques-uns sont sur la limite, et on les qualifie de suspects. L'âge, le tempérament des personnes, le degré de développement des champignons, le milieu dans lequel ils ont crû, le mode de préparation, le temps depuis lequel ils ont été apprêtés, la quantité ingérée, etc., influent puissamment sur leurs propriétés. L'imagination joue quelquefois aussi un très grand rôle. On cite des cas nombreux de personnes ayant éprouvé des symptômes d'empoisonnement pour avoir mangé de très petites quantités de champignons que d'autres personnes avaient consommés en abondance sans rien éprouver. Dans la plupart des cas, la peur seule a causé le mal... Certaines espèces, mangées même en quantité considérable, déterminent seulement du malaise, de la pesanteur, du gonflement; d'autres produisent de la faiblesse, de la stupeur et un délire passager. Mais il en est malheureusement un trop grand nombre qui sont des poisons subtils... Nausées et vomissements, défaillances, anxiété et état de stupeur, enfin convulsions et mort, tels sont, en résumé, les symptômes de l'empoisonnement par les champignons.

Dès que ces symptômes se manifestent, il faut faire appeler un médecin; mais, en attendant son arrivée, on doit administrer en toute hâte un vomitif, ou mieux un vomi-purgatif. Si les secours convenables n'ont pas été donnés à temps, ou si les accidents ne se sont manifestés que quelques heures après l'ingestion, on doit recourir aux purgatifs, par exemple à une potion faite avec de l'huile de ricin et le sirop de nerprun ou de fleurs de pêcher; aux lavements faits avec la casse, le séné et le sulfate de magnésie, ou, à défaut, avec une forte décoction de tabac. On doit se garder de donner du vinaigre, de l'éther ou de l'eau salée, qui ne pourraient que contribuer à répandre le poison dans toute l'économie.

On peut, au moyen de certaines préparations, enlever aux champignons leur principe vénéneux, sinon en totalité, du moins en assez forte proportion pour qu'ils ne soient plus mortels. On les fait, pour cela, macérer longtemps dans l'eau pure, et mieux dans l'eau salée, le vinaigre, l'alcool, l'éther ou l'huile. On peut encore les plonger dans de l'eau bouillante. Ces liquides dissolvent en entier le principe vénéneux sans le neutraliser ou le dénaturer; ils deviennent donc eux-mêmes très vénéneux et l'on doit les rejeter avec soin. On renouvelle cette opération plusieurs fois, puis on fait sécher les champignons; en Russie, on les conserve quelquefois dans l'eau salée. Les procédés au moyen de l'eau sont simples, faciles et peu dispendieux.

Ventilation. — Un air pur est encore plus nécessaire à la santé qu'une alimentation saine. Les maladies les plus nombreuses et les plus graves ont en effet pour origine la viciation de notre atmosphère : indépendamment des morts plus ou moins violentes dues à la diminution de son oxygène, à l'augmentation de son acide carbonique, à son mélange avec des gaz toxiques tels qu'ammoniaque, hydrogènes sulfuré et carboné, oxyde de carbone, à sa pénétration par des poussières industrielles, son insalubrité provoque encore de mille autres manières la maladie et ses conséquences.

Toutes les altérations de l'air, si grosses de menaces pour la vie, sont la suite forcée et à peu près exclusive des limitations que nous lui faisons subir. Tant que l'atmosphère reste largement ouverte et en libre communication avec ses diverses parties, grâce à son agitation incessante et aux réactions de ses éléments, elle neutralise dans son immensité toutes ses viciations locales; mais aussitôt qu'une masse restreinte est plus ou moins isolée de ce vaste ensemble, et se trouve ainsi soustraite aux équilibrations assainissantes du brassage atmosphérique, le méphitisme qu'y versent des sources intarissables s'y accumule sans obstacle, si bien que par la solidarité de l'effet et de la cause le terme d'air confiné est devenu synonyme d'air malsain.

Trois moyens de puissance inégale se présentent pour combattre l'altération de l'air clos : le cubage, qui atténue dans des proportions infimes, mais pourtant utiles, l'écart des dimensions entre l'atmosphère libre et la fraction d'air qu'on en sépare; l'aération, qui consiste à remplacer, en ouvrant d'une façon forcément exceptionnelle et transitoire les baies de communication et d'éclairage, portes et fenêtres, la masse d'air emprisonné par une masse égale d'air neuf; enfin la ventilation qui imprime à l'air clos un renouvellement continu par des dispositions naturelles ou artificielles, ou par des moyens mécaniques.

Ventouses. — Nom qui a été donné à un petit appareil destiné à faire momentanément le vide sur une surface plus ou moins circonscrite du corps, de manière à y provoquer un appel fluxionnaire dans un but thérapeutique. Depuis très longtemps, on se sert de petites cloches en verre de forme hémisphérique, à rebords mousses et épais, surmontées d'un bouton pour en faciliter le maniement.

A défaut de ce petit appareil et en cas d'urgence, on se sert très bien d'un verre à bordeaux ou même d'un grand verre commun à pied. Pour faire le vide dans ces appareils, au moment de les appliquer on les pose pendant quelque temps au-dessus de la flamme d'une lampe à alcool, ou bien on projette dans leur intérieur des brins de papier, d'étoupe ou de ouate imbibés d'alcool, que l'on allume immédiatement avant l'application.

Quel que soit le procédé mis en usage, dès que le vide est fait ou va se faire dans la ventouse, on applique le plus hermétiquement possible, par une assez forte pression, le rebord moussu de l'orifice de la ventouse sur la peau, de manière à intercepter toute pénétration d'air. Presque aussitôt le tégument est congestionné, et, soulevé par l'afflux des liquides dans les tissus sous-jacents, il forme sous la ventouse une tuméfaction qui la remplit en partie. Dès qu'on juge que la durée de l'opération a été suffisante — ce qui ne demande pas généralement plus de quelques minutes — il suffit, pour la faire cesser, de presser du doigt l'un des points circonférenciels de la peau en même temps que l'on cherche à renverser la ventouse par le bouton qui la surmonte, pour faire rentrer l'air dans l'appareil et le détacher.

Vermifuge pour les enfants. — Voir TÉNIA.

> Mousse de Corse......................... 6 gr.
> Lait bouillant........................... 100 —

Laisser infuser, passer et ajouter 25 grammes de sucre.

C'est un excellent vermifuge parce que les enfants le prennent sans répugnance.

Vermifuge (Autre) :

> Absinthe marine......................... 16 gr.
> Lait.................................... 125 —

Faites infuser et prenez en une seule fois.

On emploie aussi le mûrier, la tanaisie, mais les remèdes les plus efficaces sont l'écorce de grenadier, le kousso et la fougère mâle.

Préparation vermifuge. — Prenez :

> Écorce de racine de grenadier.......... 50 gr.
> Eau.................................... 750 —

Faites bouillir et réduire à 500 grammes. passez; prenez-en trois verres de demi-heure en demi-heure ; après le dernier verre, prenez 20 grammes d'huile de ricin. L'expulsion du ténia est certaine.

Autre :

Poudre de fleurs de cousso...................	20 gr.
Eau tiède................................	125 —

Laisser infuser un quart d'heure et buvez.

Véronique. — La véronique officinale a été dotée par les anciens auteurs de nombreuses vertus médicinales. Aujourd'hui on la considère seulement comme un tonique faible et un excitant aromatique. Son infusion augmenterait la diurèse et faciliterait l'expectoration. En premier lieu on l'a donc prescrite contre l'ictère et la gravelle, et en second lieu — c'est le seul usage auquel elle soit employée aujourd'hui — pour diminuer la toux et faciliter la maturation des crachats dans les catarrhes bronchiques, les bronchites, la grippe et la phtisie.

L'infusion se prépare avec des feuilles sèches ou vertes (15 grammes des premières et 30 grammes des secondes pour 100 grammes d'eau).

Elle est prescrite comme amère, dépurative et antiscorbutique. Associée au cresson, elle entre dans la composition des sucs d'herbes.

Verrues (Moyen de détruire les). — Faites macérer pendant huit jours deux écorces de citron dans 125 grammes de vinaigre concentré. Badigeonnez les verrues, matin et soir, avec ce mélange. Au bout de huit jours, elles s'enlèvent facilement.

Autre remède. — Une couche de savon noir sur un morceau de flanelle, et laisser nuit et jour cette sorte d'emplâtre sur les verrues. Elles deviennent molles et il suffit alors de les gratter.

Autre. — Souvent, pour faire disparaître de petites verrues, de légères excroissances, les personnes habitant la campagne font usage du suc d'éclaire (Chelidonium majus) qui détermine souvent des inflammations très douloureuses, qui ne sont pas toujours sans danger. Le lait qui apparaît à la queue d'une figue verte au moment où on la cueille produit un aussi bon effet, sans présenter le même désagrément; il suffit d'en humecter les verrues une ou deux fois par jour pendant trois ou quatre jours.

Autre. — Faites dissoudre autant de carbonate de soude que l'eau en prendra. Lavez les verrues avec cette solution pendant une minute ou deux; laissez sécher sans essuyer. Cette opération, répétée pendant deux ou trois jours, détruit les verrues les plus rebelles.

Autre. — Enduisez légèrement de vaseline la peau autour de la verrue, et touchez celle-ci avec un petit morceau de bois trempé dans une solution d'acide chlorhydrique au tiers. Répétez chaque jour en ayant soin de gratter l'épiderme desséché par l'application de la veille. Continuez quelque temps.

Vertige. — État dans lequel il semble que tout tourne et que l'on tourne soi-même.

Cette indisposition a différentes causes; elle est quelquefois nerveuse : en ce cas, bromure de potassium.

La mauvaise digestion en est aussi la cause; on les appelle alors vertiges de l'estomac; éviter l'abus du tabac, ne jamais sortir à jeun, faire de l'hydrothérapie ; prendre, après les repas, une infusion de menthe poivrée, ou avant le repas de la macération de quassia amara.

Les vertiges peuvent être aussi les signes de congestions cérébrales; employer les sinapismes, les ventouses.

Quelquefois le rhumatisme les donne aussi; prendre du salicylate de soude, de la teinture de colchique.

L'agoraphobie, peur des foules, est un genre de vertige.

Verveine. — Comprend plusieurs espèces. La verveine officinale, arbrisseau à feuilles odorantes très employée autrefois, possède des qualités astringentes incontestables. En infusion, ses feuilles sont diaphorétiques et antispasmodiques; on peut donc l'employer comme tisane calmante et dans les affections où l'on veut amener une abondante transpiration. La macération dans l'eau-de-vie est un bon stomachique.

Vêtements. — La question des vêtements est un des points importants de l'hygiène. Nous ne pouvons, dans un cadre aussi restreint, passer en revue et discuter chaque pièce d'habillement. Nous nous bornerons à quelques idées générales, laissant à chacun le soin de les appliquer.

Les vêtements doivent être chauds en hiver, tout le monde est d'accord sur ce point. Mais il convient de rechercher les étoffes chaudes et *légères*. Rien ne fatigue et n'épuise comme le poids de ces lourdes étoffes de drap. Le pardessus de fourrure est à température égale plus léger. Évitez de porter, comme quelques-uns le font, deux ou trois gilets de flanelle, ou des peaux de chat, crainte des rhumes. Ayez une seule flanelle, mais qu'elle soit suffisante. Sous un tel amoncellement d'habits, la peau ne fonctionne plus. Ayez des bas de laine, c'est préférable, même si vous ne craignez pas le froid aux pieds. Ne gardez jamais des bas mouillés. De même pour vos chaussures, ayez des chaussures imperméables (snow boots) aussi légères que possible, mais ne les mettez que pour sortir. Ne les gardez pas dans l'appartement et si vos bottines sont mouillées changez-les en rentrant.

En été ou dans l'appartement, évitez les chaussures à semelles trop légères : le pied doit être soutenu, sinon la voûte s'affaisse. C'est pourquoi beaucoup de jeunes gens qui ont une profession les forçant à marcher beaucoup et qui se servent d'espadrilles, de sandales, de pantoufles ou de souliers très légers, sont atteints au bout d'un certain temps de pieds plats, affection douloureuse et gênant la marche.

Pour vos chapeaux, prenez-les légers et qu'ils ne vous enserrent pas trop la tête; vous éviterez ainsi bien des névralgies. Ne gardez pas la tête couverte dans les appartements, c'est une déplorable habitude et ce n'est point nécessaire. Vous éviterez ainsi la calvitie précoce.

Viandes (les). — Les viandes font partie essentielle de la nourriture, non seulement à l'état de santé, mais dans beaucoup de maladies, dans les convalescences, comme toniques, fortifiants. Leur rôle est autant de soutenir que de fortifier.

Les viandes d'animaux jeunes sont les plus digestibles. La plus légère et celle que supportent le mieux les malades est la viande de poulet.

Toutes les viandes ne peuvent convenir à un convalescent, les unes sont trop dures, trop grasses et, par conséquent, indigestes. Les autres sont insuffisantes comme substance. La viande de bœuf ou de vache est la viande la plus nourrissante, la plus fortifiante. Mais elle est aussi la plus excitante, irritante, et ce n'est pas celle qu'on doit donner immédiatement en quittant la diète.

La viande de bœuf est d'un rouge clair, le gras est jaune. La viande de vache est rouge foncé, le gras est blanc. Le veau est une viande peu nourrissante; les opinions sont différentes sur son compte; les uns la trouvent aussi légère que de la chair de poule, les autres (et je suis de cet avis) la trouvent lourde et de digestion laborieuse.

Il faut éviter de prendre la viande d'un veau trop jeune, car, outre sa fadeur, elle provoque souvent des crampes d'estomac et de la diarrhée.

Le mouton est à peu près aussi nourrissant que le bœuf et peut être employé de même.

L'agneau, moins tonique, a la même valeur que le poulet.

Le porc est interdit aux malades, aux convalescents, à ceux qui ont des maladies de peau ou qui souffrent de l'estomac.

La viande de lapin, qui ressemble à celle du poulet, est indigeste ; donc à éviter pour les malades et les convalescents.

Le lièvre, les gibiers, sont en général interdits.

Viandes crues. — Certaines maladies exigent l'usage de la viande crue qui est plus digestible et, dans ce cas, on évitera les inconvénients en n'employant que la chair d'animaux parfaitement sains, ce que les bouchers savent facilement reconnaître.

On ne doit manger crue que la viande musculaire du mouton, celle du bœuf pouvant toujours contenir des œufs de ténia.

On doit, pour que la viande crue fasse effet, en prendre environ 200 grammes par jour bien régulièrement ; on la fait finement hacher par le boucher et on en forme des boulettes que l'on roule dans du sel et qu'on avale ; on peut encore mettre la viande hachée dans du bouillon chaud et la prendre en guise de potage.

Pour les enfants qui ont la diarrhée, le ventre gros, le veau haché, pilé en petites quantités, est très favorable.

Viandes non cuites. — Beaucoup de personnes ont l'habitude de manger certaines viandes tout à fait crues, telles que les viandes salées, le jambon, ou des viandes très peu cuites, telles que rognons, foie, cervelles. Il est bon de dire que cela n'est pas tout à fait sans danger et que lorsque les germes de certains vers, des trichines, le ver solitaire, par exemple, se trouvent dans ces viandes ils pénètrent dans l'estomac, dans les intestins et y font leurs ravages, tandis qu'avec une cuisson suffisante ils eussent été tués et auraient pu être ingérés sans danger.

Poudre de viande. — Entrée depuis peu dans la thérapeutique, elle rend de grands services chez les malades dépourvus d'appétit. On la leur fait prendre en la délayant dans une tasse de lait, on parfume avec un peu de rhum ou de kirsch et ils l'avalent facilement. On peut la mélanger aussi avec du chocolat, des légumes, etc.

La poudre de viande se trouve en boîtes dans le commerce. Il en existe d'excellente *sans odeur*. Choisir cette dernière, qui ne répugne pas au malade.

Voici un moyen économique de la fabriquer :

Prendre du bouilli froid, le hacher, dessécher ce hachis au bain-marie, réduire en poudre à l'aide d'un moulin à café.

Vigne. — On préconise le suc de raisin encore vert ou verjus comme fortement astringent.

On prépare encore avec le verjus une boisson tempérante (environ 100 à 200 grammes par litre d'eau), contre les maladies inflammatoires, les irritations gastro-intestinales, les fièvres bilieuses, les diarrhées légères.

On le recommande encore au début et à la fin des angines.

Vins. — Voir BOISSONS.

Vin d'absinthe. — Le vin d'absinthe, excellent vermifuge, puissant emménagogue, s'obtient de la façon suivante :

Mettez infuser les feuilles et les sommités de l'absinthe dans du moût ; laissez fermenter le tout ensemble. Il faut employer l'absinthe séchée à l'ombre ; fraîche, elle a un goût d'herbe assez désagréable ; 500 grammes d'absinthe peuvent servir pour 40 litres de moût.

Quelques personnes se contentent de mettre une poignée d'absinthe sèche dans un litre de vin blanc et de laisser le tout ensemble pendant vingt-quatre heures.

Le vin d'absinthe pris à jeun est puissant contre les pâles couleurs.

Vin antiscorbutique. — Faire macérer pendant huit jours dans un litre de bon vin blanc :

Feuilles récentes de cochléaria.............. 16 gr.
  —   —   de cresson............ ...... 16 —
  —   —   de trèfle d'eau............ 16 —
Semence de moutarde..................... 16 —
Racines fraîches de raifort coupées en morceaux   32 —

Filtrer et conserver dans une bouteille bien bouchée. Un petit verre, le matin à jeun, est bon pour les maladies de la peau, les engorgements de la scrofule, les tempéraments lymphatiques.

Vin apéritif. — Excellent pour les malades, les convalescents, les enfants.

Baies de genièvre..................... 6 gr.
Quinquina........................... 12 —
Copeaux de quassia amara............. 12 —

Mettre macérer pendant trois à quatre jours dans un litre de vin blanc, filtrer, ajouter un litre de sirop à l'orange.

Vin de colombo :

Alcool .... 70 gr.
Vin de Malaga....................... 1000 —
Racines de colombo en petits morceaux...   30 —

Laisser macérer 10 jours et opérer comme à l'ordinaire.

Vin cordial. — Écraser, piler soigneusement 125 grammes de noix muscade et les mettre infuser pendant deux jours dans une petite fiole avec un demi-litre d'esprit-de-vin. Passer au linge, filtrer au papier, mélanger avec un litre de bon vin de Bordeaux, agiter la bouteille et la mettre au soleil pendant huit jours.

Vin dépuratif. — Excellent pour les enfants lymphatiques.

Racines de raifort saturées........... 10 gr.
Cochléaria........................,, 50 —
Feuilles de cresson................. 50 —
Trèfle d'eau....................... 50 —
Graine de moutarde................ 50 —
Sel ammoniacal................... 30 —
Vin blanc léger.................... 2000 —

Laisser macérer vingt-cinq jours, passer, mettre en bouteille.

Vin de quassia. — Laisser macérer pendant huit jours 40 grammes de bois de quassia dans un litre de vin de Malaga; filtrer.

Vin de quinquina au bordeaux — 10 grammes de quinquina rouge, concassé, 10 grammes de quinquina gris concassé, mettre le tout dans 70 grammes d'alcool, laisser macérer vingt-quatre heures; ajouter un litre de bon vin de Bordeaux, laisser encore macérer six à sept jours, mettre en petites fioles bien bouchées.

Le vin de quinquina peut se faire au malaga, au madère, au frontignan, enfin avec n'importe quel vin.

Vin de quinquina économique. — Prendre 35 grammes de quinquina gris, le faire macérer quarante-huit heures dans 80 grammes d'alcool, mélanger à deux litres de vin rouge ordinaire, laisser macérer huit jours; filtrer à mesure qu'on en a besoin.

Ce vin, moins fort, convient surtout aux enfants.

Vin de Séguin :

Quinquina calisaya...................... 100 gr.
Écorce d'angusture vraie............... 10 —

Concasser les deux écorces et verser dessus :

Alcool à 55°............................ 200 gr.

Laisser en contact dans un vase fermé pendant vingt-quatre heures, ajouter alors un litre de vin blanc de Bourgogne acide. Faire macérer un mois, en remuant de temps en temps. La dose est 60 à 120 grammes comme fébrifuge, 10 à 50 grammes comme tonique. Pris à la dose de 20 grammes avant le repas, il facilite la digestion.

Vinaigre aromatique anglais :

Acide acétique cristallisé..............	600 gr.
Camphre...........................	60 —
Huile volatile de lavande.............	50 centig.
— de girofle...............	2 —
— de cannelle.............	1 —

Mélanger.

Vinaigre désinfectant à l'eucalyptus :

Éther acétique.....................	5 gr.
Acide acétique concentré.............	120 —
Teinture d'eucalyptus................	30 —
Eau de Cologne.....................	1000 —

Quelques gouttes dans l'eau qui sert à faire la toilette du malade, ou en vaporiser dans la chambre.

Vinaigre de toilette. — Des roses et des violettes, qu'on laisse infuser quelques jours dans de bon vinaigre de table, constituent un excellent vinaigre de toilette.

Filtrer.

Vipères (Morsures des). (Voir aussi Piqûres.) — Le suc de la grande bardane est excellent, on pile les feuilles, on en exprime le jus, le malade en boit un petit verre et on en applique les feuilles pilées sur les blessures.

Appliquer sur la piqûre une compresse imbibée du mélange suivant :

Eau.............................	100 gr.
Ammoniaque liquide................	10 —

Ou mieux : Lier le membre au-dessus de la plaie, débrider largement et courageusement avec un couteau, afin d'amener une hémorragie; ou cautériser au fer rouge.

Vomissements. — Les boissons glacées prises par gorgées, les boissons gazeuses froides, la glace sur l'estomac, sont excellentes dans tous les cas de vomissements, quelle qu'en soit la cause. Pour les vomissements de femme enceinte, manger des aliments froids, varier les heures des repas, les multiplier, manger couchée, prendre du kirsch après chaque repas, boire du vin coupé d'eau gazeuse; une goutte de teinture d'iode dans un demi-verre d'eau sucrée après chaque repas réussit aussi très souvent.

Vomitifs (Emploi des) chez les enfants (*Médecine populaire*). — Les vomitifs rendent les plus grands services dans la thérapeutique enfantine, mais il faut savoir les manier. Les vomitifs végétaux comprennent l'Ipéca, le narcisse des prés et le polygala; parmi les vomitifs minéraux on compte le tartre stibié et le sulfate de cuivre. De tous les vomitifs végétaux l'ipéca est le plus important; il s'administre en poudre et en sirop. Aux enfants qui viennent de naître on ne donne que le sirop d'ipéca; dès l'âge de huit jours on peut faire prendre vingt centigrammes de poudre dans 30 grammes de sirop d'ipéca. De un mois à un an on ajoute de 30 à 40 centigrammes de poudre à la même quantité de sirop; après deux ans, on porte la dose de poudre à 50 centigrammes et même à 1 gramme.

Quelle que soit la quantité de poudre associée au sirop, on fait boire à l'enfant une cuillerée à café du mélange de dix en dix minutes, jusqu'à ce que le vomissement s'en suive; après la seconde cuillerée, c'est utile de s'arrêter pendant un quart d'heure. Si l'enfant se montre rebelle pour avaler le sirop d'ipéca, on peut formuler une potion de la manière suivante :

Ipéca en poudre........ 0 gr. 20, 0 gr. 30, 0 gr. 40
Sirop de fleurs d'oranger............. 30 gr.
Sirop de violettes...................... 30 —
Eau de tilleul. .... 120 —

A donner en trois fois, à dix minutes d'intervalle. On prescrit aussi les pastilles d'ipéca; le sirop Desessarts, à base d'ipéca, est à peu près abandonné aujourd'hui.

La poudre de Dower, qui contient également de la poudre d'ipéca, s'emploie plus spécialement contre le rhumatisme. La dose habituelle, pour un enfant de quatre à cinq ans, est de 20 à 30 centigrammes; pour un adulte, on donne de 50 à 80 centi-grammes.

Parmi les vomitifs minéraux, le tartre stibié est plus fréquemment employé que le sulfate de cuivre. Mais M. Jules Simon conseille de le mettre de côté, pour la thérapeutique des enfants; il ne s'en sert jamais pour son propre compte; en tout cas, le tartre stibié ne pourrait être employé sans danger chez les enfants au-dessous de deux ans. Les médecins qui font usage de ce médicament prescrivent 25 milligrammes à un enfant de trois à huit ans, une plus forte dose serait certainement nuisible. Le tartre stibié chez les enfants produit souvent une diarrhée incoercible que les médecins ont désignée sous le nom de choléra stibié.

Les vomitifs sont très employés, surtout dans les affections de la poitrine et des poumons, où l'enfant a besoin d'un effort consi-dérable pour débarrasser ses bronches ou son larynx des sécré-tions qui l'obstruent. On en use donc dans les bronchites aiguës, bronchites capillaires, croup, angine diphtérique, coque-luche, etc., etc.

◇◆◇·◇◆◇·◇◆◇·◇◆◇·◇◆◇·◇◆◇·◇◆◇·◇◆◇·◇◆◇·◇◆◇

X

Xanthelasma. — Plaques jaunes qui affectent parfois les paupières, d'autres fois les coudes; c'est une complication de la jaunisse. Le seul traitement qui leur convienne est l'excision.

Y

Yeux. — L'hygiène des yeux est en règle générale absolument méconnue dans nos écoles. Les enfants s'habituent à lire de trop près ou à lire dans une mauvaise position, d'écrire en ayant la tête fortement inclinée sur l'épaule gauche, enfin à fixer le papier blanc des livres ou des cahiers sur lequel se reflète le jour trop vif ou trop cru des fenêtres ou du gaz. Au bout de quelques années, la plupart sont myopes ou ceux qui étaient prédisposés à la myopie le sont devenus. La proportion des myopes dans les classes instruites est beaucoup plus forte que chez les paysans par exemple. — Il convient donc d'apporter un soin spécial à la tenue des enfants en classe. Veillez à ce qu'ils aient le corps droit, à ce qu'ils soient en face de leur livre et à ce qu'ils lisent à une distance de 20 à 25 cm. Évitez de les faire travailler trop au gaz ou à une lumière éblouissante. Laissez-les reposer fréquemment de leur travail.

Rien ne conserve la vue comme de se laver de temps en temps avec de l'eau salée, dans laquelle on ajoute une cuillerée d'eau-de-vie.

Lorsque les paupières sont enflammées, faire de fréquentes applications d'eau de roses et de plantain. On emploie également les décoctions de camomille.

Yeux *(Collyre pour les)*. — Dans les cas d'inflammation simple, de conjonctivite, laver les yeux, matin et soir, avec :

    Acide borique........................   30 gr.
    Eau bouillante........................   1000 —

Yeux *(Pour conserver l'éclat des)*. — Prendre une certaine quantité d'euphraise et faire infuser dans de l'eau filtrée. Retirer les plantes, en exprimer le suc, et bassiner les yeux trois ou quatre fois par jour avec ce mélange.

Yeux fatigués *(Pour les)*. — Des lavages deux ou trois fois par jour avec du thé tiède rendent la fraîcheur aux yeux.

On recommande aussi le lavage avec du cidre.

Yeux *(hygiène des)*. — La lumière trop vive est toujours préjudiciable à la vue.

Les rayons de soleil, de lumière, renvoyés par des murs blanchis à la chaux, par des glaces, par les plaines crayeuses, les sables brûlants d'Afrique, les sables brillants des côtes bretonnes, sont les ennemis des yeux.

Il faut éviter de regarder fixement les éclairs ; on a vu des cas de cécité soudaine par ce seul fait.

De même, contempler la lune fixement, peut causer un affaiblissement.

Une excellente coutume est de fermer les yeux de temps en temps et de les tenir clos quelques minutes.

Les travaux fins de broderie, faits à la lumière, sont également nuisibles.

Si on a les yeux délicats, ne pas lire le soir, et surtout ne pas lire au lit ; il en résulte toujours un affaiblissement de l'un ou de l'autre œil.

Avoir soin de ne pas se frotter les yeux en s'éveillant, cela fait tomber les cils.

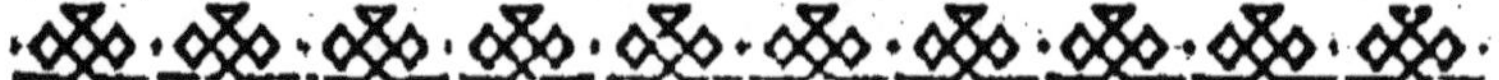

Z

Zona. — Sorte d'herpès qui vient au côté. Le traitement consiste, lorsque le zona est très douloureux, à appliquer des cataplasmes de fécule froids sur les points enflammés; lorsque la douleur est moins vive, il convient de saupoudrer avec un mélange de sous-nitrate de bismuth et de poudre d'amidon. On essayera aussi l'antipyrine, la quinine et les anti-névralgiques. Lorsque les croûtes sont desséchées, prendre quelques bains.

Lorsqu'il y a de l'ulcération, pansement avec du linge fenestré, enduit du liniment oléo-calcaire ou de vaseline boriquée.

Les plaques gangreneuses qui peuvent se produire se pansent avec de la poudre de quinquina et le traitement doit être tonique.

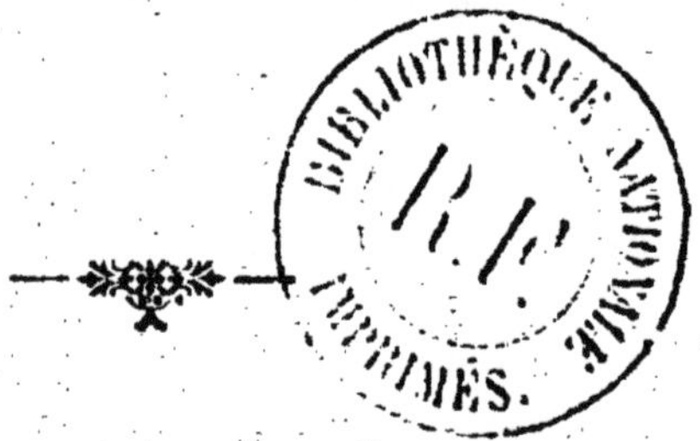
BIBLIOTHÈQUE NATIONALE
R. F.
IMPRIMÉS.

VENTE EXCLUSIVE AUX « MAGASINS DU BON MARCHÉ »

BIBLIOTHÈQUE « UTILE A TOUS »

La Cuisine du Siècle

DICTIONNAIRE PRATIQUE

des Recettes de Cuisine et des Recettes de Ménage

200 MENUS A L'USAGE DE TOUS

PAR

Catherine de Bonnechère

Un beau volume, *facile à lire, élégant, très bien relié,*
contenant plus de 30 000 lignes............... Prix. **1 fr. 45**

Les Usages du Siècle

LETTRES

CONSEILS PRATIQUES — LE SAVOIR-VIVRE

PAR

Une Parisienne.

Un joli volume *très bien relié de 320 pages. — Lettres*
ornées. — Culs-de-lampe..................... Prix. **1 fr. 45**

Coulommiers. — Imp. P. BRODARD. — 130-95.

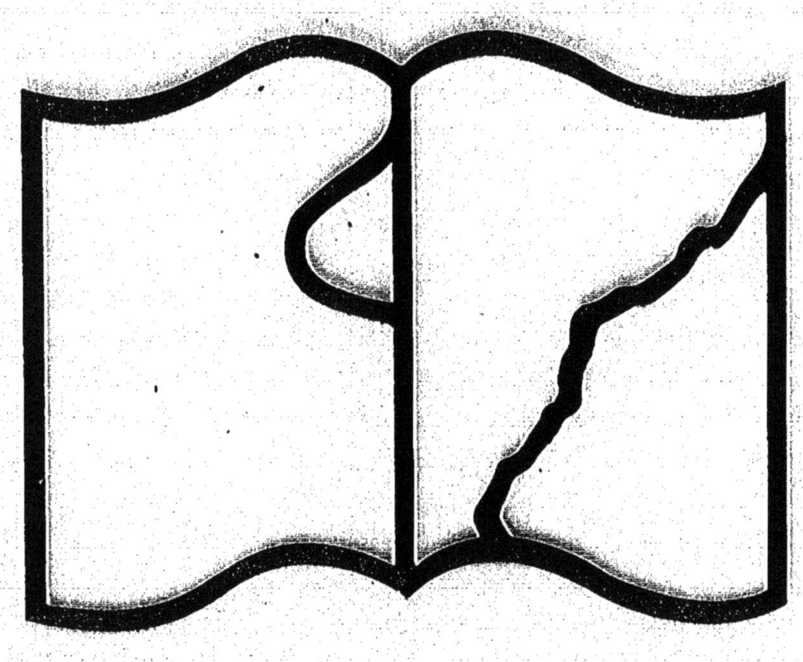

Texte détérioré — reliure défectueuse

NF Z 43-120-11

www.ingramcontent.com/pod-product-compliance
Ingram Content Group UK Ltd.
Pitfield, Milton Keynes, MK11 3LW, UK
UKHW021049150726
13693UKWH00007B/180